点描

上部消化管の粘膜層変化とパーキンソン病発症の関連について考える

パーキンソン病とは静止時振戦や固縮などの運動症状が出現することで有名な神経疾患であるが、実は目には見えない非運動症状も多く、これらも治療する上で運動症状と同様に非常に重要である。非運動症状には便秘、睡眠障害、精神症状などがあり、特に便秘は80% 以上の患者において合併し、運動症状の発現よりも10年以上も前から出現する。パーキンソン病においてはα-シヌクレインというタンパクが発症早期から腸の神経細胞に沈着することが知られており、さらには脳の中にも沈着・凝集することから、凝集体が腸管神経叢から始まり中脳黒質まで上行するという「パーキンソン病腸管起源説」も唱えられるようになった。一方、上部消化管に関しては、下部消化管に比べるとこれまであまり問題がクローズアップされていない印象であった。

今回、2024年にアメリカより発表された「Upper Gastrointestinal Mucosal Damage and Subsequent Risk of Parkinson Disease」(JAMA Netw open. 2024; 7(9): e2431949)において、上部消化管内視鏡検査で粘膜損傷がみとめられた場合に、その後パーキンソン病を発症する確率が変化するのかという大規模な疫学研究が行われた。ここでの粘膜損傷とはびらん、潰瘍、食道炎などを指し、平均15年間9350人を後方的に追跡調査した結果、上部消化管粘膜損傷がある群はそうでない群よりもパーキンソン病になりやすいという結果が得られた。中でも、ヘリコバクターピロリ菌の感染、逆流性食道炎は発症との関連が強く、一方で、喫煙、疼痛薬(NSAIDs)の使用、胃薬(プロトンポンプ阻害薬)の使用は関連が少ないという結果であった。本研究のみでは、粘膜損傷によりパーキンソン病の発症が促進されるのか、それとも単にパーキンソン病の先行症状として粘膜損傷をみているのかは現時点では不明である、と筆者らは考察で述べている。

私の個人的なこれまでの臨床経験上では、パーキンソン病と上部消化管粘膜損傷の関連を意識する機会はあまりなかったが、腸においては腸内細菌叢の変化とパーキンソン病発症との関連が報告(Mov Disord. 2020; 35(9):1626-1635)されており、順天堂大学においても現在、腸内細菌とパーキンソン病に関する治験を進めているところである。ヘリコバクターピロリ菌に感染した胃もまた、粘膜細菌叢が変化することから、もし上部消化管においても細菌叢の変化がパーキンソン病発症に関連している可能性があると考えると、非常に興味深く、今後はより一層注視していきたい。

〔順天堂大学医学部附属順天堂医院 脳神経内科　穂坂有加、服部信孝〕

編集者から

○先日、思わず「え⁉」っと二度聞きしてしまったTVコマーシャルがありました。ACジャパンの「アイフレイル」です。ソフトに広めていこうという趣旨からかテーマ曲まであります。

フレイルが提唱されたのは2014年、日本老年医学会によるもので、10年を経た今、トピックの1つとなっています。そのベースには、基礎および臨床研究の日進月歩の成果があります。

○「虚弱＝Flaily（フレイル）」は当の本人が気づかないうちに進行する非常に厄介な代物です。「便秘」はまさにその引き金となる症状の１つであり、その治療の意義を『なぜ今、便秘か』と題して解説していただきました。また睡眠と便秘との関係をリサーチし実態を可視化された研究報告も、コモンディジーズとして注視されて来なかった便秘の意味を再認識するものです。

○鍼灸には便秘に効く治療穴、漢方には有効な生薬があり、各々古から治療に供されてきました。ただ、そこには綿密な病態把握が重要であり、選穴も処方も異なることを治療現場から報告していただきました。現在、診療ガイドラインでは俎上に上っていないものの今後に期待する所です。

○プロフェッションへの道は、伝統芸能・能とアスリートの技、そして鍼灸をクロスオーバーし、技のコツ獲得について、先生方にご自身の歴史を振り返りつつ語っていただきました。言語化できるものとできないもの、興味深い内容です。

○まもなく春。臨床に役立つことを願って。ご意見をいただければ幸いです。（ゆ）

○あとはときでは、あはきや漢方と社会の接点にあるキーワード「伝統」について、インタビューやレポートを通して再考を試みました。あはきの未来のために、「伝統」という言葉をどのように使っていけば良いのか、分析したり、戦略を練ったりするのは楽しいことではないでしょうか？（ぴ）

Tehamo てはも　通巻11号　Vol. 5 No. 1

2025年2月28日　発行

定価2,310円（税込／本体2,100円）

https://book.morinomiya.ac.jp

ISBN 978-4-905292-50-0

あとはとき　第21号

編集：あとはとき編集委員会／制作：織田 浩子

E-mail：atohatoki@gmail.com

Facebook：https://www.facebook.com/atohatokimagazine/

編　集　者：森ノ宮医療学園出版部編集室

発行責任者：清水 尚道

発　行　所：学校法人 森ノ宮医療学園

森ノ宮医療学園出版部

〒537-0022　大阪市東成区中本4-1-8

電　話　06-6976-6889　FAX　06-6973-3133

e-mail　koudoku@morinomiya.ac.jp

印刷・デザイン：株式会社 遊文舎

雲海士流『鍼術秘訣』に含まれる「長生庵一指叟了味経鍼法」

“Choseian-isshiso-ryomi-keihariho” inclused in Unkaishi-style “Shinjutsu-hiketsu”

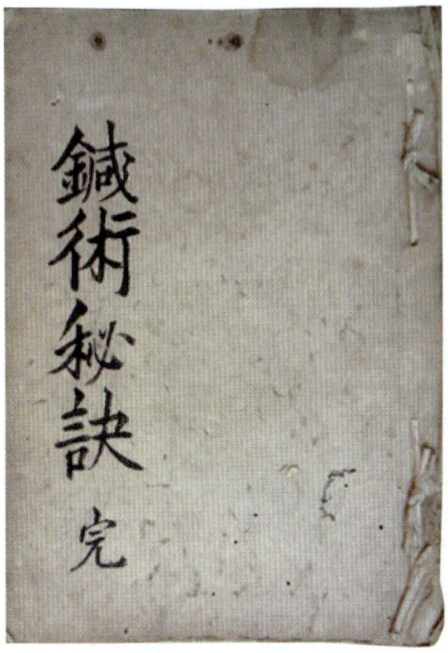

外題

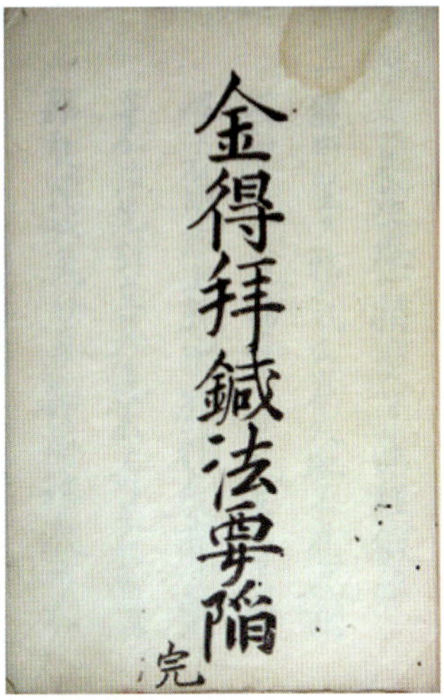

一丁目表、内題

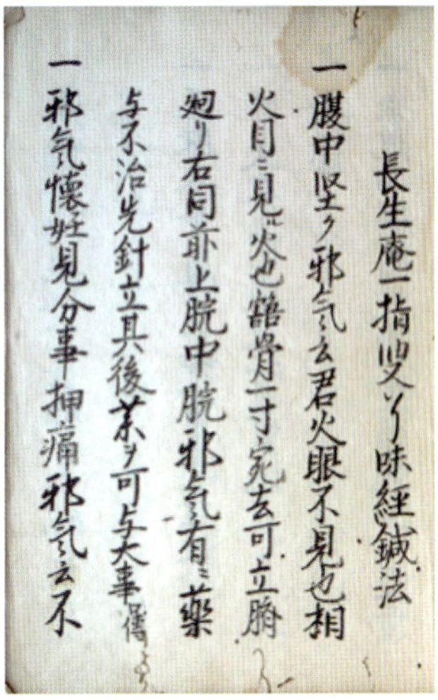

二丁目表

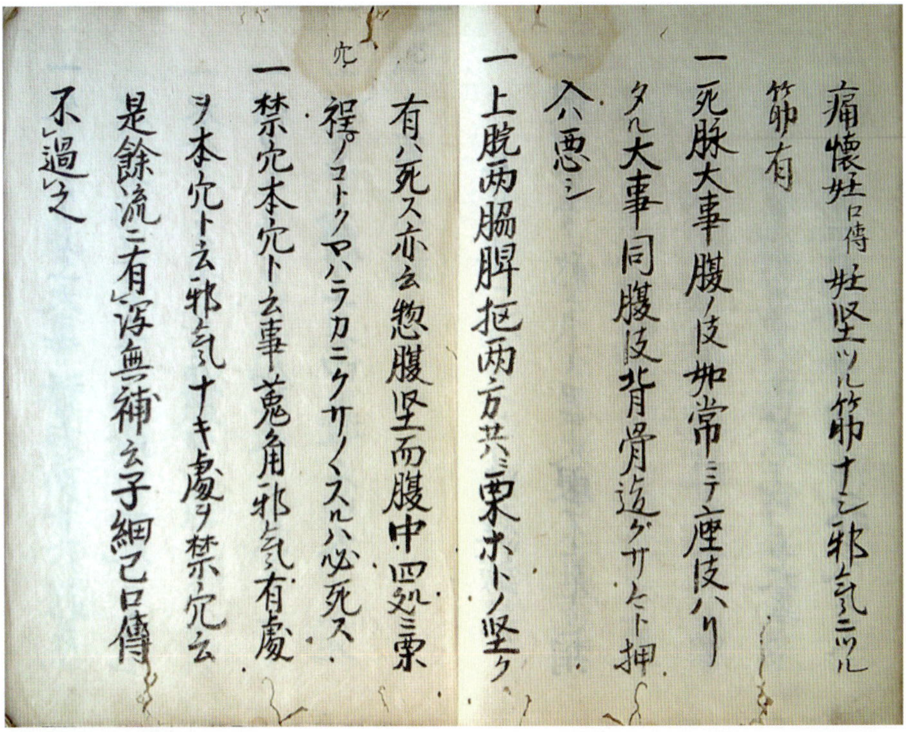

二丁目裏、三丁目表

―和方鍼灸研究所　仮収

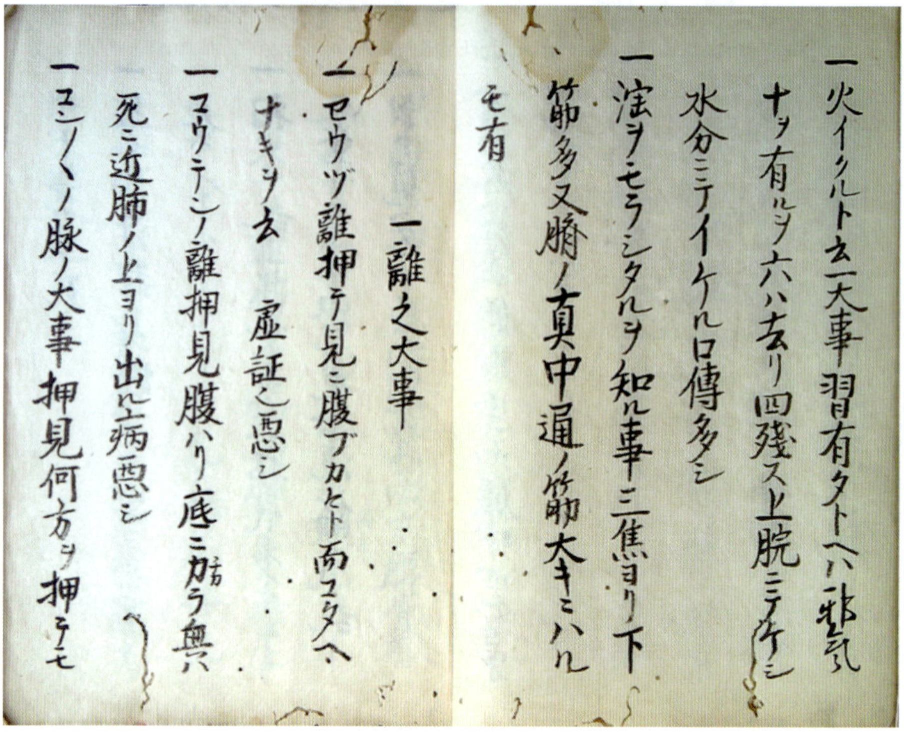

一火イクルト云一大事習有タトヘハ邪気
ナヲ有ルヲ六ハ去リ四残ス上脘ニテ汗ニ
水分ニテイケル口傳多シ
一淫ヲモラシタルヲ知ル事三焦ヨリ下
筋多又臍ノ真中逼ノ筋大キニハレ
モ有

一離之大事
一セウヅ離押テ見ニ腹ブカヒト両コタヘ
ナキヲ云　虚証ニ悪シ
一コウテンノ離押見腹ハリ底ニ力ラ無ハ
死ニ近肺ノ上ヨリ出ル病悪シ
一ユミノくノ脉ノ大事押見何方ヲ押テモ

三丁目裏、四丁目表

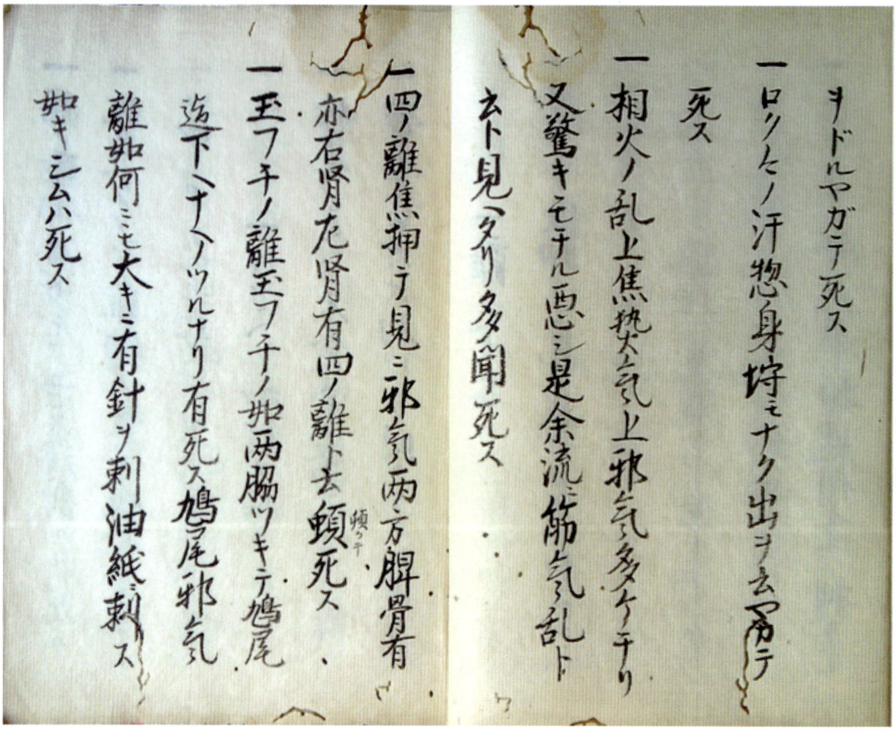

ヲドルヤガテ死ス
一ロクヒノ汗惣身均ニナク出ヲ云ヤガテ
死ス
一相火ノ乱上焦熱気上邪気多クナリ
又驚キモナル悪シ是余流ニ筋気乱ト
云ト見ヘタリ多聞死ス

一四ノ離焦押テ見ニ邪気両方肋骨有
亦右腎左腎有四ノ離ト云頓死ス
一玉フチノ離玉フチノ如両脇ツキテ鳩尾
迄下ヘナヘツルナリ有死ス鳩尾邪気
離如何ニモ大キニ有針ヲ刺油紙刺ス
如キニムハ死ス

四丁目裏、五丁目表

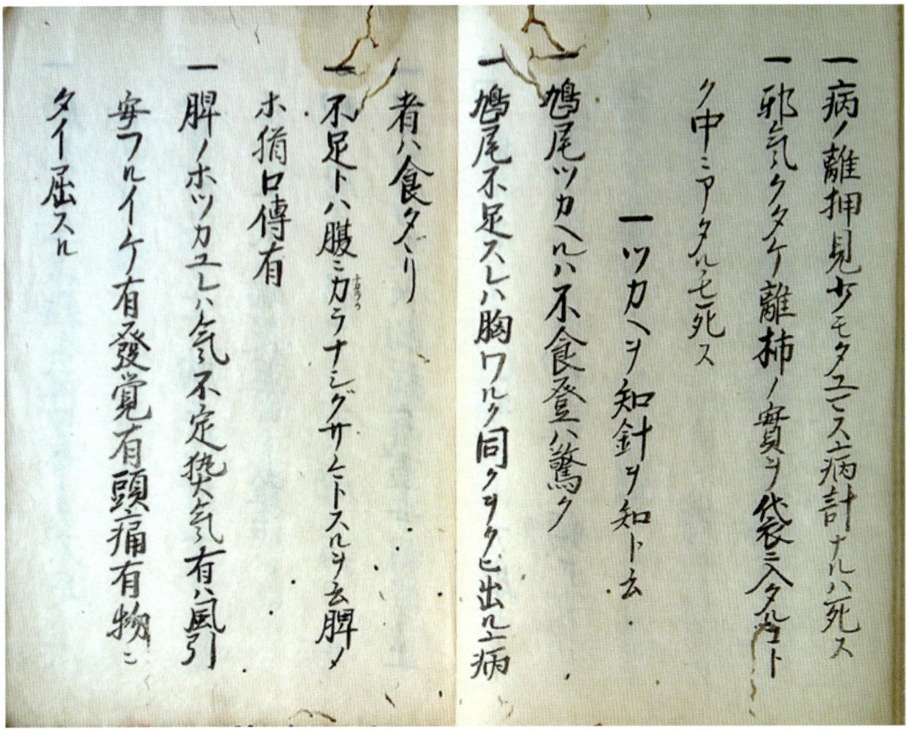

一病ノ離押見サノモタユモ又病計ナルハ死ス
一邪氣ククケノ離柿ノ實ヲ袋ニ入タルコト
ク中ニアタルモ死ス
一ツカヘヲ知針ヲ知ト云
一鳩尾ツカヘルハ不食登ハ驚ク
一鳩尾不足スレハ胸ワルク同クヲクヒ出ル病
者ハ食タベリ
一不足トハ腹ニカラナシグサムトスルヲ云脾ノ
ホ循口傳有
一脾ノホツカユレハ氣不定熱氣有ハ風引
安フルイケノ有發覚有頭痛有物ニ
タイ虚スル

五丁目裏、六丁目表

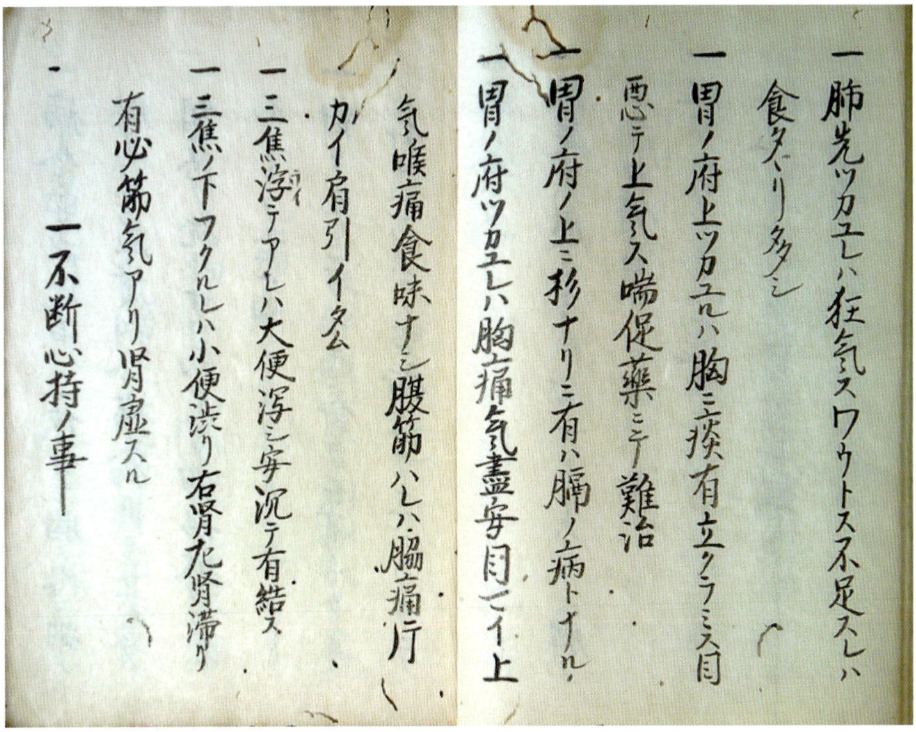

一肺先ツカユレハ狂氣スワウトス不足スレハ
食タベリ多シ
一胃ノ府上ツカユルハ胸ニ痰有立クラミス目
悪テ上氣ス喘促薬ニテ難治
一胃ノ府ノ上ニ杉ナリニ有ハ膈ノ病トナル
一胃ノ府ツカユレハ胸痛氣盡安目モイ上
氣喉痛食味ナシ腹筋ハレハ脇痛ル
カイ肩引イタム
一三焦浮テアレハ大便浮ニ安沉テ有結ス
一三焦ノ下フクルレハ小便渋リ右腎左腎滞リ
有必筋氣アリ腎虚スル
一
一不断心持ノ事

六丁目裏、七丁目表

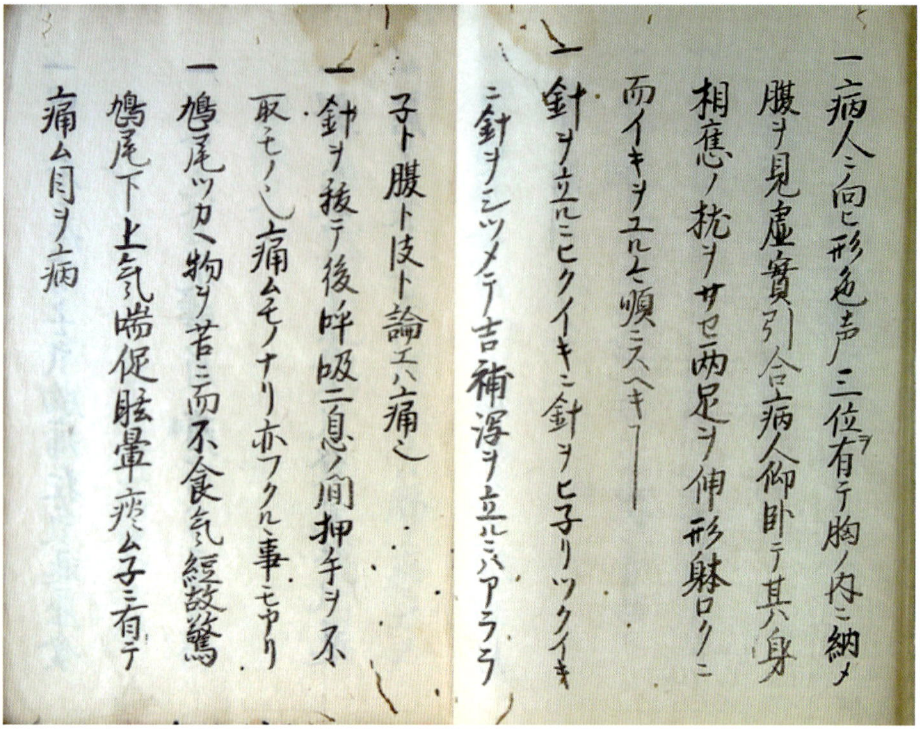
一病人ニ向ヒ形色声ノ三位有テ胸ノ内ニ納メ
腹ヲ見虚實引合病人御臥テ其ノ身
相應ノ枕ヲサセ両足ヲ伸形躰ロクニ
而イキヲユルセ順ニスヘキ事
一針ヲ立ルニヒクイキニ針ヲヒ子リツクイキ
ニ針ヲシツメテ吉補瀉ヲ立ルニハアララ
子ト腹ト皮ト論エハ痛之
一針ヲ拔テ後呼吸ニ息ノ間押手ヲ不
取モノ也痛ムモノナリ赤フクルル事モ有リ
一鳩尾ツカヘ物ヲ苦ニ而不食気經故驚
鳩尾下上気喘促眩暈痰ム子ニ有テ
痛ム目ヲ病

七丁目裏、八丁目表

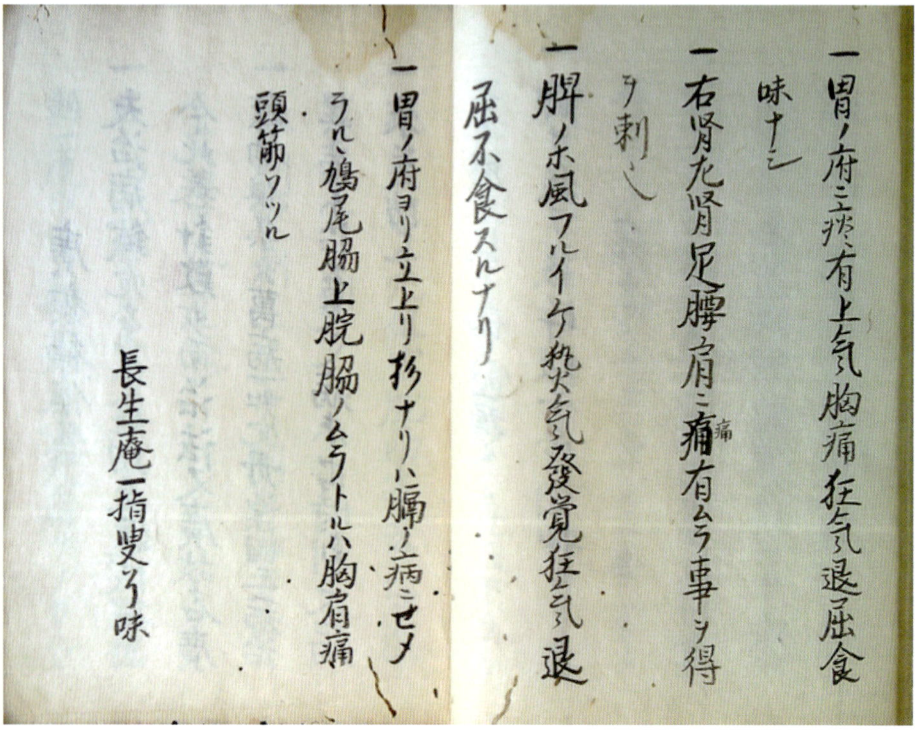
一胃ノ府ニ痰有上気胸痛狂気退屈食
味ナシ
一右腎左腎足腰肩ニ痛有ム事ヲ得
ヲ刺之
一脚ノ木風フルイケ熱気發覚狂気退
屈不食スルナリ
一胃ノ府ヨリ立上リ形ナリハ膈ノ病ニセメ
ラル鳩尾腸上脘腸ノムラトルハ胸肩痛
頭筋ツツル
長生庵一指叟了味

八丁目裏、九丁目表

雲海士流新出の流儀書『鍼術秘訣』について

鍼灸治療院簡松堂
松木 宣嘉（まつき のぶよし） Nobuyoshi MATSUKI

About newly-found Unkaishi-style book; "Shinjutsu-hiketsu"

緒言

筆者は日本における経穴の触診史に興味を持っている。そして触診史の調査の一環として「離れ」に関するいくつかの報告をしており[1, 2]、本誌でも過去に紹介した[3]。本誌での紹介の際に、序跋で年代が特定できる書籍のうち「離れ」が初出するのは寛永十三（1636）年、飯田道斥の『無分一伝書』であるとしたが、森ノ宮医療大学教授・長野仁氏のご教示により、保宝弥一郎旧蔵の『鍼術秘訣』に離れの記載があること、雲海士流の流儀書は慶長年間成立のものが複数あるため、本書も慶長年間に書かれたものであれば『無分一伝書』よりも古い可能性があることを付記した。本稿では、この『鍼術秘訣』について紹介したい。

書誌

本書は保宝弥一郎の太和堂文庫旧蔵書の一つである。本書を含めた太和堂文庫旧蔵書は2019年６月に大阪古典会に大量出品され、散逸を危惧した有志の先生方により主要な１／４が購入されたことにより、今回紹介することが可能となっている。

本書の外題は『鍼術秘訣　完』、内題に「金得拝鍼法要陥」とあり、「長生庵一指叟了味経鍼法」「広狭神倶集」からなる。「広狭神倶集」には「朝鮮国医師金徳拝　慶長十七暦七月三日　弟子長生庵了味」「長生庵一指叟了味　于時慶長節十七秋夷則百五日」とある。「夷則」は陰暦７月の別称だが、続く「百五日」は、『日本国語大辞典』によれば冬至の後105日目のことなので[4]、季節が合致しない。原本の管理者である長野は「百」は「有」の誤写の可能性、すなわち当初「十有五日」と記されていたものが、転写が繰り返されるうちに、十と有のナ部が一体化して「有五日」となったのではなかろうかと推察している。「広狭神倶集」の部分は『広狭神倶集・理穴集』と類似した内容であるが、「長生庵一指叟了味経鍼法」は後述する雲海士流の流儀書には見られない内容である。そのため本書は雲海士流の新史料と位置づけてよいだろう。

雲海士流と長生庵了味について

雲海士流について長野は、「雲海士流は、明の医師・雲海士から朝鮮の名医・金徳拝（金徳・金徳邦・金徳許とも）、金徳拝から桑名将監、将監から孫の玄徳へと伝わった流派です。」と述べている[5]。金徳拝の来日に関しては松岡らの研究に詳しい[6]。これによると金徳拝は文禄の役で捕虜となり、文禄２（1593）年に土佐に来たとされる。長野は「「的伝集之抄」には「万暦丁亥（15年：1587）」の年号がみえるので、金徳拝は日本に連行される５年前まで雲海士に師事していた可能性あります。」と指摘している[7]。尚、「的伝集之抄」は「雲海士流鍼之抄」に含まれている。雲海士流の流儀書として知られる書籍ついては以下のものが知られており（表１）、多くは影印出版されている。

長生庵了味について長野は「桑名将監は、土佐の戦国大名長宗我部元親（1539-99）の家臣で親勝と称し、鍼を任じてからは長生庵・一指叟・了味と名乗りました。桑名丹後守の子で、兄に太郎左衛門と平右衛門がいます。将監は、土佐統一戦争と四国討伐戦で功をたて、天正元年（1573）に安芸郡野根城の守将となり、豊後の戸次川合戦では元親の命で秀吉に戦況を報告しました。秀吉の第一次朝鮮出兵すなわち文禄の役（1592年）に従軍し、最後は熊川（球磨川）で戦死しています（戦死は記録によると朝鮮に渡った翌年の1593年。ということは、長生庵を名のる人物が、武将として名高い桑名将監になりすましていた可能性もある）。金徳拝は、文禄の役の捕虜して連行されてきたのです。孫の桑名玄徳も金徳拝の直伝を受け、寿生庵・浮雲散人を名乗り一指叟を襲いました。」と記している[8)]。また「『鍼法古新的伝集』は、慶長18年（1613）に著されたもので、巻頭の「寅勤書」には雲海士流にまつわる知見が記されています。まず、雲海士主翁（主翁は主人の尊称）は明・南陽の人で『鍼灸択日編集論』を著したこと、金徳拝は朝鮮国の医官で、雲海士に学んだ鍼灸のほか朱丹渓流の脈薬および外科に通じていたこと、将監が夢想によって長生庵と号したのは慶長13年（1608）で、定住した広島では有名になったが未だ京都では無名だったこと、などです。」と記している[9)]。

これらのことから、桑名将監の朝鮮での戦死の記録と、長生庵と号した記録に齟齬が生じるため、「桑名将監＝長生庵了味」については疑問が残る。

表１　雲海士流流儀書

書名	成年・著者等	所蔵
『鍼法蔵心巻』	長生庵了味編、慶長16（1611）年識語。自筆稿本	武田科学振興財団杏雨書屋所蔵 『臨床鍼灸古典全書１』『臨床実践鍼灸流儀書集成６』所収
『古今集鍼法』	慶長18（1613）年成書、元文５（1740）年写。	武田科学振興財団杏雨書屋所蔵 『臨床鍼灸古典全書１』『臨床実践鍼灸流儀書集成６』所収
『雲海士流之書』	長生庵了味・寿生庵浮雲・白雲紅雪居士伝。明暦２（1658）年写。 「心鏡」「新撰理穴集」「八帰」からなる。	京都大学附属図書館富士川文庫所蔵本と国立国会図書館所蔵本あり 『臨床鍼灸古典全書１』『臨床実践鍼灸流儀書集成６』所収
『広狭神倶集・理穴集』	『広狭神倶集』：著者未詳、長生庵了味写、慶長17（1612）年識語。 『理穴集』：玄徳老人伝、長生庵了味編、同年跋。	京都大学附属図書館富士川文庫所蔵本と西尾市立図書館岩瀬文庫所蔵本あり 『臨床実践鍼灸流儀書集成６』所収
『広狭神倶集』	文政２（1819）年跋刊。 石坂宗哲が校注を施して刊行。 「雲海士」を「雲棲子」と記載。	京都大学附属図書館富士川文庫所蔵、他多数 『臨床鍼灸古典全書１』所収 柳谷清逸校訂にて平成８（1996）年に出版
『鍼要集』	明：雲海士、朝鮮：金徳伝、桑名玄徳［寿生庵浮雲］抄写。成書年未詳。 「心鏡」を合綴。	武田科学振興財団杏雨書屋所蔵 『臨床実践鍼灸流儀書集成６』所収
『雲海士流儀書上・中・下』	上「新撰広狭神倶集」：長生庵一指叟了味集之、成書年未詳。 中「鍼法古新的伝集」：長生庵一指叟了味、慶長18（1613）年識語 下「雲海士流鍼之抄」：著者未詳、成書年未詳。	内藤記念くすり博物館所蔵
『理穴集』	大明：金徳許徳原撰、日本京師：新庄相対重卿校、同東周：三宅褒道編次。成書年未詳。	内藤記念くすり博物館所蔵

篠原は『古今集鍼法』について、「ところで本書の序文は前述した③鍼法蔵心巻の序文と大略同文である。ただ、末尾近くの一節が③では「治病之法尋神倶集。療養之口伝当尋此巻」となっているが、本書では「療養口伝尋蔵心巻中。治疾法当尋此巻」とあって、治病の法に「神倶集」ではなく「古今集鍼法」を推している。また跋文にも「針治至意法以蔵心巻為先。治病妙鍼当尋此巻中耳」とある。③と④（註：古今集鍼法）に同じ序文があり、③の序文は長生庵了味自身のものであると推定される。また本書の序と跋に同じく「蔵心巻」という書名が重要な意味をもって使用されている等の理由から、本書の著者は③と同様、長生庵了味であろうと思われる。」と考察している[10)]。

また、『古今集鍼法』の跋文には「江州の住、早水外記（げき）、針刺の用いる法、其の道を得る。予幸い会い言て鍼意を問う。大半之を答う。今の世の針法、旧語の鍼要、明白に之を語（かた）る。其の師伝を尋ぬるに、小野無心の孫族なり。小無の針術を閲くこと尚し。近代の妙針を問い、選集す。某し愚なりとは雖も、内経、再に難経中の鍼法、雲海士針灸、釈日扁集針経等の中、胸意の及ぶ所を抜捽し、今ま古今集鍼と号す。針治至意の法は蔵心巻を以て先と為。治病の妙鍼は当に此の巻中を尋ぬべきのみ。」とある[11]。これらのことから、『古今集鍼法』の著者が長生庵了味であれば、彼は金徳拝だけでなく、早水外記から小野無心の鍼についても学んでいたことになる。

長野は1600年前後に存在した流派を針得系（今新流・入江流）、意斎系（法印流・松岡流・小川流・路針流）、琢周系（匹地流・吉田流）、寿閑系（扁鵲流・扁心一流・扁鵲新流・扁鵲真流・新迦外流）と分類している[12]が、これに倣えば雲海士流と田中知新流は金徳系と考えることができようか。これらの流儀書には、流派を超えて共通して記される情報がいくつかあり、これは『十四経発揮』が流布する以前の古い本邦の鍼灸を残していると思われ、その代表的なものが灸針図と和俗名穴と言えるだろう。この他にも例えば、今新流『針聞書』に初出する「万病一如の鍼」は、雲海士流の『広狭神倶集』および『古今集鍼法』をはじめ扁鵲新流の『扁鵲新流鍼書』、妙鍼流の『妙鍼流秘伝』にも登場する。このような情報の整理は、鍼灸の日本化の歴史を知る上で重要と考えられ、また筆者の興味のあるところである。

「長生庵一指叟了味経鍼法」について

本書には「離之大事」「ツカヘヲ知針ヲ知ト云」「不断心持ノ事」が書かれる。長生庵了味による書はどれも慶長年間の成立であり、本書に合綴される「広狭神倶集」も同じ成立年代であることから、本書も慶長年間の成立と考えることができる。

本書に登場する「離れ」は、本書が慶長年間の成立であれば最も古く、その後に路針流などの意斎系、琢周系にも広がり、針得系の流れを汲む杉山真伝流で十五之離としてまとめられ、多くの腹診書に組み入れられる。また、本書にある「不断心持ノ事」は意斎系の流儀書に頻出する内容である。これらのことから、本書は流派を超えて共通する情報を多く残す書であり、流派に共通する内容の抽出や、流派間の関係を紐解くうえで重要な史料と言えるだろう。

謝辞　本研究は、2020年度「杏雨書屋研究助成」の成果報告の一端である。資料提供ならびに多大なるご助言を下さいました森ノ宮医療大学教授長野仁氏、本書を含めた太和堂文庫旧蔵書の購入に尽力された市川敏男氏・大浦宏勝氏・大出郡紀子氏・高橋大希氏・長野仁氏・畑山わこ氏・福川裕徳氏（50音順）に深謝致します。大出郡紀子氏は2023年６月にご逝去されました。心よりご冥福をお祈り致します。

〈参考文献及び注釈〉

１）拙発表：腹診情報「離れ」に関する文献調査．第47回日本東洋医学会中・四国支部総会島根大会、９、2018
２）拙発表：診病奇侅』にみられる腹診情報「離れ」について．第70回日本東洋医学会学術総会、６、2019
３）拙稿：経穴触診史からみる腹診について．Tehamo　3 (1)、p. 111-115、森ノ宮医療学園出版部、2023
４）Japan Knowledge Lib、https://japanknowledge.com/lib/display/?kw=%E7%99%BE%E4%BA%94%E6%97%A5&lid=20020393a772i3A0z68Z　2025.1.21閲覧
冬至の後、百五日目のこと。寒食。ひゃくご。《季・春》
＊俳諧・増山の井〔1663〕三月「寒食 冬至より百五日、清明の節のまへ二日を云也」
５）長野仁解説：鍼のひびき灸のぬくもり―癒やしの歴史―．内藤記念くすり博物館、p. 50-51、2002
６）松岡尚則，山下幸一，村崎徹：文禄の役（壬辰の乱）における日本、朝鮮、明医学の交わり．日本医史学雑誌 52(2)、p. 273-292、日本医史学会、2006
７）前掲５）
８）前掲５）
９）前掲５）
10）篠原孝市：近世日本鍼灸書解題．臨床鍼灸古典全書１、オリエント出版社、p. 18-21、1988
11）荒川緑：江戸時代鍼灸文献序跋集．日本内経医学会、p. 14-15、2011　「鍼」以外の旧字は筆者が常用漢字に改めた。
12）長野仁：寿閑系の鍼術流派の分派活動について．日本医史学雑誌、65(2)、p. 210、日本医史学会、2019

CONTENTS

Vol.5 No.1（2025） 通巻11号

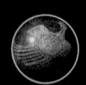

泌尿器疾患を治療する
～排尿の問題に寄り添える専門鍼灸院の拡充を期待して～

烏丸いとう鍼灸院 院長 伊藤(いとう) 千展(ちひろ)先生
〔http://itoh-shinkyuin.s2.weblife.me/〕

〔2024年11月4日『烏丸いとう鍼灸院』にて収録／廣長愉美〕

現代医学では専門医制度が採られ、患者にとって１つの信頼と安心の目安になっています。一方、鍼灸治療では専門科か総合医療か…医療の特質ゆえに意見もさまざまです。本誌では眼科、産科を専門に治療している鍼灸院を紹介してきました。今回訪れたのは、京都市内にある泌尿器疾患専門の鍼灸治療院。院長の伊藤千展先生にお話を伺いました。

全国から治療に来る患者さんたち

—泌尿器科専門の鍼灸院は珍しいですね。先生が大学所属の研究畑でなく、町の鍼灸院で治療されていると分かったときは思わず「ほう！」と声が出ました。

伊藤：（笑）実際のところ、大学院在籍時までお世話になった明治国際医療大学附属鍼灸センターでは、現在当院で診ているような来院層の集患が難しく、自分の専門性を活かした鍼灸治療を発展させていくには、近隣県からもアクセスしやすい所に構えるしかないと考えていました。ただ開院する折に、市井の鍼灸院では私の知る限り前例がなく手探り状態でのスタートでした。

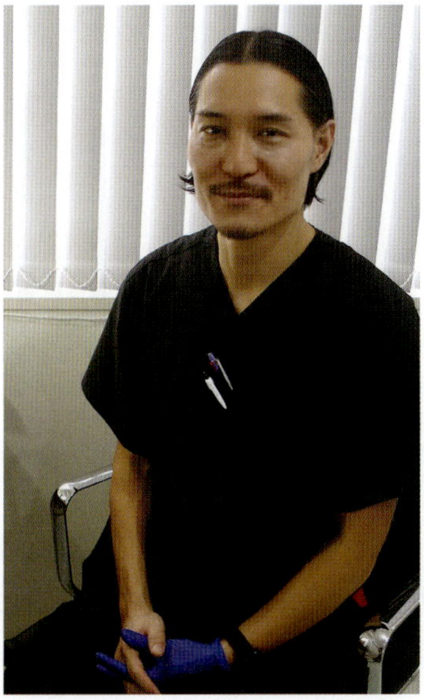

—鍼灸院の看板も出されていませんし、情報はホームページのみで予約を取って来られるわけですね。

伊藤：そうですね。現在開院９年目、完全予約制での運営です。泌尿器科クリニックからの紹介以外では、患者さんの大部分は当院を知るきっかけがホームページですね。地域別で見ると京都府の方が最も多いですが、人数的に見ると京都府内より他府県から来られる方々の方が上回っている状況です。

—遠方からの患者さんが多いということですか？

伊藤：はい。この状況は患者さんからすると、好ましい状況ではありませんよね。当院での治療は、初期治療（２～３カ月間）としては原則週１回をお勧めしていて、関西圏だと通院が可能な場合が多いのですが、それより遠方からとなると週１回の治療は難しくなります。鍼灸院は地域に根ざしているべきもので、仕事帰りにとか、日常的に調子が悪くなったら速やかにアクセスできる範囲にあることが望ましいと思います。

—確かに、患者さんは背に腹は代えられない気持ちだと思いますが、やはり時間と費用の両面で継続が厳しくなってくることもありますね。

伊藤：例えば、日本間質性膀胱炎研究会のホームページ（https://square.umin.ac.jp/）には専門的診療を行う医師のリストが掲載されています。鍼灸師は現在12万人以上いるわけで、泌尿器科症状を適切に評価し、治療を提供できる鍼灸院が各地域にあって、患者さんが自分の状態に応じて各々選べる状況を作っていく必要があると思います。

欧米諸国と比べると日本では排尿の問題に対応できる医療職は少ないと思います。現状、専門知識を有する看護師や理学療法士、作業療法士が、行動療法や骨盤底筋訓練により尿失禁の治療を部分的に担っていますが、実際治療の主体となるのは泌尿器科専門医による薬物療法です。

一方で、鍼治療は、昨今、国内外の下部尿路症状に関連する診療ガイドラインに収載されはじめていますし、さらなる良質なエビデンスの創出とともに、鍼灸治療にできることを実臨床で明確に示していくことで、泌尿器科医療の中でも鍼灸師が活躍する場ができるのではと考えています。地域に泌尿器科疾患の治療を実践する鍼灸師が増え、各々の土地でプライマリ・ケア医と協力関係を築きながら、泌尿器科医療に関われるようになることを期待します。

—心強い言葉ですね。

メインの患者層は30～50代

—治療院に来られる患者さんはどういった疾患や症状ですか？

伊藤：主な疾患で挙げると、過活動膀胱（Overactive Bladder: OAB）、慢性前立腺炎／慢性骨盤痛症候群（Chronic Prostatitis/Chronic Pelvic Pain Syndrome: CP/CPPS）、間質性膀胱炎（Interstitial Cystitis: IC）が症例としては7割程度を占めます。

これらの疾患に共通する症状として、尿意切迫感や尿意の亢進があります。通常ですと、尿意は自覚した後、もう30分や1時間くらいは我慢できそうだなと予測できるものですが、こういった疾患を持つ方はそうはいきません。突然に切迫した尿意を自覚しトイレに駆け込まなくなったり、場合によっては切迫性の尿失禁を伴うこともあります。また、尿意が亢進して一日中張り付いたような尿意に悩まされ、さらに膀胱や尿道、骨盤帯に痛みを伴う方もあります。当然、学校や就労といった社会生活、夜間の睡眠にも大きく影響しますし、患者さんと関わる中で、どの世代においても生活の質を著しく損なう疾患であることを実感します。

過活動膀胱だけに限っても、2023年の日本排尿機能学会による調査（図1）では、症状のある方が40歳以上で人口の14%弱、20歳代以上だと12%弱と報告されていますので、1千数百万人以上がこの症状で苦しんでいることになります。

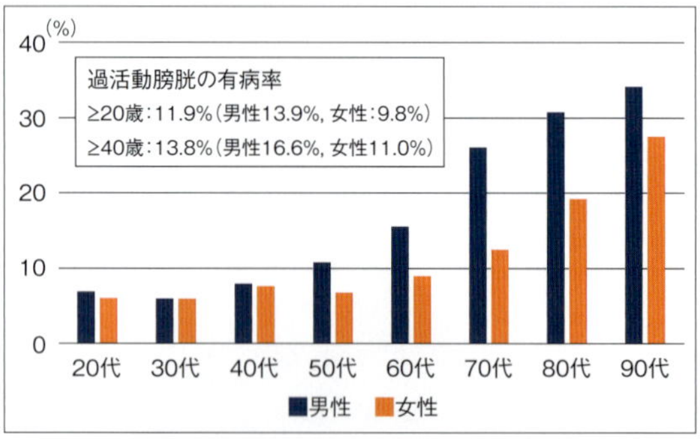

図1　日本排尿機能学会Webサイトより
（https://www.atpress.ne.jp/news/391738）

—デリケートな症状なのでほとんどの方が口外されませんが、かなりの方が罹患されているわけですね。しかも若い方も多い。

伊藤：当院に来られるのは、30～50代のまさに働き盛りの方がメインです。しかし、困ったことになかなか職場でも相談しにくいうえに、仕事を続けていく上での配慮や、個々に対応が必要なことを理解されにくいのが現状です。今日の初診患者さんも50代半ばでしたが、就労が困難な状況に陥っていました。

―そうですか。実は今回、フレイルを考える中で、泌尿器科では高齢者の尿失禁をまず想定していました。

伊藤：確かに、フレイルや認知機能障害と過活動膀胱発症の関連は、近年のトピックですね。当院では、身体機能が低下しているご高齢の患者さんは、どちらかというと往療で対応するようにしています。最近も、軽度認知障害（MCI）かつフレイル状態で尿失禁が起こっている80歳代の患者さんのご家族から、施術依頼がありました。尿失禁が大幅に改善して喜ばれたのですが、実際に生活環境に踏み込むことで強く感じるのは、排尿の問題は本人のみならず、ご家族のQOLにも大きく影響することです。フレイルを背景とする排尿の問題は数多く存在しますし、高齢者の排尿の問題にも鍼灸はもっと寄り添っていけるかもしれません。

―排泄に関わるものは介護など関係者すべてのQOLにダイレクトに影響してきますから重要ですね。

ところで、患者さんたちは皆さん診断を受けておられるのですか？

伊藤：はい、泌尿器科未受診で来院されるケースは稀です。半年～数年治療したけど、なかなか改善しないために鍼灸治療を試したいという方が多く、差し迫って来られるので鍼灸治療に対するモチベーションは非常に高いと感じています。

―治療できるところがあって本当に良かったという気持ちは想像できます。

伊藤：初診時によく患者さんからいただく言葉ですね。「排尿の悩みを相談できる鍼灸院があって良かった」と言われる時は、地道にやってきて良かったと思える瞬間ですね。

ただし、中には泌尿器科未受診の方もおられますので、その場合は、基本的に中京区近隣に数件ある泌尿器科へ紹介状を書きます。下部尿路症状を引き起こす原因として、注意すべきものに下部尿路の悪性腫瘍、尿路感染症、尿路結石があります。安全に鍼灸治療を行うためには鍼灸不適応のものは確実に除外すること。特に高齢者の頻尿は膀胱腫瘍が原因のことがあり、未受診の場合は注意したいところです。

現代医学的治療と東洋医学の併用治療

―では患者さんへの施術について教えてください。

伊藤：初診時を例に、問診から身体診察の流れについて説明します。

まず受診前に記録してもらった排尿日誌に基づいて問診を行っています。また病態評価や初診以降の治療効果判定を行う意味でも、疾患特異的な症状質問票やQOL質問票を用いた評価は、初診時に必ず行います。既往歴や治療歴についても確認が必要です。

間質性膀胱炎の患者さんを例に挙げると、頭痛や腰痛といった慢性疼痛を有することが多いです。1割は線維筋痛症を有するという海外データ[1)]もあるくらい慢性疼痛の併存が多いんですよ。慢性疼痛に対しては抗うつ剤や鎮痛剤がよく用いられますが、排尿に影響を与えるものもあり、内服薬はひと通りチェックします。また過敏性腸症候群に代表されるような機能性消化管障害の併存が多いのも特徴です。排便状態と下部尿路症状も密接に関わりますから、排便習慣についても確認を行います。最後に超音波による残尿測定を行い、総合的に鍼灸治療の適応かを判断しています。

―患者さんたちはかなり複雑な状態ですね。具体的な鍼治療方法についてお聞かせください。

伊藤：初期治療では原則、仙骨部刺激や陰部神経鍼通電を治療の基本としています。過活動膀胱や間質性膀胱炎など尿意切迫感、尿意の亢進がみられる場合は、２寸（60㎜）８番鍼を用いた仙骨部の中髎穴刺激を基本とします。仙骨面に沿わせるように頭部方向に向かって、斜刺で60㎜刺入し仙骨骨膜に到達させます（写真①，図２）。その後、微細な雀啄刺激により仙骨骨膜刺激を行います。両側の中髎穴に徒手刺激を10～15分行います。

この刺激の有用性は、北小路博司先生（現 宝塚医療大学特別教授）が長年にわたって検証されてきました。中髎穴単一の同刺激法により、過活動膀胱症例の尿意切迫感、切迫性尿失禁の軽減とともに、機能的膀胱容量が増大することを報告し、中髎穴刺激の特異性を示されています[2)]。

また、この方法と異なりますが、片山祐一先生（宮崎大学大学院泌尿器科学分野）や中国の研究グループは、仙骨孔内に鍼を刺入し、鍼通電による神経刺激を行う方法（写真②）を報告し、現在、難治性過活動膀胱の治療として行われる仙骨神経刺激療法（刺激デバイスの埋め込み）と類似した刺激を、鍼通電により行える可能性について示されています[3)]。

―かなり深く刺入されますね。

伊藤：60㎜刺入しますが、患者さんの感覚としては、ズーンと仙骨部に重だるい響き感が生じるのが骨膜刺激の特徴です。注射針を刺すような鋭い刺激感とは違うとおっしゃられますね。

―陰部神経鍼通電はどのように行うのでしょうか？

伊藤：陰部神経鍼通電（図３）は主に会陰部痛や肛門痛など陰部神経の支配領域に疼痛を訴える患者さんに行っています。男性の慢性前立腺炎／慢性骨盤痛症候群や、女性でも間質性膀胱炎の一部の方々が対象となります。３寸（90㎜）５番鍼を使用し、坐骨孔の方向に対し、直刺で刺入していきます。仙

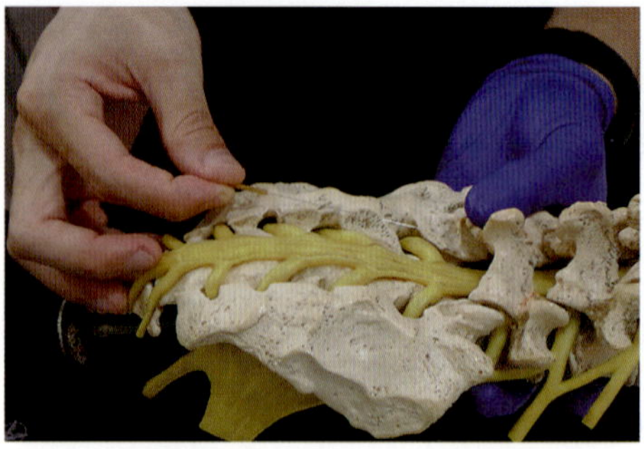

写真①　仙骨面に沿わせるように頭部方向に向かって、斜刺で60㎜刺入し仙骨骨膜に到達させる。

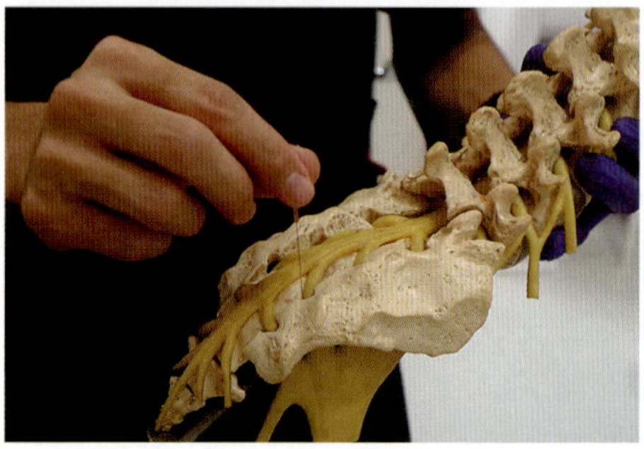

写真②　仙骨孔内への刺鍼による鍼通電刺激の方法も論文報告されており、仙骨神経刺激療法と類似した刺激を行える可能性が示されている。

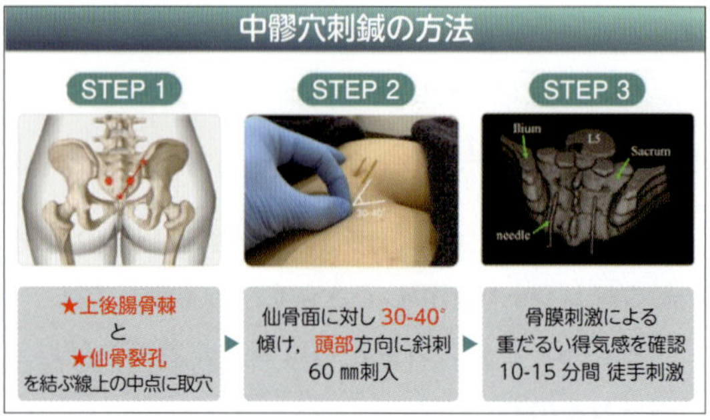

図２　仙骨部鍼刺激（中髎穴刺鍼）の方法

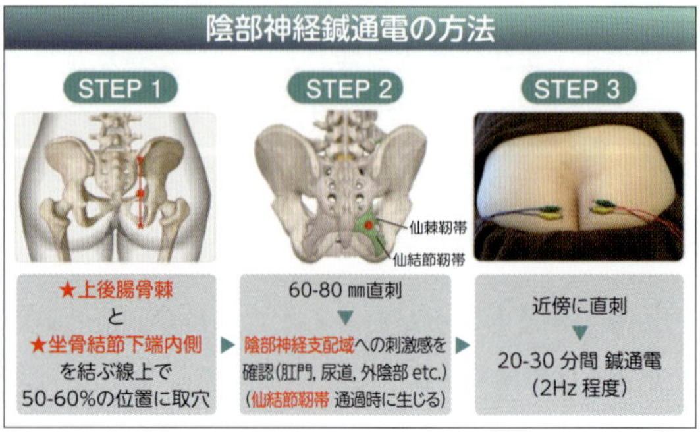

図３　陰部神経鍼通電の方法

結節靭帯を通過したところで、陰部神経刺激によるピリっとした刺激感が肛門、会陰部、尿道などに生じるのが特徴です。患者さんの体格にもよりますが、50㎜〜80㎜刺入したところで刺激感が生じるので、その位置で2Hz, 20分程度の鍼通電刺激を行います（臨床研究では30分間鍼通電の有効性を示す報告が多い）。

—鍼治療では治療点を正しく取るのが重要ですが、先生の行っておられる刺鍼方法も位置を正しく取るには訓練が必要ですね。

伊藤：刺鍼点を決定する際のランドマークとなる上後腸骨棘、仙骨裂孔、坐骨結節や、後仙腸靱帯、仙結節靱帯などについて解剖学的な理解をし、正確に触知することが大切ですね。

—女性の場合、デリケートな部位なので問題ないですか？

伊藤：十分な配慮が必要です。この場所に刺激を行う必要性、意義について、説明し同意を得たうえで行います。ご家族など同伴者がいる場合は、同席してもらい説明するよう心掛けています。トラブルに発展したことは幸い今のところありません。

—実際、効果はいかがですか。今一つということもあり得ると思いますが。

伊藤：これまで学会報告などでも、4週〜12週間の治療により、疼痛や1回排尿量が有意に改善することを示してきました。しかしながら、初期治療（2〜3カ月間）で上手くいかないケースも当然あります。その場合、中医弁証論に基づいて、四肢、腹部経穴や背部兪穴への施術を追加していくこともあります。

患者さんのタイプとしては、腎虚を背景とした腎気不固による尿失禁、腎陽不足による頻尿、あるいは腎陰の虚損から内熱を生じることによる頻尿などが一般的かと思います。また、過活動膀胱による尿意切迫感や、間質性膀胱炎の「膀胱の焼けるような痛み」、「膀胱が張ったような不快感」とか、慢性前立腺炎による会陰部痛といった典型的症状は淋証病変として理解されますよね。淋証においては、飲食不節から生じる膀胱の湿熱病証は典型的と感じます

過活動膀胱症状に対する選択経穴
RCT15編のうち、マニュアル刺激9編，鍼通電6編

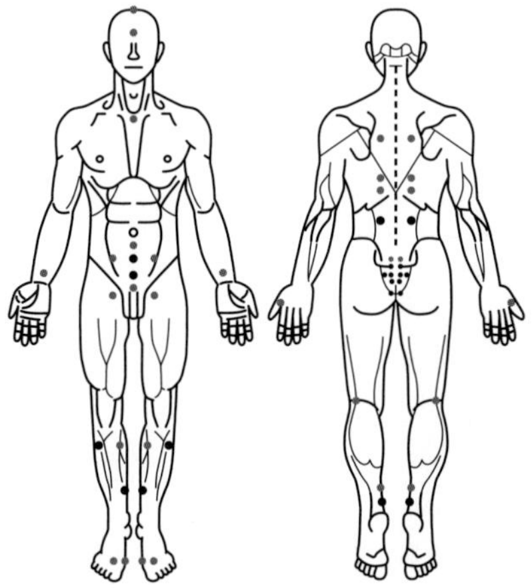

	経穴	研究数	使用頻度
1	三陰交	10	66.7%
2	次髎	8	53.3%
3	関元	8	53.3%
4	中極	6	40.0%
5	中髎	6	40.0%
6	腎兪	5	33.3%
7	太渓	5	33.3%
8	足三里	4	26.7%
9	膀胱兪	4	26.7%
10	会陽	3	20.0%
11	下髎	3	20.0%
12	上髎	3	20.0%
13	足五里	2	13.3%
14	陰陵泉	2	13.3%
15	気海	2	13.3%
16	太衝	2	13.3%
17	百会	2	13.3%
18	命門	1	6.7%
19	委陽	1	6.7%
20	印堂	1	6.7%
21	会陰	1	6.7%
22	肝兪	1	6.7%
23	曲骨	1	6.7%
24	厥陰兪	1	6.7%
25	合谷	1	6.7%
26	水道	1	6.7%
27	水泉	1	6.7%
28	大白	1	6.7%
29	内関	1	6.7%
30	脾兪	1	6.7%
31	復溜	1	6.7%
32	華蓋	1	6.7%
33	中膂兪	1	6.7%

	鍼通電の経穴	研究数	使用頻度
1	中髎	4	66.7%
2	次髎	3	50.0%
3	会陽	3	50.0%
4	下髎	2	33.3%
5	三陰交	2	33.3%
6	上髎	1	16.7%
7	会陰	1	16.7%
8	曲骨	1	16.7%
9	関元	1	16.7%
10	中極	1	16.7%
11	足三里	1	16.7%
12	足五里	1	16.7%

図4　ランダム化比較試験において用いられた過活動膀胱に対する経穴（文献4をもとに作成）。
◉：使用頻度の高い経穴（第10位まで）

し、肝気鬱結による膀胱の気機停滞に起因する淋証も多いです。先に挙げた基本治療に加え、病証に応じた経穴刺激を追加することにより症状の改善が得られることも経験するので、現代医学的・中医学的な両視点からの治療も有用と考えます。

選穴に当たっては、2022年にコクランが報告した、過活動膀胱に対する鍼治療のシステマティックレビュー[4]が参考になります。この研究ではランダム化比較試験15編に基づいて、鍼治療の有効性について解析されており、図４はそれを整理したものです。最も使用頻度が高いのは、三陰交（10編，67%）です。身体部位別では八髎穴を含む仙骨部が最多（12編，80%）で、腹部では関元、中極、背部では腎兪の使用頻度が高く、これらは有効性が報告されている重要な経穴と言えます。

―東洋医学が活きてくるわけですね。

生活習慣の改善は必須

―治療と併行してセルフケアや生活指導は行っておられますか？

伊藤：はい、原則的に行うものとしては食事内容、嗜好品の確認、飲水量の調整、体重管理でしょうか。

食事と嗜好品については、頻尿や膀胱の痛みには尿の性状が影響することから、香辛料などの刺激物、アルコール、カフェイン、喫煙は避けた方が良いとされています。また高カリウム尿も膀胱知覚を刺激する要因となるため、患者さんには野菜や果物など食品のカリウム含有量の一覧表をお渡しし、高カリウム食を習慣的に摂っている場合は確認してもらいます。

また、飲水控えによる濃縮尿が膀胱の刺激になることや、逆に多飲による頻尿もあるため、飲水指導も大切です。飲水指導は体重に対する適正飲水量を提示しますが、具体的には排尿日誌をもとに１日の尿量が20-25mL/kgとなるように調節します[5]。例えば、体重50kgの場合、１日の排尿量が1000mL～1250mLの範囲になるよう飲水量を調整するという具合です。この範囲に調整されていれば脱水状態は防げますし、濃縮尿による膀胱への刺激も回避できます。

―食事と膀胱症状の関係は気が付きにくいところですね。

伊藤：そうなんです。食事が膀胱症状の増悪に関与している患者さんは一定数いて、意外と習慣化している食事を見直すだけで安定化することはあります。尿は生活習慣を映し出すというのは、まさにその通りで、「食べたものは膀胱に還ってきますよ」とアドバイスするようにしています。

―尿検査の数値は誰もが気にしていますが、膀胱機能は盲点ですね。

伊藤：また、近年、生活習慣の乱れに起因する「メタボ」と過活動膀胱発症の関連性も明らかになってきています。肥満、高血糖、脂質異常症、高血圧といった、所謂メタボリックシンドロームの状態が動脈硬化を助長することは常識になっていますが、膀胱血流も悪くなることで過活動膀胱が引き起こされるのです。

余談ですが、これは動物研究（図５[6, 7]）でも示されています。高コレステロール食で飼育したラビ

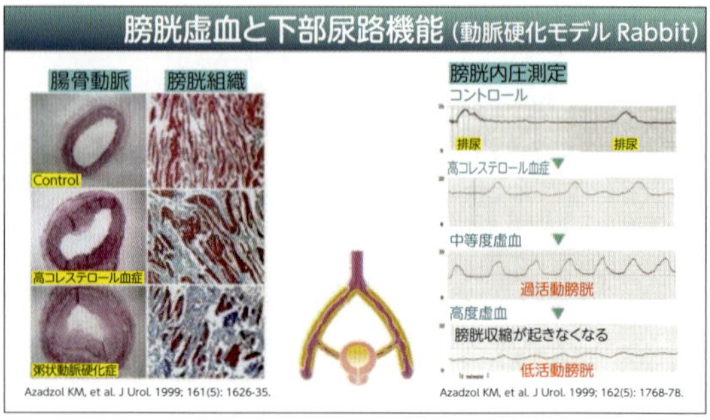

図５　動脈硬化モデル動物における膀胱虚血と下部尿路機能の変化

ットの排尿動態を観察した研究ですが、高コレステロール血症から腸骨動脈が狭くなり、膀胱の慢性虚血状態へ進展すると、次第に過活動膀胱を発症します。血流状態が膀胱機能に影響することを示した研究ですが、ヒトでも同様のことが起こるわけですね。こういった観点から、下部尿路症状の治療においては生活習慣の是正も重要であることを説明しています。基本的に動脈硬化を助長するような習慣は膀胱に良くないと考えていただければ良いと思います。

—そのようなことはあまり患者さんは認識されていないでしょうね。

伊藤：尿の性状、虚血状態は膀胱の機能に影響する。そこには飲食物や肉体的・精神的ストレスや気温といった要因も関与します。排尿の問題というのは、膀胱のみに着目するのではなく、意外と広い視点が必要になってくるのだと思います。なんとなく東洋医学的な視点ともマッチすると思いませんか。

—はい、本当にそう思いますね。

専門医との連携

—先生は専門クリニックと連携を取っておられますが、どのように連携されているか、具体的に教えていただけますか。

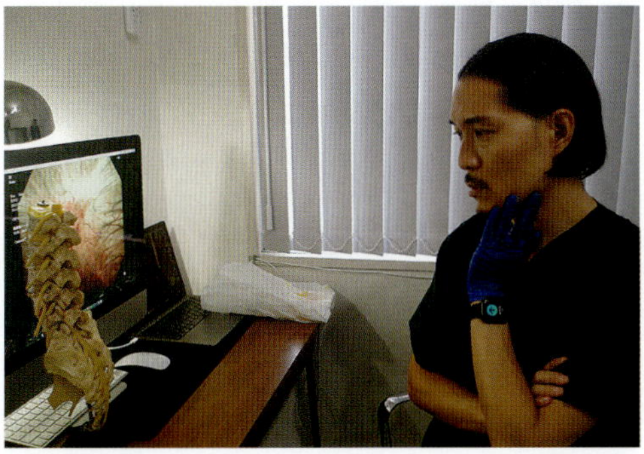

泌尿器科クリニックでの膀胱鏡所見は患者と共有し、治療計画に役立てている。

伊藤：連携と言えるほど明確にシステム化しているわけではないのですが…泌尿器科疾患の中では、特に間質性膀胱炎 / 膀胱痛症候群の診療にあたっては、大変お世話になっているのが、同区内の「泌尿器科上田クリニック」の上田朋宏先生です。上田先生は日本の間質性膀胱炎診療、研究を長年にわたってリードされてきた方です。間質性膀胱炎は現状、根治の難しい疾患ですから、泌尿器科学的治療で疼痛管理が難しい患者さんを主にご紹介いただいています。また逆に、しばしば当院に来院される過活動膀胱や慢性前立腺炎の患者さんで間質性膀胱炎が疑われる方を紹介し、内視鏡検査の上、必要な治療を行っていただいています。

—専門性が高く信頼できるクリニックと連携が取れるのは利点ですね。

伊藤：他院で過活動膀胱と診断されていた患者さんを紹介したところ、膀胱の焼灼術が必要な重症の間質性膀胱炎だった前例もありますし、本当に助けていただいている…と感じることは今までに何度もあります。

どの分野でも同じですが、専門領域で安全に鍼灸治療を提供するために、専門医との関わりは重要だと思います。

—そういう関係を築くのは難しくなかったですか？

伊藤：私の場合、恩師の本城久司先生（現 京都府立医科大学客員講師・泌尿器外科学）がかねてより上田先生と懇意にされていたことが大きいです。最初にお話ししたように、私は大学院卒業後もなんとか専門性を活かしていきたいと考えていたのですが、本城先生は私が継続できる方法を多方面にわたって色々考えていてくださっていて、私が修士課程修了時期にちょうど上田先生がクリニックを開院されるというので、一緒にご挨拶に伺ったところ、鍼灸も併せてやっていこうかという話になり、今につながっています。

—タイミングも素晴らしく、何よりも頼もしいバックアップですね。

伊藤：そうですね。もちろん簡単ではないですよね。本城先生の大学附属鍼灸センターや、京都府立医大の泌尿器科外来での長年の治療実績があってこその信頼関係なのだと思います。自分も、この地域で専門医の先生の信頼を得ていけるよう、後進に繋いでいけるよう、地道にやるしかないと思っています。

泌尿器疾患を志す～大学・大学院

—本城先生のお名前が出たので、遡って先生の学生時代についてお聞きしたいですが、まず鍼灸大学へ進まれた理由から伺っていいですか。

伊藤：鍼灸治療による成功体験です。小学生からサッカーをしていたのですが、高校２年の夏に腸脛靭帯炎になったことがありました。かなりの痛みで、整形外科でステロイド注射を打って、競技復帰して…の繰り返しで、満足いくプレーができず八方塞がりだったんです。そんな中、同級生に紹介されたスポーツ鍼灸で有名な鍼灸接骨院にダメもとで行ってみました。そこでの鍼治療が劇的に効いて…。たった３回の治療で競技復帰できるまでになり、ステロイド注射は必要なくなり、再発もなくなったのです。よくある話かもしれませんが、自分にとっては感動体験です。

—でも、スポーツ領域に進まれなかったのですね。

伊藤：大学入学当初は、もうスポーツ鍼灸しかないって意気込みだったのですが、いつの間にか（笑）。当時の大学は、泌尿器科分野の他にも、慢性疼痛、呼吸器疾患、神経難病、末梢神経再生に取り組む先生など、専門領域を持つ名だたる先生がおられました。卒業ゼミ選びの時期に、仲の良い同級生とよく話していたのですが、「医療の中で鍼灸にしかできなさそうなニッチな分野はどこか。」という考えに変わっていきました。その中で、北小路先生、本城先生の泌尿器科鍼灸の授業は強烈なインパクトでした。

—先生の学生時代、素晴らしい学習環境でしたね。その結果として、大学に残って研究者として進む道ではなく、開業鍼灸師として歩まれているわけですね。

伊藤：私は恩師が作って下さった道の後を歩いていますね。これを地域で実践し、発展させるのが自分の役割と思っています。

今後へ向けて

—話は尽きませんが、最後に先生に伺いたいことは、やはり後進育成です。先生が願われている状況が現実化するためにはどう学んでいったらいいでしょうか？

伊藤：難しい問題ですね。養成校でも卒後教育でも、泌尿器科分野について体系的に学べる場は殆どなく、大きな課題だと思います。鍼灸師と排泄ケアの医療職が相互的に関われる全国ネットの会ができたらいいですよね。現状、学びの場を鍼灸のカテゴリーから外に移すしかありません。泌尿器科関連の学会や研修会に参加することが方法の一つです。専門医、排尿・排泄に関わる多職種の方に出会えます。排尿の問題に対して、どう関わりがなされ、課題は何なのか、その中で鍼灸師にできることは何か、考える機会になると思います。今でも、私も学ぶことばかりですが、その継続を心掛けています。

—小手先の改善ではなく、構造的な観点から考えていく必要がありますね。

多職種の方々と連携する上では、診療ガイドラインは重要になってきます。先生は昨年の全日本鍼灸

学会学術大会で発表されましたが、診療ガイドライン2022年改訂の過活動膀胱診療ガイドライン第３版（https://minds.jcqhc.or.jp/summary/c00740/）で鍼治療は2015年発行の第２版と変わらず推奨グレードＣ１（行っても良い）でした。この状況についてはいかがですか？

伊藤：第3版の鍼治療に対する評価は、最新のエビデンスに基づくものではないのですが、シャム鍼治療に対する優位性が示されていない現状、推奨度Ｃ１は妥当だと思います。海外の主要学会でも、2024年版の米国泌尿器学会（AUA）、欧州泌尿器科学会（EAU）による過活動膀胱診療ガイドラインに、いずれも鍼治療が収載[8), 9)]されましたが、「行動療法、薬物療法を受けられない、或いは希望しない場合、臨床原則に従って提供する」という位置付けとなっており、概ね同等の評価と言えます。

しかしながら、2022年にコクランが報告した過活動膀胱に対する鍼治療のシステマティックレビューにおいて、抗コリン薬との比較では、僅かながら有意に過活動膀胱症状を改善し[4)]、さらに、別のシステマティックレビューでは、抗コリン薬と鍼通電刺激の併用は、抗コリン薬単独よりも頻尿改善効果が高い[10)]といった、新たなエビデンスが示されてきています。

現状として、鍼治療の有用性は薬物治療を補完する役割にあると考えられますが、今後、この有用性が強固なエビデンスにより補強され、推奨度格上げへ繋がることが期待されます。そして我々、地域に根ざした鍼灸院がこのエビデンスを活用し、医療と連携を深めていける状況を思い描いて、引き続き取り組んでいきたいと思います。

―少しでも早くそうなるよう願っています。先生は実際に日々の治療で証明されているわけですから。

本日は、治療法や患者さんの現状を始め泌尿器疾患について貴重なお話をありがとうございました。

〈参考文献〉

1）Alagiri M, Chottiner S, Ratner V, Slade D, et al.: Interstitial cystitis: unexplained associations with other chronic disease and pain syndromes. Urology. 1997; 49: 52-7.

2）北小路博司，寺崎豊博，本城久司，ほか：過活動性膀胱に対する鍼治療の有用性に関する検討．日本泌尿会誌，86(10)：1514-9, 1995

3）Katayama Y, Kamibeppu T, Nishii R, et al.: CT evaluation of acupuncture needles inserted into sacral foramina. Acupunct Med., 34(1)：20-6, 2016

4）Hargreaves E, Baker K, Barry G, Harding C, Zhang Y, Kandala NB, et al.: Acupuncture for treating overactive bladder in adults. Cochrane Database Syst Rev., 23; 9(9)：CD013519, 2022

5）日本排尿機能学会，日本泌尿器科学会：夜間頻尿診療ガイドライン（編）．第２版，東京，リッチヒルメディカル，2020

6）Azadzoi KM, Tarcan T, Siroky MB, et al.: Atherosclerosis-induced chronic ischemia causes bladder fibrosis and non-compliance in the rabbit. J Urol., 161(5)：1626-35, 1999

7）Azadzoi KM, Tarcan T, Kozlowski R, et al.: Overactivity and structural changes in the chronically ischemic bladder. J Urol., 162(5)：1768-78, 1999

8）Cameron AP, Chung DE, Dielubanza EJ, et al.: The AUA/SUFU Guideline on the Diagnosis and Treatment of Idiopathic Overactive Bladder. Journal of Urology., 212(1)：11-20, 2024

9）Harding CK, Lapitan MC, Arlandis S, et al.: EAU Guidelines on management of non-neurogenic female lower urinary tract symptoms.（https://d56bochluxqnz.cloudfront.net/documents/full-guideline/EAU-Guidelines-on-Non-neurogenic-Female-LUTS-2024.pdf（参照日2025年１月27日）

10）Zhao Y, Zhou J, Mo Q, Wang Y, Yu J, Liu Z.: Acupuncture for adults with overactive bladder: A systematic review and meta-analysis of randomized controlled trials. Medicine（Baltimore), 97(8)：e9838, 2018

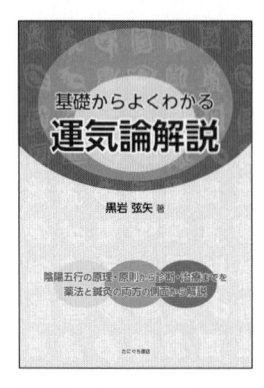

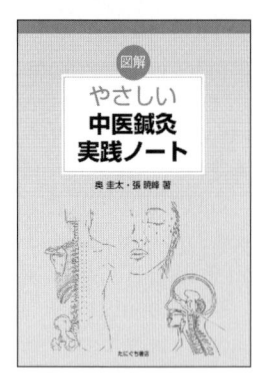

なぜ今、便秘か

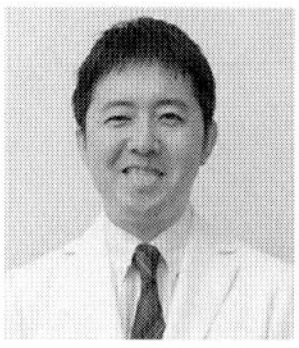

Why Is Constipation So Important Now?

三澤 昇（みさわ のぼる）、中島 淳（なかじま あつし） Noboru MISAWA, Atsushi NAKAJIMA

横浜市立大学大学大学院 医学研究科 肝胆膵消化器病学教室

なぜ便秘を治療しなければいけないのか

これまで慢性便秘はQOLを低下させるものの、生命予後には影響を及ぼさない良性疾患とされてきた、多くの臨床医が「便秘は命に関わらないため放置しても問題ない」と認識しており、患者も同様の意識を持つことが一般的だった。

しかし、近年の疫学研究により、便秘患者が非便秘患者と比べて有意に生命予後が悪いなどの便秘が生命予後に悪影響を与えることを示すエビデンスが蓄積されてきた[1)]。特に心血管イベントの発生率が高いというデータは本邦からも報告されている[2)]。この背景として、排便時の強い努責（いきみ）が収縮期血圧を急上昇させる（便秘患者では280mmHg以上に達することもある）メカニズムが提唱されている。

さらに、近年の海外からの報告では、便秘が静脈血栓症のリスクを有意に高めること[3)]や慢性腎臓病（CKD）のリスクを増大させること[4)]も報告されている。近年注目されている「腸腎連関」の概念では、便秘によって腸内で腎毒性を持つ代謝物が腸内細菌により産生され、これが結腸粘膜を通じて吸収されることで腎機能を悪化させるとされている。また、腎機能の低下が腸管運動の低下を引き起こし、便秘をさらに悪化させる悪循環も提唱されている。

そのほか、便秘はサルコペニアやフレイルの原因となり、パーキンソン病のリスク因子にもなることが報告されている[5)]。これらの知見から、便秘は命に関わる「common disease」と位置付けるべきだと言うことができる。一方で、これらのリスクが便秘の治療介入によって軽減可能である可能性が示唆されている。

慢性便秘症の分類

慢性便秘症に関して『慢性便秘症診療ガイドライン2017』（以下ガイドライン2017[6)]）のアップデート版として、2023年7月に『便通異常症診療ガイドライン2023 慢性便秘症』（以下ガイドライン2023）[7)]が発刊された。

ガイドライン2023では、慢性便秘症を図1-aのように一次性と二次性に分類している（第1章定義・分類・診断基準：BQ 1-1 慢性便秘症はどのように分類されるか？）。一次性便秘症は、便秘そのものが原因となる病態で、機能性便秘症、便秘型過敏性腸症候群、非狭窄性器質性便秘症に分けられる。機能性便秘症は大腸通過時間に基づき、機能性便排出障害、大腸通過正常型、大腸通過遅延型の3つに分類されるが、これには大腸通過時間を正確に評価できる検査法である放射線不透過マーカー法が必要となり、その代表であるSITZMARKS®は本邦で薬事承認および保険収載されておらず、検査法がないことが今後の検討課題となっている。

機能性便排出障害は、直腸や肛門に明らかな異常がないにもかかわらず、排便しづらさや残便感を感じる状態を指す。一方、非狭窄性器質性便秘症は、形態や運動機能の異常を伴うもので、小腸や結腸が影響を受ける慢性偽性腸閉塞症（CIPO）や巨大結腸は小腸結腸型、直腸瘤や直腸重積、肛門アカラシアなどは直腸・肛門型として分類されている。

二次性便秘症は、薬剤の副作用による薬剤性便秘症、基礎疾患が原因の症候性便秘症、腫瘍や狭窄による糞便通過障害が原因の狭窄性器質性便秘症の３つに分けられる。特に抗コリン薬、向精神病薬、オピオイドは便秘を起こしやすい薬剤として知られており（第３章 病態生理：BQ３-５慢性便秘症を引き起こす薬剤はあるか？）、症候性便秘症の原因となる基礎疾患も多数報告されている（第３章 病態生理：BQ３-３慢性便秘症を二次的に起こす基礎疾患はあるか？）。ただし、薬剤性や症候性便秘症は、必ずしも機能性便秘症や非狭窄性器質性便秘症と完全に区別できるわけではないとされている。

さらに、症状に注目して「排便回数減少型」と「排便困難型」に分類する方法も記載されている（図１-b）。ガイドライン2023では、治療の進め方をわかりやすくするためにフローチャートが新設され、初めに排便回数減少型と排便困難型に分けてから治療を開始する流れになっている。また、

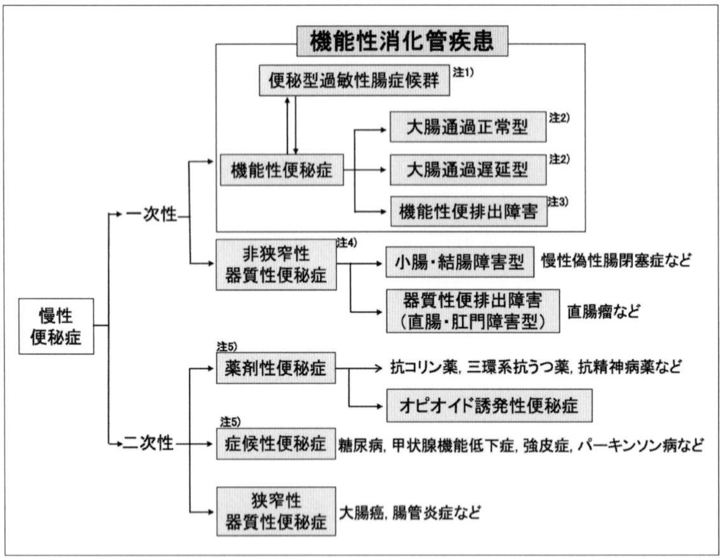

注１）機能性便秘症と便秘型過敏性腸症候群は連続したスペクトラムと考えられる疾患であり，明確に鑑別するのが困難である．
注２）現時点では大腸通過時間を正確に評価できるmodalityがないため，今後の検討課題である．
注３）機能性便秘症および便秘型過敏性腸症候群に合併するひとつの病型である．骨盤底筋協調運動障害，会陰下降症候群も含む．
注４）腸管の形態変化を伴うもの．正常から明らかに逸脱する消化管運動障害を伴う慢性便秘症が含まれる．
注５）必ずしも，機能性便秘症および非狭窄性器質性便秘症と区別できるものではない．

図１-a　慢性便秘症の分類

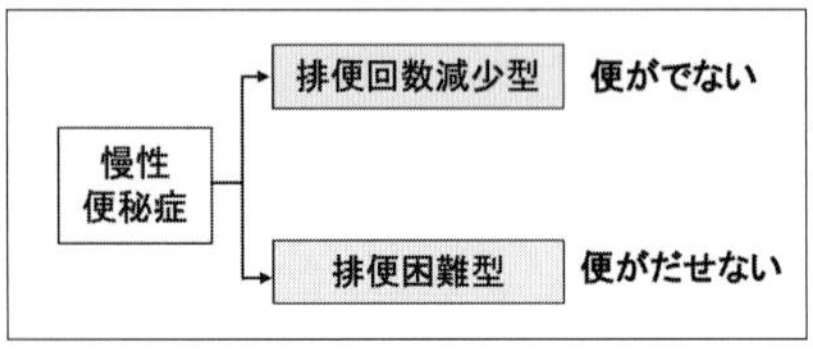

図１-b　症状による分類

排便困難型については、機能性便排出障害か器質性便排出障害かを区別するために、直腸肛門視診や直腸エコー検査、CT検査などの活用が推奨されている。

便秘における鍼灸治療

ガイドライン2023において、鍼灸治療については言及されていないが、これまで便秘症における鍼灸治療の有効性について、複数のRCTが施行されている[8-10]、これらの研究からも、鍼灸治療は、慢性便秘症の診療において有望な治療法となりえる可能性が示唆されている一方で、エビデンスの質には課題が残されており、よりエビデンスレベルの高い研究が実施されることで、実臨床における鍼灸治療の役割がさらに明確になることが期待される。

〈引用文献〉

1）Chang, J. Y.; Locke, G. R., 3 rd; McNally, M. A.; Halder, S. L.; Schleck, C. D.; Zinsmeister, A. R.; Talley, N. J.: Impact of functional gastrointestinal disorders on survival in the community. Am J Gastroenterol, 105(4), 822-32. 2010

2）Honkura, K.; Tomata, Y.; Sugiyama, K.; Kaiho, Y.; Watanabe, T.; Zhang, S.; Sugawara, Y.; Tsuji, I.: Defecation frequency and cardiovascular disease mortality in Japan: The Ohsaki cohort study. Atherosclerosis, 246, 251-6, 2016

3）Sundbøll, J.; Szépligeti, S. K.; Adelborg, K.; Szentkúti, P.; Gregersen, H.; Sørensen, H. T.: Constipation and risk of cardiovascular diseases: a Danish population-based matched cohort study. BMJ Open, 10(9), e037080, 2020

4）Sumida, K.; Molnar, M. Z.; Potukuchi, P. K.; Thomas, F.; Lu, J. L.; Matsushita, K.; Yamagata, K.; Kalantar-Zadeh, K.; Kovesdy, C. P.: Constipation and Incident CKD. J Am Soc Nephrol, 28(4), 1248-1258, 2017

5）Wu, Y. H.; Lee, W. J.; Chen, Y. H.; Chang, M. H.; Lin, C. H.: Premotor Symptoms as Predictors of Outcome in Parkinsons Disease: A Case-Control Study. PLoS One, 11(8), e0161271, 2016

6）日本消化器病学会関連研究会 慢性便秘の診断・治療研究会編：慢性便秘症診療ガイドライン2017. 南江堂, 東京, 2017

7）日本消化管学会編：便通異常症 診療ガイドライン 2023 慢性便秘症. 南江堂, 東京, 2023

8）Lee, H. Y.; Kwon, O. J.; Kim, J. E.; Kim, M.; Kim, A. R.; Park, H. J.; Cho, J. H.; Kim, J. H.; Choi, S. M.: Efficacy and safety of acupuncture for functional constipation: a randomised, sham-controlled pilot trial. BMC Complement Altern Med, 18(1), 186, 2018

9）Liu, Z.; Yan, S.; Wu, J.; He, L.; Li, N.; Dong, G.; Fang, J.; Fu, W.; Fu, L.; Sun, J.; Wang, L.; Wang, S.; Yang, J.; Zhang, H.; Zhang, J.; Zhao, J.; Zhou, W.; Zhou, Z.; Ai, Y.; Zhou, K.; Liu, J.; Xu, H.; Cai, Y.; Liu, B., Acupuncture for Chronic Severe Functional Constipation: A Randomized Trial. Ann Intern Med, 165(11), 761-769, 2016

10）Zheng, H.; Liu, Z. S.; Zhang, W.; Chen, M.; Zhong, F.; Jing, X. H.; Rong, P. J.; Zhu, W. Z.; Wang, F. C.; Liu, Z. B.; Tang, C. Z.; Wang, S. J.; Zhou, M.Q.; Li, Y.; Zhu, B.: Acupuncture for patients with chronic functional constipation: A randomized controlled trial. Neurogastroenterol Motil, 30(7), e13307, 2018

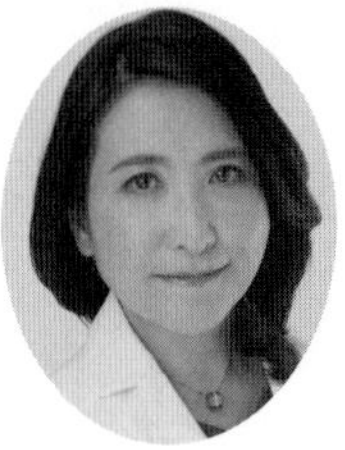

日本人慢性便秘症患者における睡眠の質と症状の関連性

愛知医科大学総合診療医学講座[1)]・内科学講座消化管内科[2)]
山本（やまもと） さゆり[1) 2)]、脇田（わきた） 嘉登（よしのり）[1)]、小笠原（おがさわら） 尚高（なおたか）[2)]
Sayuri YAMAMOTO, Yoshinori WAKITA, Naotaka OGASAWARA

The Relationship between Sleep Quality and Symptoms in Japanese Patients with chronic constipation

はじめに

昨今、先進国を中心に世界中で便秘症や機能性消化管障害についてのガイドラインが作成されており、病態解明やよりよき治療戦略の啓発が行われている。ガットフレイルという言葉も提唱されるようになり、胃腸の不調が様々な疾患の誘因になっている可能性が示唆され、便秘症もそのなかで重要な疾患概念の一つと考えられている。

本稿では2021年Journal of Neurogastroenterol of Motilityに掲載された論文の日本人の慢性便秘患者を対象としたインターネット調査より睡眠の質と症状の重症度とQOLの関連性の一部の結果につき解説し、機能性胃腸症やガットフレイルの観点から考察する。機能性胃腸障害（FGID）は消化器内科診療においてとても一般的に診療がなされ[1)]持続的かつ反復する胃腸症状を特徴とする。現在、Rome IV基準で定められているFGIDには、過敏性腸症候群（IBS）、機能性便秘（FC）または下痢、機能性嘔吐、機能性ディスペプシア、機能性腹痛が含まれる[2), 3)]。慢性便秘症は、排便回数の減少、いきみ、硬便、閉塞感、不完全排便などの症状が数カ月にわたって持続する疾患である[1)]。日本のガイドライン（慢性便秘症診療ガイドライン2017[4)]や便通異常症診療ガイドライン2023[5)]およびRome IV基準[1), 2)]では、便秘優位型のIBS（IBS–C）とFCを含む疾患とされている。日本での慢性便秘症の有病率は6.1～28.0％と推定されており[6), 7)]、大きな社会経済的負担を伴う重大な医療問題である。便秘はQOL（生活の質）を著しく低下させることが欧米の集団における研究で示されているが[8), 9)]、日本人での研究はほとんどない。QOLの低下に加え、便秘と睡眠障害は互いに関連し、また生活習慣の要因とも関連しているという仮説を立てた。すでに報告されている日本人の便秘の実態を調べるインターネット調査[10)]のデータを用いて、慢性便秘と睡眠、生活習慣要因の関連を調べた。

本研究のデザイン

■背景とねらい

慢性便秘症と生活習慣因子は密接に関連していると報告されており、そのなかでも慢性便秘症と睡眠がどのように関連しているかを解き明かすことを目的とした。

■研究デザインと参加者

2016年10月８日から2016年10月11日にかけて、楽天インサイト株式会社が実施したインターネットによる事前アンケートに、同意のある日本の成人10,000人が楽天のポータルサイトを通じて回答した。この事前アンケートは、参加者１万人それぞれの年齢、性別、往歴、除外基準の有無、便秘の自覚度などの背景を確認するために実施された。除外基準を満たした参加者、または分析に十分な情報を提供しなかった参加者を除外した結果、9523人の参加者が対象となった。このうち、「あなたは便秘だと思いますか」という質問に対する回答に基づき、強くそう思わないから強くそう思うまでの５段階のリッカート尺度で回答したところ、4908人のパネリストが便秘を経験することに強くまたは中等度に同意しており（図１）、本調査に進むのに適していると判断された。総務省統計局のデータ（2014年10月１日、http://www.stat.go.jp/data/jinsui/2014np/）に基づく都道府県、性別、年齢の日本の人口統計学的分布に一致させるため、対象者4908人から3000人を無作為に抽出し本調査を実施した。便秘の参加者3000人のうち、262人が機能性便秘のRome III診断基準を満たした[11]。生活習慣の評価には日本版健康生活指数を用いた（日本版健康生活指数を用いた有効生活習慣病指導システム：https://drive.google.com/file/d/1zLVHUNVsIVIfs4lBcbr4qFPtkaIEhKhP/view）。

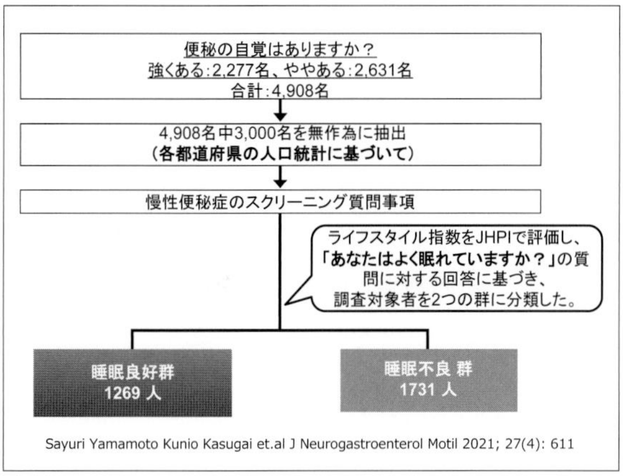

Sayuri Yamamoto Kunio Kasugai et.al J Neurogastroenterol Motil 2021; 27(4): 611

図１　研究デザインの概要と参加者の流れ（JHPI：Japanese Health Practice Indexの略）

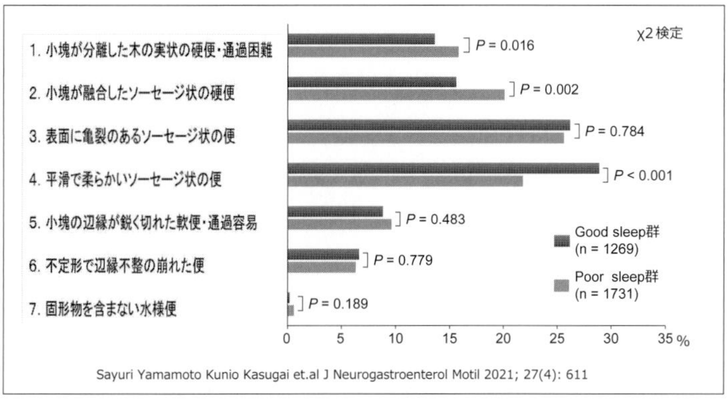

Sayuri Yamamoto Kunio Kasugai et.al J Neurogastroenterol Motil 2021; 27(4): 611

図２　睡眠別各群におけるブリストル便形状スケール

■評価項目

便の形態と睡眠グループとの相関を評価した。便はBristol stool form scale（BSFS）[11]に従って１から７まで分類し、タイプ１と２は便秘、タイプ３、４、５は正常便、タイプ６と７は下痢を示す。

■結果

BSFSの結果によると、BSFSタイプ４（正常便）の参加者の割合は、睡眠良好群で有意に高かった（P< 0.001）（図２）。逆に、BSFSタイプ１または２（塊状便）は睡眠不良と関連していた（それぞれP= 0.016、P= 0.002）。

■参加者の特徴

ベースラインの特徴を表示する。睡眠良好群は男性595人（46.9%）、女性674人（53.1%）であった。睡眠不良群では、男性が女性より有意に多かった（P< 0.003）：男性908人（52.5%）、女性823人（47.5%）であった。快眠群と睡眠不足群の平均年齢±SDは、それぞれ47.4±14.0歳と45.2±12.8歳で、快眠群の方が有意に高かった（P< 0.001）。BMIは群間で有意差はなかった。

考察

これまでに、日本人患者における便秘と睡眠の関係について発表された報告は稀で、エビデンスレベルも高いとは言えない。本研究では、日本人の便秘調査参加者3000人を対象に、睡眠良好群と睡眠不良群の違いを調査した。調査参加者の約半数が睡眠に問題があると回答した。この結果は、便秘と睡眠の関連を検討した米国での過去の調査データと一致しており、睡眠スコアは胃腸症状スコアと有意な相関が認められた（$P < 0.001$）[12]。同様に、日本で以前に行われた大規模なインターネット調査でも、何らかのFGID患者は対照群と比較して有意に睡眠時間が短いことが報告されている（$P < 0.01$）[13]。IBS患者の睡眠時間も比較的短いことが示されており、一晩の睡眠の質と朝のIBS症状との間には有意な相関関係があることが報告されている（$P < 0.001$）[14]。

便秘と睡眠との関係には、潜在的な関連性がある。

また、シフトワーカーや時差のある旅行者など、生体リズムが乱れている人ほど消化器症状が高頻度に現れることはよく知られている[15]。重要なことに、この関連は双方向的である。消化管運動の異常は急速眼球運動睡眠障害の原因となり得、逆にIBSなどの消化器疾患は不眠症の二次的な原因となり得る[16]。

この解析の重要な発見は、正常便（BSFSタイプ4）人で、睡眠不良群が睡眠良好群と比較して有意に低かったことである。残念ながら、睡眠という特殊な状況において便形態を評価した過去の報告は見つけることができなかった。しかし、最近発表された報告では、BSFSタイプ4（正常便の形）は、便秘患者のQOL改善にとって重要である[17]。したがって、これらの結果の臨床的意義はまだ解明されておらず、さらなる研究が必要である。とはいえ、便秘患者が睡眠障害を訴えている場合には、睡眠の質を改善するために、臨床医が患者の便秘症状を管理することが重要であることは推測できる。全体として、本研究で得られた結果は、慢性便秘の成人中国人患者126人を対象とした分析で得られた結果と非常に類似している[18]。この分析では、睡眠障害（PSQIに従って定義）を有する患者は、正常な睡眠を有する患者と比較して、不完全排便、閉塞、便秘症状の割合が高かった。中国での分析では、睡眠不足は有意に高いレベルの心配や不安とも関連しており、睡眠障害、うつ病、不安はすべて便秘の重症度と正の相関があることがわかった。しかし、興味深いことに、われわれの調査で週3回未満の排便の患者では、睡眠グループ間に有意差はみられなかった。このことは、排便の頻度が低くても、それだけでストレスや精神衛生のレベルに影響を及ぼし、その結果、睡眠に悪影響を及ぼすには十分ではないことを示唆している。

日本の生活習慣と健康に関する全国調査によると（2013年生活習慣病実態調査：https://www.mhlw.go.jp/toukei/saikin/hw/k-tyosa/k-tyosa13/dl/16.pdf）、日本における便秘の有病率は２～５％程度であり、他の公表データでは６～28％と高いことが示されている[6, 7]。しかし、患者は便秘を病気として認識しているとは限らず、医師も便秘を病気として認識しているとは限らない。これらの結果は、欧米の集団で得られたものと同様であり[19]、症状を軽減し、患者の満足度を向上させ、慢性便秘症やその他のFGIDの社会経済的負担を軽減するためには、新たな管理経路とより効果的な治療法が必要であると考えられる。本研究のリミテーションは、本調査が自己回答型のインターネット調査に基づいているため、信頼性の低いデータを得る可能性は否定できない。しかし、調査身元が確認された登録回答者を使用することで、この限界を克服しようと試みた。さらに、参加者プールは一般的な日本人のプロフィールに合うように設計されており（生活実態総合調査2017年総括報告書：https://www.mhlw.go.jp/toukei/saikin/hw/k-tyosa/k-tyosa17/dl/10.pdf）、現実の慢性便秘症患者へのデータであると判断している。

ガットフレイルという概念が提唱されている。本稿では詳細に記していないが、本研究では、便秘の自覚と睡眠およびQOLと生活習慣の関連性に多くエビデンスが示された。詳しくはInternet survey of Japanese patients with chronic constipation: Focus on correlations between sleep quality, symptom severity, and quality of life. JNeurogastroenterol Motil, Vol. 27 No. 4 October, 2021 pISSN: 2093-0879 eISSN: 2093-0887 https://doi.org/10.5056/jnm20135 を読んでいただきたい。

この結果はガットフレイルと便秘の大きな関連性が考えられる。今後、腸内細菌を含む胃腸を含む多くの症状とガットフレイルの関連性のエビデンスの構築が望まれる。

まとめ

本研究の結果より、睡眠障害、QOLと生活習慣と便秘が関連しているとことが明らかになった。そのため、人々の幸福度とQOLを改善するために、便秘と各パラメーターに焦点を当てた多因子治療戦略が必要である。

〈参考文献〉

1）Drossman DA, Tack J, Ford AC, Szigethy E, Törnblom H, Van Oudenhove L: Neuromodulators for Functional Gastrointestinal Disorders（Disorders of Gut-Brain Interaction）: A Rome Foundation Working Team Report. Gastroenterology 2018, 154(4): 1140-1171.e1141.

2）Stanghellini V, Chan FK, Hasler WL, Malagelada JR, Suzuki H, Tack J, Talley NJ: Gastroduodenal Disorders. Gastroenterology 2016, 150(6): 1380-1392.

3）Mearin F, Lacy BE, Chang L, Chey WD, Lembo AJ, Simren M, Spiller R: Bowel Disorders. Gastroenterology 2016

4）慢性便秘症診療ガイドライン2017. 東京：株式会社南江堂.

5）日本消化管学会：便通異常診療ガイドライン2023－慢性便秘症. 東京：南江堂；2023

6）Tamura A, Tomita T, Oshima T, Toyoshima F, Yamasaki T, Okugawa T, Kondo T, Kono T, Tozawa K, Ikehara H et al: Prevalence and Self-recognition of Chronic Constipation: Results of an Internet Survey. J Neurogastroenterol Motil 2016, 22(4): 677-685.

7）Ono M, Kato M, Miyamoto S, Tsuda M, Mizushima T, Ono S, Nakagawa M, Mabe K, Nakagawa S, Muto S et al: Multicenter observational study on functional bowel disorders diagnosed using Rome III diagnostic criteria in Japan. J Gastroenterol 2018, 53(8): 916-923.

8）Brochard C, Chambaz M, Ropert A, l'Héritier AM, Wallenhorst T, Bouguen G, Siproudhis L: Quality of life in 1870 patients with constipation and/or fecal incontinence: Constipation should not be underestimated. Clin Res Hepatol Gastroenterol 2019, 43(6): 682-687.

9）Dennison C, Prasad M, Lloyd A, Bhattacharyya SK, Dhawan R, Coyne K: The health-related quality of life and economic burden of constipation. PharmacoEconomics 2005, 23(5): 461-476.

10) Kawamura Y, Yamamoto S, Funaki Y, Ohashi W, Yamamoto K, Ozeki T, Yamaguchi Y, Tamura Y, Izawa S, Hijikata Y et al: Internet survey on the actual situation of constipation in the Japanese population under 70 years old: focus on functional constipation and constipation-predominant irritable bowel syndrome. J Gastroenterol 2020, 55(1): 27-38.

11) Lewis SJ, Heaton KW: Stool form scale as a useful guide to intestinal transit time. Scand J Gastroenterol 1997, 32(9): 920-924.

12) Cremonini F, Camilleri M, Zinsmeister AR, Herrick LM, Beebe T, Talley NJ: Sleep disturbances are linked to both upper and lower gastrointestinal symptoms in the general population. Neurogastroenterol Motil 2009, 21(2): 128-135.

13) Miwa H: Life style in persons with functional gastrointestinal disorders--large-scale internet survey of lifestyle in Japan. Neurogastroenterol Motil 2012, 24(5): 464-471, e217.

14) Goldsmith G, Levin JS: Effect of sleep quality on symptoms of irritable bowel syndrome. Dig Dis Sci 1993, 38(10): 1809-1814.

15) Hoogerwerf WA: Role of clock genes in gastrointestinal motility. Am J Physiol Gastrointest Liver Physiol 2010, 299(3): G549-555.

16) Jarrett M, Heitkemper M, Cain KC, Burr RL, Hertig V: Sleep disturbance influences gastrointestinal symptoms in women with irritable bowel syndrome. Dig Dis Sci 2000, 45(5): 952-959.

17) Ohkubo H, Yoshihara T, Misawa N, Ashikari K, Fuyuki A, Matsuura T, Higurashi T, Imajo K, Hosono K, Yoneda M et al: Relationship between Stool Form and Quality of Life in Patients with Chronic Constipation: An Internet Questionnaire Survey. Digestion 2021, 102(2): 147-154.

18) Jiang Y, Tang YR, Xie C, Yu T, Xiong WJ, Lin L: Influence of sleep disorders on somatic symptoms, mental health, and quality of life in patients with chronic constipation. Medicine (Baltimore) 2017, 96(7): e6093.

19) Quigley EMM, Horn J, Kissous-Hunt M, Crozier RA, Harris LA: Better Understanding and Recognition of the Disconnects, Experiences, and Needs of Patients with Irritable Bowel Syndrome with Constipation (BURDEN IBS-C) Study: Results of an Online Questionnaire. Adv Ther. 2018, 35(7): 967-980.

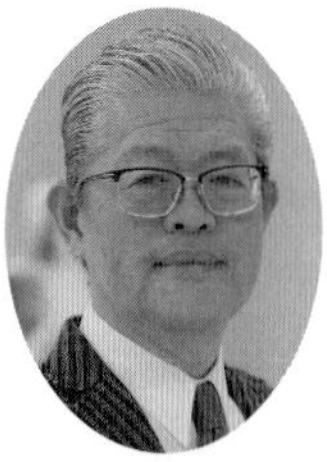

フレイルおよびガットフレイルに対する鍼灸治療の方法と位置づけ

新潟医療福祉大学 リハビリテーション学部 鍼灸健康学科　江川 雅人（えがわ まさと）　Masato EGAWA

The Method and Positioning of Acupuncture and Moxibustion for Frailty and Gut Frailty

フレイルとは加齢に伴う全身の虚弱化を示し、健康と要支援・要介護との中間にあり、同時に適切な介入や支援により健康な状態に復することもできる状態である。フレイルは「身体的」「精神・心理的」「社会的」フレイルに分類される。ガットフレイルは胃腸の虚弱化を示す新しい概念であり、その診断基準は未だ定められてはいないが、その対象は全世代であり、さまざまな病態の発症や進展に関与していると考えられている。フレイルに対する鍼灸治療は、施術直後の身体機能や精神・心理機能の向上からフレイル予防としての効果が予想される。ガットフレイルに対する鍼灸治療はその評価基準などを待って効果が示されると期待されるが、便秘を中心とした消化器症状に対して鍼灸治療が効果を示すことはガットフレイルに対するフレイル予防の効果を持つものと考えられる。

はじめに

フレイルの早期発見と適切な対処によるフレイル予防は高齢者医療における最重点の一つと考えられる。近年になりフレイルは、加齢に伴い視覚機能の低下したアイフレイルや、皮膚の脆弱化を示したスキンフレイルなど、細分化されて提唱されている。その一つに胃腸の虚弱化を示すガットフレイルがあり、日本ガットフレイル会議は2023年６月に設立された。

本稿では、改めてフレイルついて鍼灸治療の効果を説明するとともに、ガットフレイルの概説とガットフレイルに対する鍼灸治療の可能性について述べることとする。

フレイルとは

１）定義・概念と原因

フレイル（Frailty）は、本邦では2014年に日本老年医学会で提唱された概念であり「加齢とともに運動機能や認知機能等が低下し、健康と要支援・要介護の中間にある状態」である。また、「フレイルでは適切な介入や支援により、健康な状態を維持できる状態」と考えられている（図１）[1, 2]。

フレイルの原因は、加齢に伴う筋力の低下、低栄養や体重減少、歩行機能の低下などの身体機能の低下、うつ状態を含めた認知機能の低下、社会交流機会の減少や配偶者との死別など家族構成の変化などが挙げられる。また、こうした

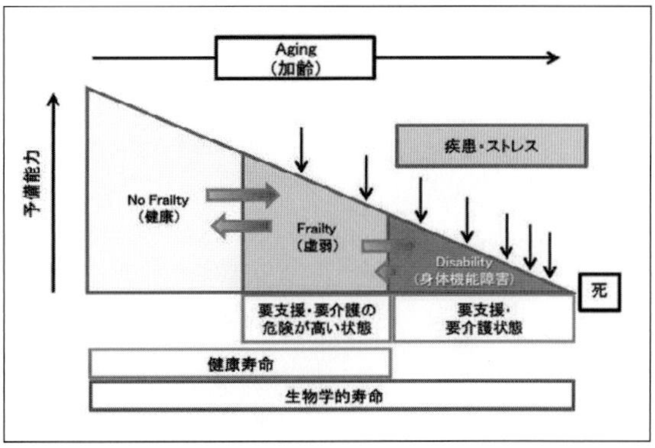

図１　フレイル[2)]
「加齢とともに運動機能や認知機能等が低下し、健康と要支援・要介護の中間にある状態」で「適切な介入や支援により、健康な状態を維持できる状態」。

種々の原因が連携し、要支援・要介護へと導く悪循環である「フレイルサイクル」（図２）[2]も指摘されている。フレイルサイクルにおいては特に低栄養とサルコペニア（筋肉量の減少と筋力の低下）が病像の中心であると考えられている。

また、フレイルはその多面性から包括的に捉える必要が唱えられている。すなわちフレイルは運動機能や視聴覚能力の低下などの「身体的フレイル」、認知機能の低下や気分障害を含む「精神・心理的フレイル」、独り暮らしや社会からの隔離などの「社会的フレイル」などの側面を持ち、さらに図３に示すように各々のフレイルが歯車の如く連動し進展する特徴を持つ[3]。したがって、フレイルの理解と介入のためには各々の面からの評価と包括的な理解が必要である。

２）診断と評価

日本版CHS基準（J-CHS）（表１）[4]は我が国における代表的なフレイル診断法と位置付けられており、①体重減少、②筋力低下、③疲労感、④歩行速度の低下、⑤身体活動の低下、の５つの徴候を対象として、３つ以上に該当する場合をフレイル、１～２つに該当する場合をプレフレイル、いずれにも該当しない場合をロバスト（健常）と判断している。診断のための対象徴候からも分かるようにJ-CHSは身体的の兆候からフレイルを判断するものである。

一方、厚生労働省研究班が示した基本チェックリスト（KCL）（表２）[5]は、日常生活関連動作５項目、運動器の機能５項目、低栄養状態２項目、口腔機能３項目、閉じこもり２項目、認知機能３項目、抑うつ気分５項目の合計25項目から構成され、心身の機能や生活状態を含めた問診表であり、フレイルを判断、評価できる。J-CHS基準との相関性も認められており、フ

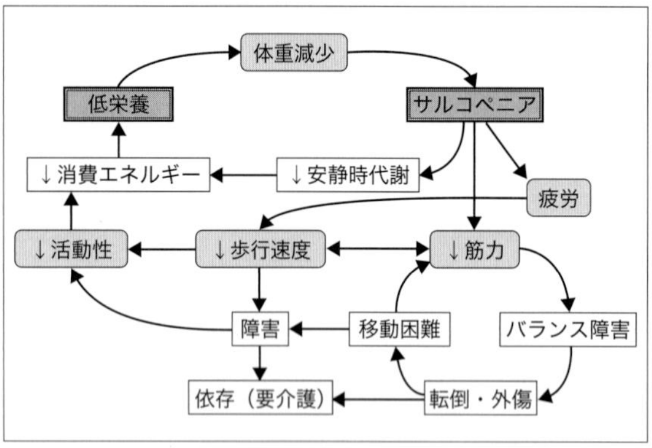

図２　フレイルサイクル[2]
フレイルの原因となる種々の原因が連携し、要介護・要支援へと導く悪循環。フレイルサイクルにおいては特に低栄養とサルコペニア（筋肉量の減少と筋力の低下）が病像の中心であると考えられている。

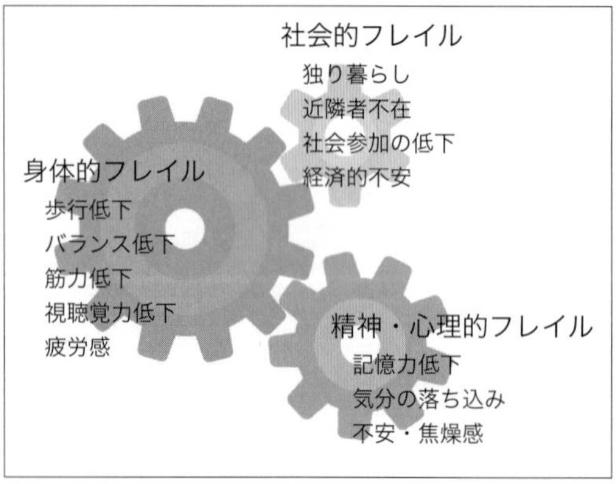

図３　フレイルの多面性[3]
身体的フレイル、精神・心理的フレイル、社会的フレイルは各々歯車のように連動し、影響し合う。

表１　2020年改定　日本版CHS基準（J-CHS基準）[4]

項　目	評価基準
体重減少	６か月で、２kg以上の（意図しない）体重減少
筋力低下	握力：男性＜28kg、女性＜18kg
疲 労 感	（ここ２週間）わけもなく疲れたような感じがする
歩行速度の低下	通常歩行速度＜1.0m／秒
身体活動の低下	1. 軽い運動・体操をしていますか？
	2. 定期的な運動・スポーツをしていますか？
	上記の２つのいずれも「週に１回もしていない」と回答

[判定基準]
３項目以上に該当：フレイル、１～２項目に該当：プレフレイル、該当なし：ロバスト（健常）

レイルでは７点と８点の間、プレフレイルは３点と４点の間が適切と考えられている[5)]。

３）フレイルの頻度

上記のフレイル診断に基づいた調査によれば、フレイルの有症率は、地域高齢者（65歳以上）の11.5%（予備群が32.8%）と報告されており、65-69歳では5.6%、70-74歳では7.2%、75-79歳では16.0%、80歳以上では34.9%と、年齢が上がるにしたがって有症率も増加している[6)]。また男性に比較して女性に多く、慢性疾患で外来通院中の高齢者や施設入所者におけるフレイルの割合は、地域在住高齢者における割合よりも高いと報告されている[7)]。ちなみに筆者らは鍼灸院に来院する高齢者にも、特に前期高齢者においては地域高齢者に比してフレイルの割合が高いことを報告している（後述）[8)]。

４）フレイル予防のための介入と治療

フレイルとは加齢に伴う虚弱化により生ずるが、同時に適切な介入や治療により健康状態に回復する可能性も有している状態である。健康状態を維持してフレイルへの進展を防ぐことも、フレイルの状態に介入して健康状態に復することも、いずれもフレイル予防と呼んで差し支えない。フレイル予防のための介入や治療は「栄養・口腔機能」「運動」「社会参加」が３本柱となる[9)]。

栄養と口腔機能については、タンパク質を摂取しながらバランスの良い食事を心がける。また、咀嚼や嚥下の機能を維持してオーラルフレイルと呼ばれる口腔機能の低下を予防することが重要であり、定期的な歯科・口腔外科の受診が有効である。

表２　基本チェックリスト[5)]

基本チェックリスト総合点のカットオフ値では、フレイルでは７点と８点の間，プレフレイルは３点と４点の間が適切と考えられている。

基本チェックリスト　　実施日　年　月　日

氏名＿＿＿＿＿＿＿＿様　　実施者

No.	質問事項	回答（いずれかに○）	
1	バスや電車で1人で外出していますか	0．はい	1．いいえ
2	日用品の買い物をしていますか	0．はい	1．いいえ
3	預貯金の出し入れをしていますか	0．はい	1．いいえ
4	友人の家を訪ねていますか	0．はい	1．いいえ
5	家族や友人の相談にのっていますか	0．はい	1．いいえ
6	階段を手すりや壁をつたわらずに昇っていますか	0．はい	1．いいえ
7	椅子に座った状態から何もつかまらずに立ち上がっていますか	0．はい	1．いいえ
8	15分くらい続けて歩いていますか	0．はい	1．いいえ
9	この1年間に転んだことがありますか	1．はい	0．いいえ
10	転倒に対する不安は大きいですか	1．はい	0．いいえ
11	6カ月間で2～3kg以上の体重減少がありましたか	1．はい	0．いいえ
12	身長　cm，体重　kg（BMI=　）（注）		
13	半年前に比べて固いものが食べにくくなりましたか	1．はい	0．いいえ
14	お茶や汁物等でむせることがありますか	1．はい	0．いいえ
15	口の渇きが気になりますか	1．はい	0．いいえ
16	週に1回以上は外出していますか	0．はい	1．いいえ
17	昨年と比べて外出の回数が減っていますか	1．はい	0．いいえ
18	周りの人から「いつも同じことを聞く」などのもの忘れがあると言われますか	1．はい	0．いいえ
19	自分で電話番号を調べて，電話をかけることをしていますか	0．はい	1．いいえ
20	今日が何月何日かわからない時がありますか	1．はい	0．いいえ
21	（ここ2週間）毎日の生活に充実感がない	1．はい	0．いいえ
22	（ここ2週間）これまで楽しんでやれていたことが楽しめなくなった	1．はい	0．いいえ
23	（ここ2週間）以前は楽にできていたことが今ではおっくうに感じられる	1．はい	0．いいえ
24	（ここ2週間）自分が役に立つ人間だと思えない	1．はい	0．いいえ
25	（ここ2週間）わけもなく疲れたような感じがする	1．はい	0．いいえ

（注）BMI＝体重（kg）÷身長（m）が18.5未満の場合に該当とする．

基本チェックリストの構成
- #1-5：日常生活関連動作
- #6-10：運動器の機能
- #11-12：低栄養状態
- #13-15：口腔機能
- #16-17：閉じこもり
- #18-20：認知機能
- #21-25：抑うつ気分

運動は、有酸素運動であるウォーキングが勧められており、速歩きとゆっくり歩きを繰り返すインターバル速歩が有効である。スクワットや腕立て伏せに代表されるレジスタンス運動では筋力向上を目指すことができる。肥満や関節痛などを伴う場合は、プール内での運動に代表されるアクアエクササイズが有効である。

社会参加は「積極的に社会参加の機会を持ち、他人と交流すること」「生きがいや、社会における役割を見出すこと」が必要である。日頃からいろいろなことに興味や関心を持ち、積極的に参画し、人や仲間との関係を保つことが重要である。

ガットフレイル

1）定義・概念

ガットフレイルとは「胃腸の働きの虚弱化」を示す新しい概念であり、ガット（Gut＝胃腸）とフレイル（Frailty＝虚弱）を合わせて作られた用語である。日本ガットフレイル会議（理事長：京都府立医科大学大学院医学研究科生体免疫栄養学講座 内藤裕二教授）は2023年６月に設立された。フレイルが加齢に伴う高齢者を中心とした虚弱化を指すのに対して、ガットフレイルは新生児や働き盛りの年齢層をも含めて、ガットの視点からWell-being（体・心・社会生活の健やかさ）を目指すための概念と考えられている[10]。

ガットフレイルはさまざまな疾患の先行要因や悪化要因となっていることが指摘され、老化の基盤でもある慢性炎症の基礎を形成していると考えられている。例えばパーキンソン病は高齢者疾患の一つであり、振戦、筋強剛、動作緩慢といった運動症状を主体とするが、便秘は高頻度に認められる症状である[11]。パーキンソン病においては腸内細菌叢の異常が指摘されており、また、病態であるα－シヌクレインの脳内沈着については、凝集体が腸管から迷走神経を上行し、脳内に移行する可能性が指摘されている[12]。

また、慢性の便秘は患者のQOLを低下させると同時に労働生産性を低下させ、その損失額は年間122万円にも達すると試算されている[13]。その他にも便秘は生存率、慢性腎臓病、急性心筋梗塞、認知症などとの関連性が示されており[14]、すなわち、ガットフレイルはあらゆる年代層の健康や慢性炎症を含めたさまざまな病態の発症や進展に関与すると考えられている。

2）要因と診断

ガットフレイルの診断基準は現在においては定められていない。ガットフレイルと判断しうる重要な症状として、①胃痛・胃もたれ症状、②便秘・下痢などの便通症状、③腹痛・腹部膨満感、④ストレス関連症状、⑤食欲低下・体重減少、が挙げられている（表３）[15]。

ガットフレイルと考えられる患者のQOLを評価するために有効と考えられているのは「出雲スケール」である。その内容は、胸やけ、胃痛、胃もたれ、便秘、下痢の５つの消化器症状に対し、「全く困らなかった」「あまり困らなかった」「少し困った」「困った」「かなり困った」「がまんできないくらい困った」の６段階のなかから回答を選択するものである[16]。

表３　ガットフレイルと判断される重要な症状[15]

①胃痛・胃もたれ症状
②便秘・下痢などの便通症状
③腹痛・腹部膨満感
④ストレス関連症状
⑤食欲低下・体重減少

3）ガットフレイルへの対策[17)]

ガットフレイルへの対策は、良好な腸内環境を形成して維持することであり、便秘に対する予防と対策となる生活習慣を促すことが中心である。

①朝食を摂り、水分摂取を心がける

朝食を摂ることは起床時の低血糖状態をbreakし、腸管を刺激して良好な腸管運動による排便を促すことにつながる。朝食時には十分な水分補給も行い、睡眠中に失われた水分を補給して体内の水分バランスを正常化するとともに、腸管を刺激して排便を促す。日常的な水分摂取は便を柔らかく保つ効果もある。

②腸内環境を整える食習慣をもつ

納豆、味噌、キムチ、ヨーグルトなどの発酵食品は腸に有効な効果をもたらす微生物プロバイオティクス（善玉菌）を活性化する働きがあり、腸内環境を整える。イモ類や海藻などの水溶性食物繊維は腸内細菌の栄養源となってプロバイオティクスの増加につながる。豆類やきのこ類などの不溶性食物繊維は便の容積を増やして腸を刺激して便秘の予防につながる。

③排便習慣を身につける

起床後や朝食後など、決まった時間に排便の習慣をつける。便意がなくとも便座に座ることで次第に排便の習慣が身に付くようになる。また、便意を感じたなら、我慢せずに直ちに排泄することが望ましい。

④運動と休息と睡眠の習慣をもつ

運動は空腹状態をつくり、良好な消化と吸収につながる。また運動は腸管を刺激して排便を促す働きもある。運動はウォーキング、階段の利用、セルフストレッチなどで可能である。運動と休息の繰り返しや、十分に睡眠を確保することは自律神経機能の活動を正常化して消化管運動を正常に保つ。

フレイルに対する鍼灸治療の効果

1）フレイルに対する鍼灸治療

鍼灸治療は、加齢に伴うさまざまな身体症状に対して臨床効果を示すことは周知の事実である。退行性変性疾患である変形性膝関節症や変形性腰椎症、または脊柱管狭窄症などに対する鍼灸治療の臨床効果は多数報告されており、すなわち「身体的フレイル」状態における疼痛や機能障害の改善はフレイル予防として位置付けられる。また、高齢者うつ状態や認知機能の低下に対する鍼灸治療の効果も報告[18)]が見られ、「精神・心理的フレイル」に対する鍼灸治療の効果も期待できる。「社会的フレイル」における鍼灸治療の効果は明瞭に示されてはいないが、鍼灸治療を介した患者―治療者関係の維持継続は社会的フレイルの予防に効果を示しているのではないかと考察できる。すなわち鍼灸治療に訪れる高齢者は、症状の軽減のみならず、その予防を目的として定期的に外出して受療することがあり、これが高齢者の社会参加を促していると予測できる。

［自験例１］鍼灸院受療高齢者のフレイル状態調査］

筆者らは、鍼灸院に来院した高齢者89名（M/F：32/57、77.0±7.5歳）のフレイル状態について調査した[8)]。その結果、フレイル21名、プレフレイル33名でフレイル率は23.6%、年代別フレイル率は65～69歳 25.0%、70～74歳 13.0%、75～79歳 16.7%、80歳以上では33.3%であった（図４）。したがって鍼灸院に来院する高齢者は、特に前期高齢者（65～75歳）において地域高齢者に比べてフレイル率が高いと考えられる。鍼灸院に来院するには、肩こり、腰痛、膝痛などの症状を有する場合が多いことから、フレイル率が高いことは当然の結果とも考

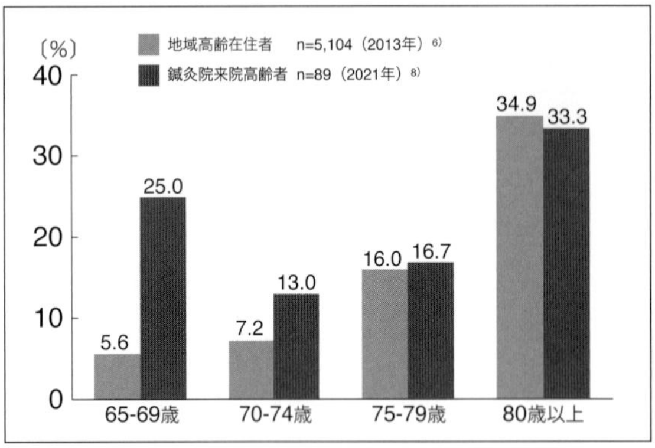

図4　地域高齢者と鍼灸院来院高齢者のフレイル率の比較

地域高齢者の報告と比較して、特に前期高齢者では鍼灸院に来院するフレイルの割合は高い。鍼灸治療は要支援・要介護の予防に位置づけられている。

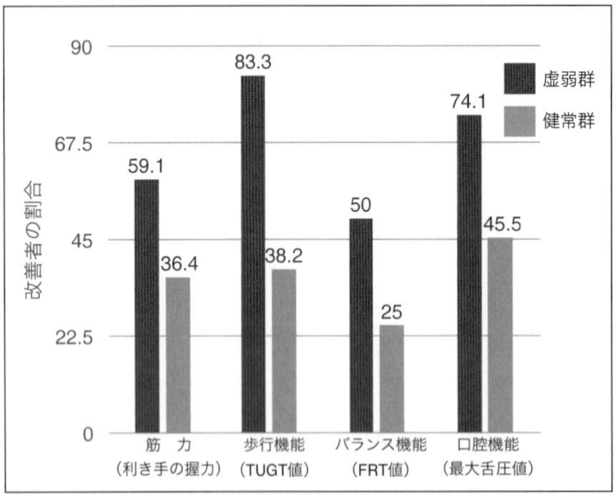

図5　鍼灸治療後に機能が向上した対象者の割合[8)]

各機能の変化は、各々の因子の虚弱群において改善を示す症例の割合が高かった。

えられるが、フレイル状態が「要支援・要介護の前段階」の状態と考えるならば、鍼灸師は治療をフレイル予防として意識する必要があろう。鍼灸治療期間の前後でフレイルの評価や症状の変化との関連性を示すことでフレイル予防の鍼灸を示すことが可能である。

［自験例２］鍼灸治療後のフレイル因子の変化

筆者らは、単回の鍼灸施術によるフレイル因子：筋力（利き手の握力）、歩行機能（Timed Up and Go test）、バランス機能（FRT値）、口腔機能（最大舌圧値）の変化を測定した。その結果、鍼灸治療後には各々の因子の虚弱群において改善を示す症例の割合が高かった（図５）[8)]。

こうした変化は身体症状の有無とは関連せず、鍼灸治療が身体の各機能を、特に虚弱に陥った場合に回復させる可能性を示唆しており「身体的フレイル」の予防における鍼灸治療の効果を示していると思われる。

［自験例３］健常高齢者への温灸施術後の情報処理能力の変化

一方、「精神・心理的フレイル」に対しては、筆者らは健常な地域高齢者11例（68.3±10.3歳）を対象に単回の温灸施術を行い、施術前後の精神機能を、集中度としての情報処理能力の指標として用いられている100マステスト[19)]の正答数を指標に評価した。治療穴は両側の合谷穴、腎兪穴、足三里穴とした。その結果、正答数の増加傾向（47.2→49.5）が認められ（健常若年者65.0→63.5）、精神機能の向上がうかがわれた[20)]。温灸施術が「精神・心理的フレイル」予防として効果がある可能性を示したものである。

２）ガットフレイルに対する鍼灸治療として－特に便秘について－

ガットフレイルは、その診断と評価の基準が定められておらず、ガットフレイルを対象とした鍼灸治療の効果についての報告は今後に期待されるところである。しかしさまざまな消化器症状に対して鍼灸治療の効果が見られることはガットフレイルに対しても鍼灸治療が有効であることを示していると考えられる。

特に便秘はガットフレイルにおける中心的な症状の一つであり、鍼灸臨床でも広く対象となっている症状の一つである。機能性便秘に対する鍼灸治療の方法はいくつかの成書[21)]にも記述されている。特に機能性便秘のうち、高齢者に多く見られる弛緩性便秘や直腸性便秘、ストレスが原因となる痙攣性便秘などに対しては、日常生活の指導なども含めて鍼灸治療を行うことは有効と考えられる（表4）。また近年ではその治効機序についても深く研究が行われており[22]、便秘に対する鍼灸治療を通してガットフレイルに対する鍼灸治療を位置付けることは可能であろう。

また、機能性ディスペプシア（FD）とは器質的疾患がないにもかかわらず胃を中心とした上部消化管症状を慢性的に訴える疾患であり[23]、ガットフレイルを形成する一つと考えられる。FDは過去には慢性胃炎との診断の下に治療が行われてきたが、その成因として胃十二指腸運動機能の異常、胃酸や脂肪に対する知覚過敏、ピロリ菌への感染、遺伝的素因、ストレス、消化管ホルモンの関与などが複合し多彩であるために時に西洋医学的治療にも抵抗を示してきた。このFDに対して鍼灸治療は自律神経を介して、あるいはストレスにより誘発されるFDを緩和するなど臨床効果を示すことが報告[24]されており、ガットフレイルに対する鍼灸治療の一つとして期待される。

ガットフレイルに対しては、その判定・診断基準が明確になれば、鍼灸治療の有効性や適応範囲も明らかになろう。

まとめ

現在では高齢者医療における最重点となっているフレイルとフレイル予防について改めて記述した。また近年になり提唱されたガットフレイルについても紹介した。鍼灸治療の応用とその臨床効果については今後とも繰り返し報告され、そのエビデンスも強くなるであろう。ガットフレイルについてはその判断基準や評価方法が定まれば、鍼灸治療の応用と評価も定められるであろう。今後の成果を待ちたい。

もとより「未病治」を治療の在り方とする鍼灸にとって、フレイル予防は最も適した領域ではないかと思われる。フレイル予防としての位置付けによって現代医療の中で鍼灸医学の意義が示されることも期待される。

〈参考文献〉

1）荒井秀典：フレイルの意義．日本老年医学会雑誌，51: 497-501, 2014
2）佐竹昭介：虚弱（フレイル）の評価を診療の中に．長寿医療研究センター病院レター，49: 1-3, 2014
3）荒井秀典：フレイル・サルコペニア．日本内科学会雑誌，107: 2444-2450, 2018
4）国立長寿医療研究センター 2020年改定 日本版 CHS基準（J-CHS 基準）
https://www.ncgg.go.jp/ri/lab/cgss/department/frailty/documents/J-CHS2020.pdf

表4　機能性便秘の病態・特徴と鍼灸治療[21]

	病態・特徴	鍼灸施術のポイント	代表的な配穴	刺激法
弛緩性便秘	腸の蠕動運動の低下により腸内容物が停滞して生じる便秘。高齢者に多い。運動不足や朝食を摂らない習慣の便秘も当てはまる。	大腸と関連する脊髄分節にあたる経穴や反応点を治療に用い、主に腰殿部や腹部に配穴する。また、腸管運動を妨げる体幹の前屈の改善を目指して背腰部の治療点を用いる。	天枢、大巨、腹結、腎兪、大腸兪	補法で行う。太さ0.16～0.18mm鍼により5～10mm程度刺入し、10～20分間程度の置鍼術を行う。あるいは心地よい程度の温灸を行う。
痙攣性便秘	S上結腸を中心とする下部結腸の痙攣（運動リズムの消失）により直腸までの糞便の輸送が障害された状態。兎糞状の便となる。ストレスを原因とすることが多い。	心身のリラクゼーションを目的として腰腹部以外の全身的な施術を行う。	百会、太陽、内関、合谷、太衝、心兪、肝兪	補法で行う。太さ0.16～0.18mm鍼により5～10mm程度刺入し、10～20分間程度の置鍼術を行う。
直腸性便秘	便が直腸に送られても直腸反射が起こらず便意を感じない状態。便意を我慢する人や女性に多い。	直腸と関連する脊髄分節にあたる経穴や反応点を治療点に用いる。	仙骨上の反応（圧痛）点、上髎、次髎、中髎、下髎	補法で行う。太さ0.16～0.18mm鍼により5～10mm程度刺入し、10～20分間程度の置鍼術を行う。あるいは心地よい程度の温灸を行う。

（文献21から作表した）

5）佐竹昭介：老年医学の展望　基本チェックリストとフレイル．日本老年医学会雑誌，55: 319-328, 2018

6）鈴木隆雄：フレイルの臨床的・社会的意義を考える．日本老年医学会雑誌，52: 329-335, 2015

7）日本サルコペニア・フレイル学会ホームページ，フレイル診療ガイド
http://jssf.umin.jp/clinical_guide.html

8）佐竹美香、武藤由香子、江川雅人ら：フレイルに対する鍼灸治療－鍼灸院でのフレイル状況とフレイルの因子に対する鍼灸治療の影響－．明治国際医療大学誌，21-22: 31, 2021

9）飯島勝矢：高齢者と社会（オーラルフレイルを含む）．日本内科学会雑誌，107: 2469-2477, 2018

10）日本ガットフレイル会議　https://jgfc.jp

11）山本達也：パーキンソン病における便秘症．自律神経，61: 148-150, 2024

12）日本医療研究開発機構：パーキンソン病患者において世界中で共通して認められる腸内細菌叢の変化を明らかにした　https://www.amed.go.jp/news/seika/kenkyu/20200714.html

13）三輪洋人：便秘診療の最前線　新しい便秘診療の考え方．日本消化器学会雑誌，115: 933-939, 2018

14）内藤裕二、髙木智久：ガットフレイルの概念と予防・治療法．
https://www.jmedj.co.jp/files/premium_blog/gfpt/gfpt_sample.pdf

15）内藤裕二：その概念と食物繊維の重要性
https://powerup.mealtime.jp/naito/#:~:text

16）古田賢司、石原俊治、佐藤秀一ら：消化器症状を有する患者の QOL 評価のための問診票「出雲スケール」の作成とその検証．日本消化器学会雑誌，106: 1478-1487, 2009

17）内藤裕二、髙木智久：ガットフレイル―消化管のフレイル．臨床栄養，144(3): 346-351, 2024

18）高士将典：認知症．訪問鍼灸ガイドブック．医歯薬出版株式会社，第 1 版第 1 刷：81-90, 2022

19）北見由奈、奈良英侃：コーヒーの香りが集中度としての情報処理能力に与える効果―ハワイ・コナコーヒーと100マス計算による検討―．第33回日本健康心理学会，2020

20）平成 6 年度新潟医療福祉大学新潟市北区共同プロジェクト－健幸プロジェクト－結果報告．

21）江川雅人：便秘．訪問鍼灸ガイドブック，医歯薬出版株式会社，第 1 版第 1 刷：154-164, 2022

22）谷口授、岡田岬、谷口博志ら：オピオイド誘発性便秘症に対する鍼刺激の影響．第75回自律神経学会抄録集，147, 2022

23）春間賢、楠裕明、眞部紀明：機能性ディスペプシア（FD）の現状と展望．日本消化器学会雑誌，111: 1049-1057, 2014

24）今井賢治、伊藤和憲、吉元授、谷口博志：自律神経治療の成果 西洋・東洋（消化機能と鍼灸治療）機能性ディスペプシア（FD）に対する鍼治療，自律神経，48(3): 239-41, 2011

（連絡先　E-mail：masato-egawa@nuhw.ac.jp）

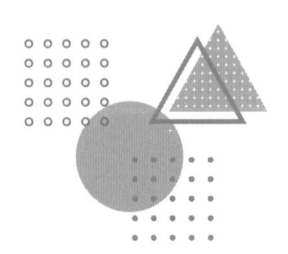

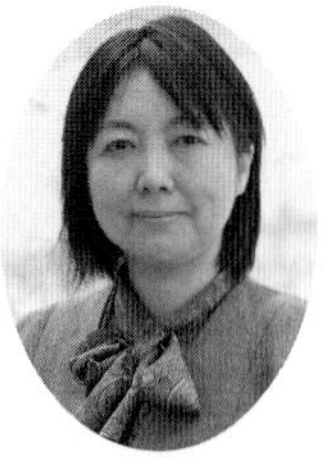

女性の便秘

東京有明医療大学 保健医療学部鍼灸学科　安野 富美子（やすの ふみこ）　Fumiko YASUNO

Women's Constipation

便秘の疫学 - 便秘は女性に多い

厚生労働省が2022年に実施した国民生活基礎調査によると便秘の有訴者率は3.6％で、男女別では男性2.8％、女性4.4％で女性が多い。年代別にみると50歳以下では女性に多く見られるが、加齢と共に男女ともに増加し、70歳以降では男女差がなくなる傾向にあると報告されている。

また、一般生活者9523名（年齢：43.1±14.7歳，男性／女性：5646名/3877名）を対象とした便秘に関する調査[1]によると、女性では「便秘あり」が53.25％で、「便秘なし」が27.4％であった。また20代から60代までの全国の一般男女1,000人（男性500人：女性500人）を対象に行った調査[2]では、女性において「便秘あり」は40代41％、30代39％、20代・50代36％と、20代から50代の女性の約４割が日常的な便秘で悩んでいるという結果であった。更に女性が便秘で困ることの１位が「腹部膨満感」、２位が「放屁」で、便秘になる原因の１位が「生活習慣の変化」、２位が「旅行」との結果であった。

以上の調査から多くの女性が便秘で悩んでいることが示された。

便秘が女性の身心へ与える影響は

便秘が女性の身心へ与える影響としては、一般的には、体調不良や疲労感の増加、ニキビや吹き出ものなどの皮膚のトラブルなどが挙げられる。便秘により腸内環境が悪化すると、悪玉菌が増えフェノール類を産生する。このフェノール類が血流を介して表皮細胞に影響し、くすみや肌の乾燥をもたらす。

また便秘に伴う腹部膨満感や腹痛、残便感などが酷いと日常の活動性や労働生産性にまで影響を及ぼすこと、精神的ストレスの増加、不安やうつ症状の合併も多いとされている。その背景要因は、腸と脳は「腸脳相関」として密接に関係しているからである。いってみれば便秘は腸の問題にとどまらず脳にも影響を及ぼし、自律神経機能の変調をはじめ抑うつ、不安などの精神活動の変調をもたらす。

上記したように女性は便秘になりやすいが、鍼灸臨床では便秘を主訴とする女性患者は少ない。しかし、医療面接で便通を問うと、頻度が高い愁訴の一つであることが分かる。

近年、慢性便秘症は、QOLや長期予後に影響を与えることも分かってきており、動脈硬化や心血管疾患、女性に多い大腸がんとの関連など、さまざまな疾患の発症に関わる可能性があること、更には生存率を低下させることが多くの研究で明らかになってきている。加えて超高齢社会の到来により、高齢の男女ともに便秘に悩む人は増加することから、便秘の病態や治療法などについて確認し、それらを踏まえて鍼灸臨床に取り組むことが重要であると考える。

便秘の定義、分類、成因について

1）便秘とは[3)]

便秘は、「本来排出すべき糞便が大腸内に滞ることによる兎糞状便・硬便、排便回数の減少や、糞便を快適に排出できないことによる過度な怒責、残便感、直腸肛門の閉塞感、排便困難感を認める状態」と定義されている（便通異常症診療ガイドライン2023）。つまり便秘は“疾患名”でも“症状名”でもなく、“状態名”であると規定した。

便秘は急性と慢性に分類できるが、多くは慢性便秘症であり、「慢性的に続く便秘のために日常生活に支障をきたしたり、身体にも様々な支障をきたしうる病態」と定義されている。

2）便秘の分類[3)]

慢性便秘症は、大きくは機能性と器質性に分類される。本稿では、鍼灸の適応となる機能性便秘の分類を示す。

（1）症状から

①**排便回数減少型**：排便回数や排便量が減少して、腸に便が過剰に貯留するために腹部膨満感や腹痛などの症状を生じる。腸内での便の停滞時間が長いため硬くなり、硬便による排便困難を生じる。

②**排便困難型**：排便時に直腸内の便を十分量かつ快適に排便できず、排便困難や不完全排便による残便感を生じる。

（2）病態から

①**大腸通過遅延型**：大腸の便を輸送する能力が低下し、排便回数や排便量が減少するタイプの便秘。最も多い。

②**大腸通過正常型**：結腸通過時間、排便回数ともに正常で、大腸の便を輸送する能力には問題ないタイプの便秘。ダイエットによる食事量の減少や排便抑制の結果、直腸の感受性の低下を起こしているといった機序も考えられてる。精神的なストレスとも深く関連しているとされ、過敏性腸症候群の便秘型と合併することが知られている。腹部不快や腹痛をしばしば伴う。

③**機能性便排出障害**：骨盤底筋協調運動障害や腹圧（怒責力）低下、直腸感覚低下、直腸収縮力低下などにより、直腸の機能障害を生じ、直腸の便が十分量快適に排泄できず、排便困難や残便感などを生じる。直腸に便が貯留していても、うまく排泄されず、いきまなければならないため、便秘として認識する。女性では排便の我慢を継続することで、便意を感じても正常な肛門括約筋の弛緩異常を来し、排泄障害にいたるケースがある。

なお、上記の分類は完全に独立しているわけでなく、相互にオーバーラップしていることが多い。

3）女性の便秘の要因[4–7)]

女性の便秘の要因として、女性ホルモンの影響、食生活（ダイエットや食物繊維・水分不足）、運動不足、排便の我満、ストレスや緊張、腹筋力の弱さなどが考えられている。さらに、便秘症状の対応として、市販の便秘薬を長期連用・乱用していることにより、腸の反応と運動低下が生じ、より便秘を難治にしていることも少なくない。

（1）身体的な要因

月経は、女性ホルモンであるエストロゲン（卵胞ホルモン）とプロゲステロン（黄体ホルモン）によって調整されているが、プロゲステロンが過剰に分泌されると、腸の蠕動運動の抑制、腸管通過時間の延長、水分の吸収の増加などで、便秘が起こりやすくなる。性周期のうちで、黄体期と卵胞期の健康女性の大腸通過時間を比較すると、黄体期において通過時間が有意に長いことも示されており、月経前は、プロゲステロンの働きが活発になり、便が出にくくなり、月経が始まると、プロゲステロンの動きも弱くなるので便が出やすくなる。このように、女性はホルモンの影響で、便秘になりやすい時期とそうでない時期を繰り返している。

更に女性は一般的に男性よりも腹筋や骨盤底筋が弱いため、腸の蠕動運動や便を押し出す力が不足しがちである。

(2)生活習慣とストレス

生活習慣では、無理なダイエットや朝食抜きなどによる食物繊維不足、水分摂取不足、運動不足などが便秘を助長する。ストレスや緊張も女性の便秘の要因の上位である。

腸の蠕動運動は、交感神経と副交感神経の二重支配を受けている。交感神経は、腸活動の抑制、副交感神経は活動の亢進および栄養吸収と排泄を促すが、過剰なストレスや緊張は、自律神経機能に影響し、便通異常をもたらしやすい。

また、女性は多忙さや、人前での羞恥心が原因でトイレに行くことを我慢しやすいことや、旅行など環境の変化によるストレスを受けやすいことも便秘に影響する。以上のように、女性の便秘の要因はさまざまであるが、単一ではなく、これらの要因が組み合わされることで、女性は便秘になりやすい。

(3)妊婦の便秘

妊婦のマイナートラブル調査[8)]によると、排便困難感は、妊娠初期・中期・末期ともに80%以上の妊婦が自覚しており、妊婦を悩ませるマイナートラブルのひとつである。妊娠初期では、つわりによる、食事量・水分摂取の減少、食事内容の変化(発酵食品や野菜などが食べ難くなる)による腸内環境の悪化、妊娠による心身の変化がストレスとなり自律神経が乱れる、などが便秘の原因となる。妊娠中期は、プロゲステロンの増加により、妊娠後期では子宮増大に伴う腸管への圧迫に加えて、運動不足などが便秘につながる。

便秘と生活の質(QOL)の低下および生命予後

春日井ら[1)]は、便秘患者(3000名)のQOLをSF-8で評価したところ、硬便患者のQOLは身体的(PCS)・精神的サマリースコア(MCS)をはじめとして日常役割機能(RE)を除くすべての下位尺度において、普通便患者に比較して有意に低下していたと報告している。

また、日本人を対象とした、慢性便秘が健康関連quality of life(HR-QoL)および労働生産性に与える影響をSF-12v2, WPAI:GH v2.0を用いて評価した研究では[9)]、慢性便秘者のHR-QoLおよび労働生産性は、慢性便秘を有さない対象者と比較して有意に低く、腹部症状併発者ではHR-QoLがさらに低く、慢性便秘は日本人のHR-QoLおよび労働生産性に負の影響を与えることが報告されている。

慢性便秘症患者と健常人とを比較した、健康関連QOL(SF36とSF12)を用いた研究では、便秘患者に全体的健康感(GH)、社会生活機能(SF)、心の健康(MH)の下位尺度でQOLの低下を認め、女性は男性よりQOLが低下し、特に70歳以上の女性の難治性慢性便秘症患者のQOLが低下していることが報告されている[3)]。

更に慢性便秘症は生存率をも低下させるとの報告[10)]や便秘と女性に多い大腸がんとの関連を示唆する報告もある(関係しないという報告もある)。このように、便秘はQOLを低下させるばかりでなく、生命予後にも影響する病態でもあるとの概念に変わってきている。

慢性便秘の鍼灸治療[11)]

1）医療面接

問診項目には、症状、病歴、服薬状況、排便様式、排便環境、警告症状、危険因子が挙げられる。便通の状態を把握するために、1日の排便回数、便の性状、残便感の有無、便の量、排泄時の腹痛の有無、腹部膨満感の有無、排ガスの量、腸蠕動音、便意の有無を詳細に聴取する。下剤の服用状況（使用薬物、回数、量）、浣腸の使用の有無、食事内容と量、水分摂取量、睡眠、休養、社会活動などのライフスタイルに関する事項についても聴取する。

2）東洋医学的な観点による鍼灸治療[11)]

便秘は脾、胃、大腸の病変によるものである。精神的ストレスによる便秘では肝が関与し、高齢者では、腎も関与する。

病因による便秘の分類は、①熱秘、②気秘、③風秘、④虚秘、⑤寒（冷）秘、⑥湿秘の6つに分類される。熱秘は熱邪により津液が消耗し便が硬くなっておこる、気秘は気滞により大腸の伝導が停滞しておこる、風秘は風邪の侵襲により肺・大腸が損傷し、津液が消耗して便が硬くなりおこる、いずれも実証の便秘である。虚秘は、消化管（胃腸）運動の低下により大腸の伝導が低下した便秘、寒秘は冷秘とも言うが、冷えによる腎陽虚により命門の火が衰えて大腸の伝導が弱くなりおこる、いずれも虚証の便秘である。湿秘は、湿邪による消化管の炎症等による、実証もしくは虚実挟雑の便秘である。日常臨床で多く遭遇する便秘は、気秘と虚秘である。

日常臨床で多く遭遇する便秘の代表的な病証は、①肝脾気滞の便秘、②脾気虚、③脾腎陽虚の便秘で、以下に病証と治療例を示す。

（1）肝脾気滞（気秘）の便秘

気滞による脾の機能の失調による便秘で、便意があるが排便しない、抑うつ感、頻回の曖気、上腹部がつかえて苦しい、腹部膨満感などがある。ストレスが続くと起こる便秘で、肩こりや頭痛、イライラ等を伴いやすい。神経質な人や女性によく見られる。女性では月経時に乳房が脹る。舌苔は白膩、脈は弦あるいは沈を呈する。

鍼灸治療は、肝気の滞りを改善し、脾気を補うことを目的に、太衝と合谷に瀉法の刺鍼を行い、気滞を改善する。大腸兪、天枢、大巨、足三里、気海、脾兪、三陰交、太白などに補法の刺鍼を行い、脾気を補う。

（2）脾気虚（虚秘）の便秘

脾の機能低下により腸の運動性が低下した便秘で、便が硬い、あるいは軟のこともある。疲労感、声に力がない、脱肛などを伴う。舌質は淡で嫩、舌苔は白薄、脈は虚を呈する。

鍼灸治療は、大腸兪、天枢、大巨、足三里、気海、脾兪、三陰交、太白などに補法の刺鍼を行い、脾気を補う。冷えを伴う場合は灸（透熱灸あるいは温灸）を行う。

（3）脾腎陽虚（寒秘）の便秘

脾と腎の陽気不足により腸の運動性の低下により発症する便秘で、寒秘（冷秘）に相当する。症状は四肢の冷え、寒がりで、温暖を好む、夜間多尿等の腎陽虚症状を伴う。舌質は淡白、舌苔は白潤、脈は沈遅を呈する。

鍼灸治療は、腎兪、関元、太溪に灸を行い、腎陽を補う。健脾には大腸兪、天枢、大巨、足三里、脾兪、胃兪、三陰交、太白などに補法の刺鍼を行う。

（4）便秘の常用穴

便秘の常用穴として、天枢・大腸兪（手の陽明大腸経の兪穴と募穴）、合谷（同、穴）、足三里（腹部の四総穴）中脘（腑会）、上巨虚（大腸の下合穴）、便秘穴（臍の左外側1寸、その下2寸）あるいは便通穴（志室の直下、腸骨稜の直上）の反応をみて用いる。

3）現代医学的な観点による鍼灸治療

（1）体性－内臓反射機転に基づく選穴

大腸を支配する副交感神経は、前半（上行結腸・横行結腸）は迷走神経が支配し、後半（下行結腸・S状結腸・直腸）は骨盤神経が支配する。一方、交感神経遠心路は、腹腔神経節、上・下腸間膜神経節を介して大腸を支配する。上行結腸・横行結腸を支配するのはTh9, 10、下行結腸・S状結腸・直腸を支配するのはTh11-L２である。

上記の自律神経支配を踏まえ、さらに便秘の病態を踏まえて治療部位を選択する。副交感神経の迷走神経刺激であれば、耳介部の反応点（肺点など）、四肢末梢部の経穴刺激（合谷、足三里など）による上脊髄反射を介した迷走神経刺激、骨盤神経刺激であれば仙骨部の反応経穴（次髎、中髎など）を、交感神経刺激であれば、Th９～L２間の経穴反応を呈する経穴（背部兪穴）を治療穴とする。

便秘の分類を例とすれば、症状分類の排便回数減少型、病態分類の大腸通過遅延型には副交感神経刺激を、症状分類の排便困難型、病態分類の大腸通過正常型には交感神経刺激を、機能性便排出障害には骨盤神経刺激と骨盤底筋群運動法を行う。刺鍼法として、通常の刺鍼に加えて、目的に応じて円皮鍼療法や鍼通電療法を行うとよい。

なお症状分類の排便回数減少型、病態分類の大腸通過遅延型の便秘には、鍼灸施術後に術者がタッチケアを行うようにしている。

〈タッチケアの方法〉

腹部全体に対し、時計回りに（大腸の走行に沿って）手掌軽擦法をゆっくり行う。ついで、四指揉捏法を大腸の経路に沿って行う。コツは、指先を腹に押しつけ、円を描くようにするか、大腸の走行に対し、直角に交わるように線上に揉む。１カ所５回程度揉捏し、移動していく。やりすぎないように注意する。最後は、「ツボ」を指頭でリズミカルに刺激する。ツボとしては、天枢、便秘穴、左大巨、腹結、関元が効果的である。

4）精神的なストレスによる便秘

IBSにみられるようにストレスにより便通障害が生じ、便秘や下痢が発症することから、便秘の鍼灸治療においてはストレス緩和を考慮することが必要である。便秘に対する経穴に加えて合谷、太衝、百会、太陽、頷厭・懸顱・懸釐など側頭筋部とその周辺の反応点に刺鍼を行うとよい。

5）セルフケアとして腹部のタッチケアを指導

術者のタッチケアに合わせて患者にも腹部のタッチケアを指導している。なお、１日15分、週５回の腹壁マッサージが慢性便秘の症状の改善に有効であるとするRCT試験の結果も報告されている[12)]。

6）生活指導

便秘治療の基本は、まずは生活指導である。

①**食生活の改善**：１日３食決まった時間に食事を摂る、特に朝食をとることが大切であることを指導する。また、食物繊維の多い食品を摂る－果物、海藻、こんにゃくなどの水溶性食物繊維は、便を軟化させ腸の通過を良くし、豆・根菜・野菜・きのこ類などの不溶性食物繊維は腸の蠕動運動を活性化させ、滑らかな排便効果を促すとされる。水分摂取も便を軟化させ、排便を促進することから、十分な水分摂取を促す。

②**運動**：適切な運動と腹筋強化が挙げられる。定期的な運動（毎日20～30分のウォーキング、ヨガなど）を行うことで腸の動きを活性化さ

せる。腹筋や骨盤底筋が原因の便秘では、腹筋や骨盤底筋のトレーニングを指導する。

③**排便習慣**：毎日同じ時間に排便するように促す。排便時に前傾姿勢を保つ。便意を自覚したときに我慢せずに排便する。

〈参考文献〉

1）春日井邦夫他：Internet surveyによる日本の一般生活者の便秘に関する実態調査．日本消化器病学会雑誌，116(11)913-926, 2019

2）https://prtimes.jp/main/html/rd/p/000000006.000035690.html
腸に関する意識・実態を探る【調査地域】全国【対象者条件】20-69歳までの一般男女【調査手法】インターネット調査（協力：株式会社クロス・マーケティング）【調査期間】2019年1月【サンプル数】1,000人

3）便通異常症診療ガイドライン2023：日本消化管学会編集，南江堂，2024

4）山脇博士他：女性の健康をめぐる新たな潮流　女性の便秘　これまでとこれから．White, 5巻1号，44-47, 2017

5）小林弘幸、雪下岳彦：特集－女性の便秘 -Overview. White, 5巻1号7-9, 2017

6）雪下岳彦，小林弘幸：特集－女性の便秘－便秘をもたらす要因．White, 5巻1号11-17, 2017

7）鈴木秀和、日比紀文：便秘．産科と婦人科，89巻Suppl, 155-163, 2022

8）新川治子：現代の妊婦のマイナートラブルの種類発症率及び発症頻度に関する実態調査．日本助産学会誌，23巻1号，48-58, 2009

9）木下芳一ら：慢性便秘が日本人の健康関連quality of lifeおよび労働生産性に与える影響の検討．日本消化管学会誌，117：504-513, 2020

10）Chang JY, et al. Impact of Functional Gastrointestinal Disorders on Survival in the Community. Am J Gastroenterol. 105(4): 822-832, 2010

11）矢野忠：便秘、第1節消化器系の主要症状．図解鍼灸療法技術ガイドⅡ第2版，32-40文光堂，2024

12）Lamas K. et al.: Effect of abdominal massage in management of constipation-a randomized controlled trial. Int J Nurs Stud., 46: 759-67, 2009

便秘に対する鍼灸治療
―フレイルとの関連を中心にした近年の主な論文報告から―

岐阜大学医学部附属病院循環器内科，中部脳リハビリテーション病院・中部療護センター
松本 淳（まつもと じゅん） Jun MATSUMOTO-MIYAZAKI

Acupuncture and Moxibustion for Constipation: In Light of Recent Articles Related to Frailty

フレイルと関連の深い高齢者の慢性便秘を中心に、鍼灸治療やその他の経穴刺激療法に関する近年の主な論文報告を概説した。鍼灸や指圧、経穴経皮的電気刺激等の経穴刺激療法が、消化管運動の改善や直腸感覚の改善、腸内細菌叢の回復などを介して便秘の改善に有用となることが示唆されている。ただし、鍼治療の方法や治療頻度など日本の鍼灸臨床に当てはめる際には注意が必要な点もある。

ガットフレイルと便秘

近年、加齢により心身の機能・活力が低下し、健康な状態と要介護状態の中間に位置するような虚弱な状態であるフレイルが注目されている。身体的なフレイルとしては、体重減少や疲労感、活動量低下、歩行速度の低下にみられるような緩慢さ、握力低下にみられるような虚弱の存在などが判断材料となる[1)]。さらに、まだ一般的に十分に認知された概念とは言い難いものの、これらの身体機能の低下のみならず消化管機能の虚弱化に着目した「ガットフレイル」（Gut frailty）という概念が提唱されている[2), 3)]。ガットフレイルの症状としては、胃痛・胃もたれ症状、便秘・下痢などの便通症状、腹痛・腹部膨満感、ストレス症状、食欲低下・体重減少などが挙げられている[2)]。ガットフレイルの病態に関与する因子としては、粘液分泌の低下や蠕動運動の低下、タイトジャンクションの低下、細胞回転の低下、微小循環系の循環不全等が考えられている[2)]。

ガットフレイルの重要な要因のひとつに便秘症状がある[2)]。米国の調査では、便秘を有する人は便秘でない人と比較して10年後、15年後の生存率が有意に低いことが報告されている[4)]。日本人の健常高齢者（60歳～80歳）を対象とした横断調査において、非フレイル群に比較してフレイル群では便秘症が高頻度であった[5)]。さらに、地域在住の60歳以上の高齢者を対象とした米国の横断研究において、フレイルと慢性の便秘や下痢との間には負の関連性があり、排便頻度が週に約10回の高齢者が最もフレイルでなかったことが報告されている[6)]。これらのことから、ガットフレイルのひとつとされる慢性便秘と全身のフレイルとの間には強い関連があることが示唆される。因果関係の判断には注意が必要だが、慢性便秘の軽減がこのような高齢者のフレイルや予後の改善の鍵となる可能性が考えられる。

また、便秘患者はQOL（生活の質）の低下や欠勤、労働生産性の低下がみられることが報告されており[7)-11)]、便秘の症状に焦点をあてた治療により低下した労働生産性や日常生活の改善がみられたとの報告もある[10)]。便秘の把握とその対策は高齢者に限らず労働力人口においても重要な問題となると考えられる。

便秘とは～「便秘症」の定義

一口に便秘といっても患者や医療者によって、何をもって便秘とするかという定義が異なることがあるので注意が必要である。臨床では、患者によって週に1回あるいは2回排便がない日があることを理由に便秘だと訴える場合もあれば、毎日排便があるものの硬便や排便困難感があることを理由に便秘だと訴える場合もある。

便秘の定義や診断についての詳細は他稿に譲るが、「便通異常症診療ガイドライン2023」（以下、ガイドライン2023）[12]によると、便秘とは「本来排泄すべき糞便が大腸内に滞ることによる兎糞状便・硬便、排便回数の減少や糞便を快適に排泄できないことによる過度な怒責、残便感、直腸肛門の閉塞感、排便困難感を認める状態」であり、「便秘が慢性的に続くことによって、学業、就業、睡眠といった日常生活に影響を及ぼす症状をきたし、検査、食事・生活指導または薬物治療が必要な病態」が「便秘症」として定義されている。

ガイドライン2023において、便秘症の診断は排便中核症状である便形状（兎糞便、硬便）や排便回数（週に3回未満）および排便周辺症状である怒責（強いいきみ）や残便感、直腸肛門の閉塞感・困難感、用手的介助の必要性（それぞれ排便の4分の1超の頻度で必要となる場合が該当する）からなる合計6項目のうち2項目以上を満たすことが必要とされている[12]。排便回数のみで便秘症かどうかの判断がなされるのではない。毎日排便がなくても、週3回以上排便があり、便形状が正常で残便感や排便困難感もなければこの診断基準上では便秘症でなく、一方、毎日排便があっても、兎糞状便または硬便のような便形状の異常があり、残便感や排便困難感を自覚している場合は便秘症となる[12]。

また、国際的に機能性便秘の診断に用いられるRome Ⅳ基準[13]では、便秘型の過敏性腸症候群（IBS）は機能性便秘から除外されているが、慢性便秘と便秘型IBSは連続したスペクトラムであるとの考えから、ガイドライン2023や前身のガイドライン2017における慢性便秘の診断においては、Rome Ⅳ基準にあるような「IBSの基準をみたさない」や「下剤を使用しないときに下痢になることはまれである」との記載が除外されていることが記されている[12]。

便秘に対する鍼灸治療およびその他の経穴刺激療法に関する近年の報告

鍼治療には消化管運動や消化管知覚閾値の調整効果があることが示されており[14), 15)]、近年は機能性便秘に対する鍼治療の有効性を示唆する系統的レビュー・メタ解析もみられる[16), 17)]。それでは、フレイルと関わりが深いと推察される高齢者の慢性便秘に対して鍼灸治療や指圧などの経穴刺激療法はどのような効果があるだろうか？

[高齢者の機能性便秘に対する鍼治療の系統的レビュー：中国]

①2024年に発表された中国のSongらの高齢者の機能性便秘に対する鍼治療の有効性に関する系統的レビューとメタ解析では、計469名の高齢者を含む8件の無作為化比較試験（RCT）（全て中国の文献）が解析された[18]。

その結果、鍼治療群では対照群と比べて治療の有効率が統計学的に有意に高いこと、便形状の有意な差、排便回数の改善などが示された。これらの結果から、機能性便秘を有する高齢者において鍼治療が有益であることが示唆されている。ただし、強力なデータはいまだ得られていないことも指摘されており、より質の高い研究が必要であると述べられている。

②2020年には中国のZhangらの重度の慢性の機能性便秘に対する鍼通電療法と偽鍼通電療法に関する系統的レビューとメタ解析が発表された[17]。

対象者の平均年齢が概ね50歳前後で標準偏差が10歳から20歳程度と高齢者に限定されたものではないが、計6件の研究（計1457名の患者。全て中国で行われた研究。1件のみ英語論文、他は中国語論文）の解析から鍼通電療法に偽鍼を超える効果があり、治療期間が4週間より8週間と長期にわたるほど良好な効果があることが示唆された[17]。

ただし、鍼治療の経穴や刺鍼深度、通電頻度などの異質性についても言及されている[17]。

［便秘高齢者への経穴指圧刺激：台湾］

Hoらの2020年の報告では、台湾の二つのnursing homeにおける便秘高齢者90例に対する経穴指圧刺激の効果を検討する二重盲検（評価者と対象者の盲検化）比較試験が行われた[19]。下剤のみの群と下剤と腹部マッサージの群、下剤と腹部マッサージに加えて経穴指圧を加えた群の比較が行われ、指圧の追加群では天枢、中瀆、耳神門、足三里、三陰交の約1分間の指圧が1日1回10日間行われた[19]。

その結果、腹部マッサージと下剤に経穴への指圧を加えた群は、腹部マッサージと下剤の併用および下剤単独の群よりも優れた便秘の改善効果を示したことが報告されている[19]。

［便秘を伴う高齢者への灸療法＋マッサージ：中国］

中国のLiらは、便秘を伴う高齢入院患者の灸療法と腹部マッサージの安全性と効果について後方視的な検討を行った[20]。灸療法は天枢と足三里へもぐさカップを使用して行われた。通常ケアのみの群（100例）と比べて通常ケアに灸療法とマッサージを追加した群（100例）では、2週間後に便秘評価スケールのスコアが有意に低値となったことや無効の割合が有意に低いことが示された[20]。

［ケアホーム高齢者の便秘への耳介指圧刺激：イラン］

イランのAminizadehらの2023年の報告では、住宅型介護施設（ケアホーム）の高齢者の便秘とQOLに対する耳介指圧刺激の効果を検討するRCTが行われた[21]。耳介指圧刺激は耳穴の大腸、直腸、脾臓、肺、交感、皮質下が用いられた。耳介指圧刺激群では、10日間の介入により高齢者の便秘の重症度の減少とQOLの改善が得られた[21]。

［重度慢性機能性便秘患者への鍼通電療法：中国］

①偽鍼との比較

2016年にAnn Intern Med誌に発表された中国のLiuら報告では、重度の慢性機能性便秘に対する鍼通電療法の効果を検討する大規模な多施設RCTが行われた。計1075名の患者が登録され、鍼治療群では天枢と腹結、上巨虚への鍼通電療法を8週間に28回行うことで、非経穴への浅い刺鍼の偽鍼（sham）治療群と比べて自発的な排便回数の増加効果が大きいことが示された[22]。この報告の対象者の年齢（標準偏差）は、およそ47（16）歳であり、65歳以上の高齢者の割合は約15％であった。

Yangらはこの RCTの二次解析において、年齢と合併症の存在が臨床反応と負の関係にあり、年齢や合併症の増加に伴い鍼治療に反応しにくくなる可能性があることを示した[23]。

なお、この研究[22]や後述の2021年のLiuらの報告[24]で用いられた腹部経穴への刺鍼については「腹壁の筋層を貫く（pierce）まで」との記載とともに30㎜から70㎜とかなり深い深度の刺鍼を用いたとの記載があるが、本邦の人体解剖標本を用いた検討において、天枢穴の体表から腹膜に鍼先が達するまでの距離は26㎜であったとの報告がある[25]。また、筆者のエコーを用いた自験例（身長172㎝、体重63kg、腹囲74㎝の健常男性）では、仰臥位時の天枢穴の腹壁の厚みは17㎜であった。日本の鍼灸臨床の現場でこれらの報告の治療法を参考にする場合には十分に安全な刺鍼深度を考慮して施術を行う必要があると考えられる。

② prucalopride（5-HT_4受容体作動薬）との比較

次の中国のLiuらの報告も対象の年齢の平均（標準偏差）がおよそ46（16）歳と高齢者を主な対象としたものではないが、重度の慢性便秘患者に対する鍼通電療法とprucaloprideの多施設ランダム化非劣勢試験が行われ、その結果が2021年にAm J Gastroenterol誌に掲載された[24]。

prucaloprideは5-HT_4受容体作動薬であり、大腸の蠕動運動を刺激して腸の運動性を高める効果があり、重度の慢性便秘に対する効果が報告されている。鍼通電療法は、天枢、腹結、上巨虚に行われた。いきみが強い場合は中髎が追加され、不安や抑うつがある場合は百会や神庭が追加された。鍼治療は8週間に計28回（はじめの2週は週5回、次の6週は週3回の頻度）行われた[24]。各群280例の患者を割り付けたRCTにより、8週間の鍼通電療法の効果はprucaloprideに対して非劣勢であることが示された。また、有害事象は鍼通電療法群の方が少ないことや8週間の鍼治療の効果は治療後も24週まで持続する可能性が示された[24]。

[直腸感覚が低下した慢性便秘患者への経穴経皮的電気刺激：中国]

慢性の機能性便秘の要因のひとつとして直腸感覚の低下も挙げられる。

中国のXiaoらは、直腸感覚が低下した慢性便秘患者（年齢18歳から75歳）の便秘の改善に対する経穴経皮的電気刺激の急性および慢性の効果を検討した[26]。その結果、足三里に対する1日2回2週間の経穴経皮的電気刺激療法に副交感神経系の活性化と直腸感覚の改善効果、便秘改善効果があることが示唆された[26]。

[機能性便秘患者の腸内細菌叢に対する鍼治療の影響：中国]

近年、腸内細菌叢の研究がすすみ、さまざまな疾患に腸内細菌叢の乱れ（ディスバイオシス）が関与していることが示唆されており、慢性便秘やフレイルの要因のひとつとしても腸内細菌叢の変化が指摘されている[27]。

鍼治療は、腸内細菌叢のバランスを回復することによりさまざまな疾患の治療に貢献する可能性が指摘されている[28]。例えば、過敏性腸症候群や炎症性腸疾患、うつ病などにおいて、鍼治療がラクトバチルス属などの増加を介して、腸内炎症の軽減や腸内バリア機能の回復に関与する可能性が示されている[28]。

機能性便秘の鍼治療における腸内細菌叢の関与については、中国のYanらが機能性便秘患者の腸内細菌叢と短鎖脂肪酸に対する鍼治療の効果を検討するRCTを2023年に発表した[29]。4週間に16回の鍼治療を受けた群では、偽鍼治療と比較して、自発排便の反応者の割合が有意に増加し、自発排便、いきみ、便の硬さ、および生活の質が改善した[29]。さらに、鍼治療による腸内細菌叢の構成の回復がみられ、腸内細菌の変化と症状の軽減と有意な相関がみられた[29]。そのため、鍼治療が機能性便秘患者の臨床症状を改善すること、その改善は腸内細菌叢の再形成および酪酸レベルの上昇と関連していることが示唆された[29]。

この研究は高齢者を対象としたものではなか

ったが、現在、中国において高齢便秘患者を対象として腸内細菌や炎症への影響を含めて鍼治療の効果を検討するRCTのプロトコル[30]が公開されており、結果の公表が待たれる。

［自験例から］

最後に、便秘の鍼灸治療に関する筆者らの経験の一部を紹介する。

①遷延性意識障害患者

長期臥床等の長期間にわたる身体の活動性の低下も腸管の働きを低下させ、便秘を生じる一因となることがある[31]。一般的なフレイルと病態が異なる点もあるが、寝たきり患者や中枢神経に障害を有する患者も便秘を起こしやすい。特に脳損傷後の遷延性意識障害を呈する患者は、長期臥床に加えて脳損傷や抗痙攣薬などのさまざまな薬剤の使用等の複合的な要因による排便障害がみられ、緩下剤等により便通の状態がコントロールされていることが多い。

筆者らは慢性期の外傷性脳損傷後の意識障害患者の専門の入院施設において、入院患者に対する鍼治療に従事してきた。その中で、たとえ鍼治療の目的が便通改善ではなかったとしても、鍼治療の最中に患者の腸管運動が活発になり放屁や排便がみられることを何度も経験した。

これらの意識障害患者に対する鍼治療では、運動野を中心とした脳賦活効果や痙縮への影響が大きいα運動ニューロンの過剰な興奮性の減少効果を期待して水溝、印堂、合谷、足三里[32,33]を基本穴として用いることが多いが、足三里穴の鍼刺激や経皮的電気刺激には自律神経を介した消化管運動調整効果や直腸感覚の増加効果があることが報告されており、便秘の鍼灸治療にも頻用される経穴のひとつである[14,26,34,35]。

筆者らは、遷延性意識障害患者に対する鍼治療に便通の改善効果もあるのではないかと考え、当センターで脳賦活や痙縮の軽減等の目的にて鍼治療をおこなった遷延性意識障害患者25例の鍼治療期間前後の排便の状態を後方視的に検討した[36]。全例が緩下剤を用いないと排便コントロールが困難な症例であったが、週2回10週間の鍼治療後に排便回数や排便のある日数の増加と緩下剤の使用量の減量を認めた[36]。これらの鍼治療は便通の改善を主な目的として行ったものではなかったが、鍼治療により排便の促進につながったと考えられた[36]。

②多剤併用の便秘型IBS高齢患者

近年は便秘に対する新たな薬剤の開発等、治療の選択肢が増えている[12]が、高齢者はさまざまな併存疾患のため多剤併用中であることも多く、新たな薬剤を追加し難い場合もある。鍼灸などの経穴刺激は非薬物療法であることから多剤併用中の患者にも比較的適用しやすいと考えられる。日常臨床では、鍼灸治療開始後の症状軽減により緩下剤の使用量の減量ないし休薬が得られることもしばしば経験される。

過去に筆者らは、便秘型IBSを呈した高齢男性患者に鍼灸治療を行い良好な経過を得たことを報告した[37]。症例は年齢80代男性で、鍼灸初診時の8年ほど前から腹痛や腹部膨満感を伴う便通異常が続いており、消化器症状に対するマレイン酸トリメブチン（600mg/日）やメトクロプラミド（15mg/日）、酸化マグネシウム（2g/日）の毎日の服用に加え、週2回のセンノシドの頓用を必要とした。センノシドの頓用後に泥状便や水様便がみられる以外は便通が得られなかった。その他の薬剤としては前立腺肥大症に対するタムスロシン、高血圧症に対してアムロジピンが処方されていた。随伴症状として、寒がり、足の冷え、残尿感、夜間頻尿、尿の出が悪いことなどを認め、東洋医学的所見として暗淡白舌、脾兪、関元、太渓の経穴の冷えを認めた。

鍼灸治療は、中医学的な脾腎陽虚証との弁証をもとに温補脾腎を治則として足三里と脾兪穴への置鍼、関元や太渓穴への灸治療を週1回の頻度で行った[37]。開始1週目から毎日自然に排便できるようになり、センノシドは不要となった[37]。腹部膨満感や腹痛などの症状も軽減傾向となり、治療開始10週後の鍼灸治療終了時には毎日これらの症状がない状態で過ごせるようになった。10週間の鍼灸休止期間を経て2回目の鍼灸治療期間（約5週間に10回治療）を設けたが、その際には更なる症状の安定とともに酸化マグネシウムが徐々に減量され最終的に不要となった[37]。

おわりに

フレイルと関連の深い高齢者の便秘を中心に、鍼灸治療やその他の経穴刺激療法に関する近年の主な論文報告を概説した。

近年のいくつかの報告により、消化管運動の改善や直腸感覚の改善、腸内細菌叢の回復等を介して鍼灸治療および経皮的電気刺激や耳介指圧刺激等の経穴刺激療法が高齢者を含めた便秘患者の症状とQOLの改善に有用であることが示唆されている。鍼灸や指圧等の経穴刺激療法は非薬物療法であり重篤な副作用もほとんどないことから、高齢者のような多剤併用中であることが予想される患者にも併用しやすいと考えられる。ただし、現状の論文報告で用いられている鍼灸治療の方法は中華圏からの報告が多く、週3回から週5回等の頻回の治療頻度の設定など、日本の鍼灸臨床の現状にはそのまま適用し難いと考えられる点もある。実際の臨床では、外来通院による鍼灸治療だけでなく必要に応じて自宅でのセルフケアとして灸や指圧、耳穴刺激を加える等、工夫が必要だと考えられる。

〈参考文献〉

1）Satake S, et al.: The revised japanese version of the cardiovascular health study criteria（revised j-chs criteria）. *Geriatr Gerontol Int,* 20(10): 992-3, 2020

2）Naito Y.: Gut frailty: Its concept and pathogenesis. *Digestion,* 105(1): 49-57, 2024

3）内藤 裕 他：ガットフレイル―消化管のフレイル．臨床栄養，144(3): 346-51, 2024

4）Chang JY, et al.: Impact of functional gastrointestinal disorders on survival in the community. *Am J Gastroenterol,* 105(4): 822-32, 2010

5）Matsushita E, et al.: Characteristics of physical prefrailty among japanese healthy older adults. *Geriatr Gerontol Int,* 17(10): 1568-74, 2017

6）Liu X, et al.: Association between frailty and chronic constipation and chronic diarrhea among american older adults: National health and nutrition examination survey. *BMC Geriatr,* 23(1): 745, 2023

7）Inoue S, et al.: Relationship between psychosocial work environment factors and presenteeism among workers with diarrhea/constipation symptoms: A cross-sectional study. *J Occup Environ Med,* 64(4): e197-e201, 2022

8）Kinoshita Y, et al.: [a cross-sectional analysis of the health-related quality of life and work productivity in japanese subjects with self-reported chronic constipation using the national health and wellness survey 2017]. *Nihon Shokakibyo Gakkai Zasshi,* 117(6): 504-13, 2020

9）Neri L, et al.: Constipation severity is associated with productivity losses and healthcare utilization in patients with chronic constipation. *United European Gastroenterol J,* 2 (2): 138-47, 2014

10）Ota T, et al.: Impact of chronic constipation symptoms on work productivity and daily activity: A large-scale internet survey. *JGH Open,* 8 (11): e70042, 2024

11）Tomita T, et al.: Impact of chronic constipation on health-related quality of life and work productivity in japan. *J Gastroenterol Hepatol,* 36 (6): 1529-37, 2021

12）日本消化管学会（編）：便通異常症診療ガイドライン2023－慢性便秘症．南江堂，2023

13）Mearin F, et al.: Bowel disorders. *Gastroenterology* 2016

14）Yu Z.: Neuromechanism of acupuncture regulating gastrointestinal motility. *World J Gastroenterol,* 26(23): 3182-200, 2020

15）Takahashi T.: Effect and mechanism of acupuncture

on gastrointestinal diseases. *Int Rev Neurobiol* 2013; 111 (273-94)
16) Wang L, et al.: The effectiveness of acupuncture in management of functional constipation: A systematic review and meta-analysis. *Evid Based Complement Alternat Med* 2020; 2020(6137450)
17) Zhang N, et al.: Electro-acupuncture vs. Sham electro-acupuncture for chronic severe functional constipation: A systematic review and meta-analysis. *Complement Ther Med,* 54(102521), 2020
18) Song S, et al.: Efficacy of acupuncture for functional constipation in elderly: A systematic review and meta-analysis. *Front Med (Lausanne),* 11(1473847), 2024
19) Ho MH, et al.: Effectiveness of acupoint pressure on older people with constipation in nursing homes: A double-blind quasi-experimental study. *Contemp Nurse,* 56(5-6): 417-27, 2020
20) Li K. : Safety and effectiveness of moxibustion and abdominal massage in hospitalized older patients with constipation: A retrospective study. *Wound Manag Prev,* 68(8): 16-24, 2022
21) Aminizadeh M, et al.: Effectiveness of auricular acupressure on constipation and related quality of life among the older people in the residential care home: A randomized clinical trial. *BMC Geriatrics,* 23(1): 171, 2023
22) Liu Z, et al.: Acupuncture for chronic severe functional constipation: A randomized trial. *Ann Intern Med,* 165(11): 761-9, 2016
23) Yang X, et al.: Factors related to acupuncture response in patients with chronic severe functional constipation: Secondary analysis of a randomized controlled trial. PLoS One, 12(11): e0187723, 2017
24) Liu B, et al.: Electroacupuncture vs prucalopride for severe chronic constipation: A multicenter, randomized, controlled, noninferiority trial. *Am J Gastroenterol,* 116(5): 1024-35, 2021
25) 沢井勝三 他：鍼灸医学の立場から見た人体横断解剖(3). 全日本鍼灸学会雑誌, 43(4): 165-74, 1993
26) Xiao Y, et al.: Transcutaneous electrical acustimulation improves constipation by enhancing rectal sensation in patients with functional constipation and lack of rectal sensation. *Clin Transl Gastroenterol,* 13(5): e00485, 2022
27) Wang XM, et al.: Gut microbiota influence frailty syndrome in older adults: Mechanisms and therapeutic strategies. *Biogerontology,* 25(1): 107-29, 2024
28) Xu H, et al.: Acupuncture influences multiple diseases by regulating gut microbiota. *Frontiers in Cellular and Infection Microbiology,* 14, 2024
29) Yan XY, et al.: Effects of acupuncture on gut microbiota and short-chain fatty acids in patients with functional constipation: A randomized placebo-controlled trial. *Front Pharmacol,* 14(1223742), 2023
30) Huai Y, et al.: Efficacy and mechanism of acupuncture for functional constipation in older adults: Study protocol for a randomized controlled trial. *Front Neurol,* 15(1341861), 2024
31) Iovino P, et al.: New onset of constipation during long-term physical inactivity: A proof-of-concept study on the immobility-induced bowel changes. *PLoS One,* 8 (8): e72608, 2013
32) Matsumoto-Miyazaki J, et al.: Acupuncture increases the excitability of the cortico-spinal system in patients with chronic disorders of consciousness following traumatic brain injury. *J Altern Complement Med,* 22(11): 887-94, 2016
33) Matsumoto-Miyazaki J, et al.: Acupuncture reduces excitability of spinal motor neurons in patients with spastic muscle overactivity and chronic disorder of consciousness following traumatic brain injury. *J Altern Complement Med,* 22(11): 895-902, 2016
34) Iwa M, et al.: Electroacupuncture at st-36 accelerates colonic motility and transit in freely moving conscious rats. *Am J Physiol Gastrointest Liver Physiol,* 290(2): G285-92, 2006
35) Wang X, et al.: Complementary and alternative therapies for chronic constipation. *Evid Based Complement Alternat Med* 2015; 2015(396396)
36) Matsumoto-Miyazaki J, et al.: Acupuncture for chronic constipation in patients with chronic disorders of consciousness after severe traumatic brain injury. *Med Acupunct,* 31(4): 218-23, 2019
37) 松本 淳 他：高齢者の過敏性腸症候群に鍼灸治療が有効であった２症例. 全日本鍼灸学会雑誌, 57(4): 501-8, 2007

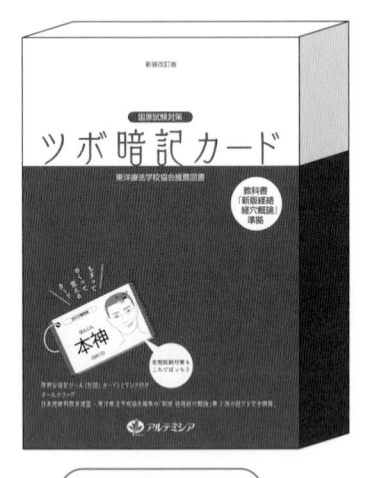

東洋医学における便秘の診断と治療

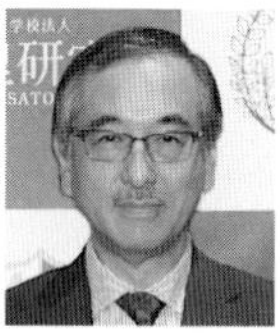

北里大学北里研究所病院 漢方鍼灸治療センター、
北里大学客員教授　伊藤 剛

Diagnosis and Treatment of Constipation in Oriental medicine

Go ITO

便秘の治療に際し、西洋医学では疾患の原因に合わせた治療法のため、診断がつかなければ均一的な対症療法が行われているのが実状である。それに対し、漢方薬や鍼灸などの東洋医学（日本伝統医学）的治療では、便秘の性状と体力に合わせ、疾患または原因によらずに治療ができる利点がある。そのためフレイルを含むさまざまな便秘症に対しても細かく対応可能である。

はじめに

超高齢化社会を迎え、最近、現代医学においても加齢に伴う骨格筋量の低下や筋力低下の状態を示すサルコペニア（Sarcopenia）、意図しない体重減少、倦怠感、筋力低下、歩行速度の低下、活動レベルの低下などを特徴とするフレイル（Frailty）の病態が認識されるようになり国際的に研究が進んでいる。また、最近では、胸焼け、胃痛、胃もたれ、便秘、下痢など、フレイルに伴う胃腸の虚弱化をガットフレイル（Gut Frailty）[1]として捉えた研究も行われるようになってきた。現在、日本老年医学会ではフレイルを「虚弱」と訳しているが、これらの病態は、もともと東洋医学においてサルコペニアは腎虚（骨形成の退行）・肝虚（筋肉の凝りや痙攣）・脾虚（筋の萎縮や倦怠感）、フレイルは虚労（心虚・肝虚・腎虚・脾虚・肺虚のため肉体も精神も衰弱した状態）、ガットフレイルは脾虚（胃腸機能や消化吸収機能の衰弱）などの病態として捉え[2]、また便秘は漢方診断上、寒熱や気虚、気滞、気うつ、気逆、瘀血、陰虚などという概念とも関わりの深い病態である。

今回は、フレイル便秘を含め、便秘の東洋医学的な治療法である漢方薬治療と鍼灸治療について解説する。

便秘の現代医学分類

便秘の原因は、現代医学的には大脳皮質が関連する自発的または非自発的な排便の遅延、中枢神経系の病変、節後障害など神経因性の便秘と、大腸の弛緩、下剤乱用、重度の栄養失調、代謝障害、甲状腺機能亢進症、高カルシウム血症、カリウム枯渇、ポルフィリン症、副甲状腺機能亢進症などによる平滑筋性の便秘、そして腸閉塞、妊娠、癌などの直腸病変、機械的障害による便秘などに分類されてきた。最近では、フレイルによる便秘が問題になってきたが、その中には潜在的なオピオイド製剤などの副作用による便秘もあり、問題になっている。

一方、機能性消化管障害の診断基準を規定した最新のROME Ⅳ分類[3]では、慢性便秘症を原発性便秘と薬剤や症候性の続発性便秘に分け、原発性便秘は腸管拡張のあるものとないものに分け、腸管拡張のないものを慢性特発性便秘とし、さらにこれを慢性機能性便秘と便秘型過敏性腸症候群とに分類している。しかも慢性便秘は、①自然排便が週に3回未満、排便に際し25%以上に②怒責（いきみ)、③兎糞状または硬便、④残便感、⑤肛門部の閉塞感、⑥摘便などの用手的手段があるなど6つの症状のうち2つ以上があるものと定義されている。つまり慢性便秘はもはや単なる排便回数の低下だけで規定されないのである。

排便のメカニズムと便秘

一般的に、摂取した食物は、食道、胃、十二指腸、小腸を経由して消化されながら大腸の盲腸から上行結腸、横行結腸、下降結腸へと輸送されて行くが、胃に食物が入ると胃・大腸反射などにより結腸の運動が盛んになり、強い大蠕動が起き内容物は一気にS状結腸と直腸へと送り込まれる。すると直腸壁の伸展刺激が脊髄を介して橋の排便反射中枢に送られ、大脳で便意を感知し、排便を促し直腸内括約筋が弛緩して排便する。こうした反射経路には、迷走神経、内臓神経、腰部交感神経、骨盤神経、陰部神経など多くの神経が関与している。

高齢者やフレイルの便秘には、老化や虚労とともに進行する大腸粘膜の退行性変化、脳など中枢神経系の老化、腹壁筋群・横隔膜筋群・骨盤底筋群などの脆弱化や弛緩などに加え、食物摂取量の低下による食物残渣の減少、夜間尿や頻尿の恐れから来る飲水量制限などのさまざまな要因がある[4]。通常、大腸の蠕動は、大腸粘膜下の壁内神経叢（アウエルバッハ神経叢、マイスネル神経叢）により自動的に誘発されているが、これに交感神経と副交感神経が作用して腸機能がコントロールされている。つまり大腸など腸管は壁内神経叢、副交感神経、交感神経の3種の自律神経により調節されているため、老化やフレイルに伴い交感神経系の緊張が高まると、大腸の血流や運動を抑制し、便秘を引き起こしやすくさせてしまうのである。

高齢者、フレイルにおける便秘の特徴と治療上の問題点

高齢化により消化管では、食道逆流、嚥下障害、便秘、便失禁、伸縮性や適応性の低下などが起きる[5]。中でも高齢者の慢性便秘症は、慢性腎臓病の発症が多い事[6]、心臓の冠動脈疾患が多く生命予後を悪くしている事が明らかにされている[7]。また便秘は栄養障害や活動量の低下を引き起こし、サルコペニア−フレイルの悪循環を形成する要素となる点でも便秘が注目されている[8]。ただし、フレイルの程度と下痢の状態には相関があるが、便秘の状態には必ずしも相関関係がないとの報告もされている[9]。こうした慢性便秘の治療には、食事、運動、排便環境の整備が重要である。しかし高齢者やフレイルにおいては、水分や食事の摂取量低下が問題ではあるが、トイレに行く習慣や排便の仕方、怒責の有無や個々の体調など問題点も多く、事実上これらだけで便秘の改善は困難な場合が多いため、薬物療法に頼る事が多くなる。高齢者、フレイルの便秘では、体力がないとアントラキノンなどの刺激性下剤は強すぎ下痢を起こす場合もあり、また習慣性や耐性などの問題もある。酸化マグネシウムなどの浸透圧性下剤は有効だが、腎血流量の低下している場合には、高マグネシウム血症のリスクがある。消化管運動機能改善剤としては、セロトニン受容体作動薬のクエン酸モサプリドのみが上部消化管と共に大腸運動促進作用を持つが、高齢者やフレイルではセロトニン耐性を生じた場合には効果は弱くなる。最近では、新たに腸液の分泌を高めたり腸

管内水分を増やしたりする新しい下剤も登場しているが、腸粘膜機能自体が疲弊している場合には、十分な効果が得られない。その点、日本の伝統医学の漢方薬や鍼灸には虚労や虚証に対する豊富な経験と治療法が備わっているため、有効な治療が可能となる場合も多い。

便秘の漢方薬治療

中国や日本の伝統医学においては、便秘は「秘結」「大便難」「大便不通」などという言葉で表現されてきた。基本的に体力のある実証の便秘には、大黄・芒硝など刺激性の生薬を用い、瘀血の強い便秘には、桃仁・牡丹皮などの駆於血作用のある生薬を用いる。虚実中間証には芍薬・枳実（枳殻）、虚証の便秘には、麻子仁・人参などを用いるなど、東洋医学においては便秘のさまざまな要因に合わせた治療が可能である。以下に解説した漢方薬については、その構成生薬の特徴を表1に示す。

1）弛緩性便秘

体力ある実証で肥満型の人の弛緩性便秘には、刺激性生薬の大黄を含む処方を用いる。大黄に含まれるセンノシドは腸内細菌で代謝され、強い緩下作用を有するレインアンスロンに変換されるため、緩下剤として良く用いられる反面、使用量により下痢や腹痛を起こしやすく、長期使用による習慣性や耐性などの問題もあるので、使用には注意が必要である。大黄が主剤の**大黄甘草湯**が基本的な処方だが、腹部膨満感や腹痛の強い便秘には、大黄と芒硝を含む**調胃承気湯**、**大承気湯**などを用いる。

気虚や脾虚など、体力の無い虚証でやせ形の人の弛緩性便秘には、大黄では腹痛や下痢などを起こしやすいため、中枢性の消化管運動促進作用のある人参を含む処方が主体となる。補助的には、健胃・整腸作用のある陳皮や内臓を温める作用のある山椒（蜀椒）などを用いる。人参が主剤の**人参湯**や陳皮を加えた**六君子湯**や**柴芍六君子湯**＊（四逆散＋六君子湯）、**補中益気湯**など大黄を含まない処方を用いる。排便回数には寄与しないが、便秘に伴うガスによる腹部膨満感や腹痛に対しては、山椒が加わった**大建中湯**も有効である[10]。フレイル便秘は、この虚証の弛緩性便秘タイプに該当するものも多い。

2）実熱性便秘・瘀血性便秘

発熱など体温上昇に伴う体液喪失による便硬化が原因の実熱性便秘には、実証で体力がある場合には大黄を含む処方が主体となり、硬くなった便を軟らかくするために芒硝を加える場合もある。

第一選択薬は、実証肥満型の弛緩性便秘と同様で、**大黄甘草湯**や芒硝を加えた**調胃承気湯**である。体力があり、胸脇苦満・心下痞鞕があり便秘するものには**大柴胡湯**、高血圧症などで太鼓腹の実証で便秘するものには大黄に芒硝を加えた**防風通聖散**、のぼせ、顔面紅潮や精神不安、出血（鼻血、痔）などと便秘あるものには**三黄瀉心湯**、上腹部膨満し黄疸、便秘あるものには**茵蔯蒿湯**などを使用する。

また熱や脱水により血液が濃縮し、微小循環に異常をきたす瘀血病態で起こる瘀血性便秘には駆瘀血作用のある漢方薬を用いる。例えば気逆などにより慢性の熱感やのぼせなど体上部に充血やうっ血症状（瘀血）のある便秘には**加味逍遙散**が有効である。また更年期前の女性では黄体ホルモンが増える月経前の便秘が多く、日本では61％にあると報告[11]されているが、それは黄体ホルモン（プロゲステロン）には腸管から水分を引く作用があるため、黄体ホルモンが増える月経前に便が硬くなったり大腸の蠕動運動が抑制されたりするためと考えられている[12]。

表１　便秘に使用する漢方薬（＊は煎じ薬のみ　▒は高齢者やフレイル症例に適する処方）

便秘の種類	漢方処方	構成生薬	構成主生薬		
実証弛緩性便秘	大黄甘草湯	大黄・甘草	大黄４g		
	調胃承気湯	大黄・芒硝・甘草	大黄２g	芒硝0.5g	
	大承気湯	厚朴・枳実・大黄・芒硝	大黄２g	芒硝1.3g	枳実
虚証弛緩性便秘	人参湯	人参・白朮・甘草・乾姜	人参		
	六君子湯	人参・白朮・甘草・茯苓・半夏・陳皮・大棗・生姜	人参		
	柴芍六君子湯＊	人参・白朮・甘草・茯苓・半夏・陳皮・大棗・生姜・柴胡・芍薬	人参	芍薬	
	補中益気湯	黄蓍・人参・白朮・当帰・陳皮・大棗・柴胡・甘草・升麻・生姜	人参		
	大建中湯	人参・乾姜・山椒・膠飴	人参	山椒	
実熱性便秘	大黄甘草湯	甘草・大黄	大黄４g		
	調胃承気湯	甘草・大黄・芒硝	大黄３g	芒硝0.5g	
	大柴胡湯	柴胡・半夏・黄芩・芍薬・大棗・枳実・生姜・大黄	大黄１g	芍薬	枳実
	防風通聖散	滑石・白朮・桔梗・黄芩・石膏・当帰・芍薬・川芎・山梔子・連翹・薄荷・荊芥・防風・麻黄・生姜・大黄・芒消・甘草	大黄1.5g	芒硝0.7g	芍薬
	三黄瀉心湯	黄連・黄芩・大黄	大黄３g		
	茵蔯蒿湯	茵蔯蒿・山梔子・大黄	大黄１g	山梔子	
瘀血性便秘	加味逍遙散	芍薬・当帰・白朮・茯苓・柴胡・甘草・牡丹皮・山梔子・薄荷・生姜	芍薬	山梔子	
	桃核承気湯	桃仁・桂皮・甘草・大黄・芒硝	大黄３g	芒硝0.9g	桃仁
	大黄牡丹皮湯	桃仁・牡丹皮・冬瓜子・大黄・芒硝	大黄２g	芒硝1.8g	桃仁
	通導散	枳穀・当帰・紅花・厚朴・陳皮・木通・蘇木・大黄・芒硝・甘草	大黄３g	芒硝1.8g	枳実
寒冷性便秘	小建中湯	芍薬・桂皮・大棗・甘草・生姜・膠飴	芍薬		
	黄蓍建中湯	黄蓍・芍薬・桂皮・大棗・甘草・生姜・膠飴	芍薬		
	大建中湯	人参・乾姜・山椒・膠飴	人参	山椒	
	当帰四逆加呉茱萸生姜湯	大棗・当帰・桂皮・芍薬・木通・細辛・呉茱萸・甘草・生姜	芍薬	呉茱萸	
	五積散	蒼朮・陳皮・茯苓・白朮・半夏・当帰・厚朴・芍薬・川芎・白芷・枳殻（枳実）・桔梗・乾姜・桂皮・麻黄・甘草・大棗	芍薬	枳実	
痙攣性便秘	加味逍遙散	当帰・芍薬・白朮・茯苓・柴胡・甘草・牡丹皮・山梔子・薄荷・生姜	芍薬	山梔子	
	桂枝加芍薬大黄湯	芍薬・桂皮・大棗・甘草・生姜・大黄	芍薬	大横２g	
	小建中湯	芍薬・桂皮・大棗・甘草・生姜・膠飴	芍薬		
	黄蓍建中湯	黄蓍・芍薬・桂皮・大棗・甘草・生姜・膠飴	芍薬		
緊張性便秘	四逆散	柴胡・芍薬・枳実・甘草	芍薬	枳実	
	大柴胡湯	柴胡・半夏・黄芩・芍薬・大棗・枳実・生姜・大黄	芍薬	大黄１g	枳実
	桂枝加葛根湯	葛根・大棗・桂皮・芍薬・甘草・生姜	芍薬	葛根	
	葛根湯	葛根・麻黄・大棗・桂皮・芍薬・甘草・生姜	芍薬	葛根	
粘液不足性便秘	潤腸湯	地黄・桃仁・麻子仁・杏仁・枳実・厚朴・黄芩・甘草・大黄	大黄２g	麻子仁２g	枳実
	麻子仁丸	麻子仁・杏仁・芍薬・枳実・厚朴・大黄	大黄４g	麻子仁５g	芍薬
気うつ性便秘	柴胡加竜骨牡蛎湯	柴胡・半夏・桂皮・茯苓・黄芩・人参・竜骨・牡蛎・大棗・生姜	人参	（大黄）	
	四逆散	柴胡・芍薬・枳実・甘草	芍薬	枳実	
	大柴胡湯	柴胡・半夏・黄芩・芍薬・大棗・枳実・生姜・大黄	芍薬	大黄１g	枳実
	香蘇散	香附子・陳皮・紫蘇葉・甘草・生姜			
	半夏厚朴湯	半夏・茯苓・厚朴・紫蘇葉・生姜			

構成生薬は北里大学東洋医学総合研究所『漢方処方集』（第8版）に準拠。（大黄，芒硝の量はエキス剤で用いられている量）

このような月経前便秘や実証で月経痛や下腹部痛の強い女性の便秘には、便を刺激する大黄や潤す芒硝に加え、脱水などによる瘀血を改善する桃仁、牡丹皮など駆於血剤を加えた**桃核承気湯**や**大黄牡丹皮湯**、さらに当帰、紅花を加えた**通導散**などを用いる。

3）寒冷性便秘

虚証で冷えのある寒冷性便秘は、虚証の弛緩性便秘同様、大黄を用いると腹痛が強くなる場合があるため、大黄を用いず、腸管運動調節作用のある芍薬や山梔子を主体にし、内臓を温める作用のある乾姜や山椒、腸管血流改善作用のある呉茱萸などを利用する。

虚証で冷えがあり大黄が合わない寒冷性便秘には芍薬を主剤とした**小建中湯**や**黄耆建中湯**、腹が冷え癒着などによる便秘には山椒を加えた**大建中湯**などを用い、虚証で手足の冷え強く、冷えで腹が張り痛むいわゆる疝痛のある便秘には、呉茱萸や当帰を加えた**当帰四逆加呉茱萸生姜湯**、また寒冷により下腹部痛、腰痛、四肢の筋肉痛を生じ、便秘するものには、芍薬・枳殻（枳実）・厚朴・乾姜などを含み、消化管運動に及ぼす作用が強い**五積散**を用いる。なお枳実と枳殻の成分は同じだが、枳殻は枳実の熟した実であり、作用は枳実より弱いため、虚弱体質には枳殻の方が望ましいとされる。また五積散には麻黄が1g入っているため、胃腸が弱い高齢者には注意が必要である。

4）痙攣性便秘・緊張性便秘

基本的には、平滑筋弛緩作用のペオニフロリンや、神経筋接合部遮断作用のあるペオニクロリゲノンを含有し、骨格筋（横紋筋）とともに腸管壁内平滑筋の弛緩作用などを持つ生薬の芍薬を含む処方が主体になる。

便秘と下痢を交互に繰り返す痙攣性便秘（交代性便秘）には**加味逍遙散**、IBS（過敏性腸症候群）便秘型などの痙攣性便秘には大黄を加えた**桂枝加芍薬大黄湯**などを用いる。小児の痙攣性便秘には大黄は用いなくて良いことが多いことから、芍薬を主体とした**小建中湯**や**黄耆建中湯**などを用いる。

ストレスなどで過緊張となり便秘する緊張性便秘には平滑筋弛緩作用のある枳実を加えた**四逆散**やさらに大黄を加えた**大柴胡湯**などを用いる。また生薬の葛根にも消化管運動改善作用（Kassein R）があるため、旅行などで緊張すると便秘する急性緊張性便秘には**桂枝加葛根湯**や少量の**葛根湯**が有効な場合もある。

5）粘液不足性便秘

陰虚などにより体液や腸管粘液が欠乏し、兎糞状の乾燥した便になったもの（燥屎）には、腸管の刺激下剤である大黄のみでは効果が無い場合が多いため、オレイン酸やリノレン酸などの脂肪酸を含み、便を潤し滑りやすくする麻子仁に加え、筋弛緩や抗痙攣作用のある厚朴、腹痛・腹満・便秘・下痢などに効能がある枳実や、鎮咳作用だけでなく消化管運動促進作用のある杏仁などを含む**潤腸湯**や**麻子仁丸**などの粘滑性緩下薬を用いる。どちらも高齢者やフレイルによる便秘に有効だが、潤腸湯は、穏やかな下剤で腸蠕動も低下しがちな便秘に、粘液欠乏と共に腸蠕動がかなり低下している便秘には麻子仁丸の方が効果的という報告[13]もある。また麻子仁丸は甘草を含まないため偽アルドステロン症のリスクが少ないという利点もある[14]。

6）気うつ性便秘

実証の気うつや神経症に伴う便秘には、胸脇苦満などの腹診所見を目標に、柴胡を主体にした**柴胡加竜骨牡蛎湯**、**四逆散**、**大柴胡湯**などを用い、虚証でうつ傾向のある便秘には**香蘇散**などを用いる。また、虚証から中間証の神経症や気滞に伴う便秘には**半夏厚朴湯**を用いる。

鍼灸治療

停滞した大腸の働きを活性化する目的でよく用いられる経穴（ツボ）は、脾胃（消化吸収機能）に関係する陽明胃経と太陰脾経、任脈の中脘そして内臓機能に密接に関連する太陽膀胱経などに属する経穴が良く用いられる。以下に便秘の常用穴について解説する（図１）。

便秘には、腹部の経穴では、陽明胃経の**天枢**や**大巨**（他、梁門・関門・太乙・滑肉門・外陵）や太陰脾経の**腹結**・**大横**・**腹哀**、少陰腎経の**肓兪**（他、商曲・石関・陰都）、任脈の**中脘**などが用いられる。背部では腸管血流と蠕動を改善させ排泄力を高める太陽膀胱経の**大腸兪**・**関元兪**・**膀胱兪**・**会陽**や、直腸など仙骨内臓神経という交感神経と繋がる**八髎穴**（**上髎**・**次髎**・**中髎**・**下髎**）がよく用いられ、また下肢では陽明胃経の**足三里**や**上巨虚**などが、胃腸を刺激して排便リズムを作る便秘の常用穴として、さらに上肢では少陽三焦経の**支溝**などが慢性便秘に有効なツボとして良く用いられる。

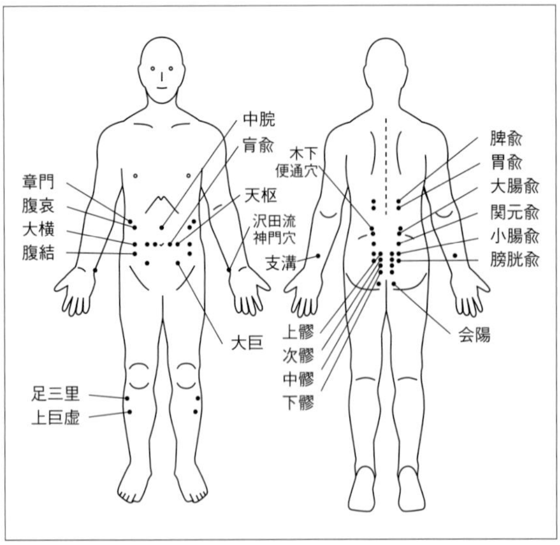

図１　便秘に用いられる代表的な経穴（ツボ）

特に最近では、足三里は交感神経刺激だけでなく、大脳中枢を介して迷走神経を刺激する特異的な経穴であることが研究で明らかになってきた[15]。また仙骨部の自律神経は副交感神経の神経支配はなく交感神経支配であることや[16]、骨盤内臓器の直腸などは、腰部交感神経と仙骨部交感神経から入力された骨盤神経節より神経支配を受けていることも明らかにされている[17]。

なお、治療手技としては、鍼以外にも、高齢者やフレイルの便秘、冷えに伴う便秘や虚証の便秘の治療には灸が効果的である。便秘の灸穴では、沢田健が発見し名穴として知られた**沢田流神門穴**[18]（尺骨茎状突起の真下にある陥凹部で心経と小腸経の中間に当たるところに灸３壮）、木下晴都氏が発見した**木下便通穴**（第四腰椎の左外方５cmのところに灸５～７壮）など特異的な灸穴があるが、それ以外にも**大横**・**章門**・**腹結**に灸５～７壮や手の**支溝**に５～10壮[19]や、**天枢**・**中脘**・**大腸兪**・**小腸兪**[20]などへの灸が有効とされている。その他、便秘にはこれら以外にも体力に合わせた指圧やマッサージ、さらに背部兪穴に対するソフトボールツボ押しなども効果的であるが、重度の骨粗鬆症を合併しているフレイルの患者には適応できない場合もあるので注意が必要である。

症例

症例１　患者：76歳、女性

主訴：便秘、冷え、めまい、不眠、食欲不振、肩凝り

既往歴：A型肝炎、潰瘍性大腸炎、高血圧、甲状腺機能低下症

現病歴：30代の頃に潰瘍性大腸炎になり、主に下痢の治療を継続してきたが、症状が改善し投薬は減薬後中止された。その頃から便は硬

く便秘になり、さらに食欲不振、体重減少、浮遊性のめまい、不眠、冷えなども加わり、通常の治療を受けるも改善しないため、当漢方外来受診。

診断：身長152cm、体重48.1kg、血圧128/79mmHg、脈拍80bpm、体温36.5℃。

（舌診） 淡紅色黄白苔

（脈診） 沈遅

（腹診） 腹力やや虚、軽度腹満、左胸脇苦満、左右臍痛

（背診） 肩背拘急、肩甲間部・仙骨部の筋緊張と圧痛あり。

便の性状は硬く腹部膨満感あり。便秘は粘液不足と仙骨部交感神経の過緊張により、冷えは下半身型冷え症によると診断。

治療：初診時より潤腸湯の煎じ薬に葛根5gと芍薬3gを加えた潤腸湯加葛根芍薬の煎じ薬（エキス剤なら潤腸湯＋桂枝加葛根湯に相当）を処方し、さらに仙骨部の八髎穴のうち圧痛のあるツボに対し、仰向けになりソフトボールを仙骨部に置いて体重をかけツボを押すソフトボールツボ押しを自宅にて行ってもらったところ、治療開始2週間後には便が出るようになり、2カ月後には便秘は完全に改善した。

症例2　**患者：90歳、女性**

主訴：腰背部痛、便秘

既往歴：狭心症、糖尿病・高脂血症、坐骨神経痛、骨髄異形成症候群、腎機能障害

現病歴：X−3年より体調不良あり、血液検査で血小板の低下あり、血液内科で骨髄異形成症候群と診断された。その頃から便秘になり、時に下痢にもなった。X−1年10月に当漢方外来受診し、気血両虚の診断にて、芍薬4g、黄耆4gに増量した人参養栄湯加酸棗仁の煎じ薬を処方し、元気が出てきたが、途中で服用しなくなると、3日から7日に1回ぐらいしか排便できず再び便秘が悪化した。さらに強い腰背部痛が加わったため、X年2月に鍼灸外来を受診し、治療を開始した。

診断：身長154cm、体重53.3kg、BMI 22.5、血圧149/80mmHg、脈拍81bpm、体温35.9℃

（舌診） 淡紅薄白苔、皺裂・瘀点あり

（脈診） 平（**六部定位脈診**）腎虚

（腹診） 腹力やや虚、胃内停水、左臍傍圧痛、左腸骨窩部圧痛

（背診） 肩背拘急、上部胸椎変形、腰部筋緊張と圧痛、左殿部痛。

便の性状は硬く腹部膨満感もある。便秘の原因は腰部・仙骨部交感神経の過緊張によるものと診断した。

治療：北里式経絡経筋治療として腎虚の本治法と共通基本穴に加え、標治として圧痛を認めた足の陽陵泉、上巨虚、上八風（行間、陥谷、旁谷、地五会）と、左の上髎、次髎、中髎などの経穴に15分間の置鍼を行い。腎兪、関元兪、臀中に灸頭鍼、督脈の神道、霊台、至陽、筋縮の各経穴に温筒灸を行ったところ、治療直後から便秘が改善した。

まとめ

高齢者の便通障害の背景には、腸管機能の老化だけでなく、体質や既往疾患の影響を伴いフレイル状態に陥りやすい要素が多い。湯液・漢方薬治療や鍼灸治療などは、長い歴史の中で、さまざまな病態に合わせた治療法が蓄積されているため、的確な診断と適応を間違えなければ、通常の便秘はもちろん、難治や高齢者・フレイルの便秘に対しても治療は十分可能である。

〈参考文献〉

1）Yuji Naito: Gut frailty: its concept and pathogenesis, Digestion, 105: 49-57, 2023
2）伊藤剛：五臓五腑の機能と働き カラダを考える東洋医学．朝日新聞出版，P42-53, 2018
3）ROME Ⅳ Diagnostic Criteria for Disorders of Gut-Brain Interaction（DGBI），ROME Fundation, 16 January 2016
4）Bharucha AE, Lacy BE: Mechanisms, evaluation, and management of chronic constipation. Gastroenterology, April; 158(5)：1232-1249, 2020
5）Nguyen VTT, Taheri N, Chandra A et al.: Aging of enteric neuromuscular systems in gastrointestinal tract. Neurogastroenterol Motil. June; 34(6)，2022
6）Sumida K, Molnar MZ, Potukuchi PK, et al.: Constipation and incident CKD. J Am Soc Nephrol. Nov 10; 28(4)：1248-1258, 2016
7）Sumida K, Molnar MZ, Potukuchi PK, et al.: Constipation and risk of death and cardiovascular events. Atherosclerosis. Feb; 281: 114-120, 2019
8）中島淳、大久保秀則、日暮琢磨：高齢者の慢性便秘症の病態と治療（特集　高齢者の腸疾患）．日本老年医学学会誌，57巻4号，2020
9）Liu X, Wang Y, Shen L, et al.: Association between frailty and chronic constipation and chronic diarrhea among American older adults: National health and nutrition examination survey. BMC Geriatrics, 23: 745, 1-9, 2023
10）Akira H, Yoshiko N, Naoki T: Effect of traditional Japanese medicin, daikenchuto（TJ-100）in patients with chronic constipation. Gastroenterology Research, 3 (4)：151-155, 2010
11）Machida K, Koide Y, Katsuno H, et al.: Questionnaire survey of bowel habit in Japanese medical personnel. J Anus rectum Colon, 5 (39)：297-305, 2021
12）伊藤剛：便秘．（改訂版）いちばんわかる！東洋医学の基本帳，株式会社学研，P214-215, 2024
13）石岡忠夫：高齢者の弛緩性便秘に対する潤腸湯と麻子仁丸の体力差を考慮した効果比較．漢方の臨床，43: 1431-1437, 1996
14）伊藤　剛：麻子仁丸、よく使う漢方製剤．月刊薬事（臨時増刊号），P190-192, vol.64 No.3, 2022
15）Lu MJ, Yu Z, He Y, et al.: Electroacupuncture at ST36 modulates gastric motility via vagovagal and sympathetic reflexes in rats. World Gstroenterol, May 21; 25(199)，2315-2326, 2019
16）Medina IE, Saha O, Boismoreau F, et al.: The sacral autonomic outflow is sympathetic. Science. Nov. 18; 354(6314)；893-897, 2016
17）Sivori M, Dempsey B, Chettouh Z, et al.: The pelvic organs receive no parasympathetic innervation, eLife, 12: RP91576, 2023
18）Lu MJ, Yu Z, He Y, et al.: Electroacupuncture at ST36 modulates gastric motility via vagovagal and sympathetic reflexes in rats. World Gstroenterol, May 21; 25(199)；2315-2326, 2019
19）Medina IE, Saha O, Boismoreau F, et al.: The sacral autonomic outflow is sympathetic. Science, Nov. 18; 354(6314)；893-897, 2016
20）Sivori M, Dempsey B, Chettouh Z, et al.: The pelvic organs receive no parasympathetic innervation, eLife, 12: RP91576, 2023
21）代田文誌：37便通．灸療雑話，P100, 医道の日本社，1942
22）入江靖二：図説 深谷灸法－臨床の真髄と新技術－．P220, 緑書房，1980
23）深谷伊三郎：家伝灸物語．P132, 三景，1982

フレイルと高齢者の便秘
～伝統医学による治療とセルフケアを中心に～

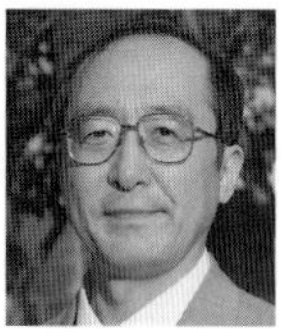

高嶺の森の診療所、
フジ虎ノ門整形外科病院 東洋医学総合診療科　関 隆志（せき たかし）

Frailty and Constipation in the elderly: With a focus on Traditional Medicine and self-care

Takashi SEKI

フレイルによって引き起こされる便秘は予後に大きな影響を与えることが知られており、その対策を知っておくことは大きな意義があります。便秘の種類とその治療方法について、伝統医学、生活習慣の改善などの観点から概説しました。この病態に対しては、異なる観点からの総合的な予防と治療が有効だと思われます。

フレイルの症状と予防・治療

わが国では体重減少、筋力低下（握力）、疲労感、歩行速度の低下、身体活動量の低下のうち３項目以上当てはまる状態をフレイルと定義しています[1)]。つまり体重減少、筋力低下（握力）、疲労感、歩行速度の低下、身体活動量の低下、栄養状態などの状態を改善することでフレイルの予防と治療が可能ということになります。

高齢者の便秘の原因

原因は多岐にわたり、加齢に伴う結腸や骨盤底筋の生理学的変化、二次的要因として複数の慢性疾患（糖尿病、認知症、パーキンソン病など）、多剤併用（ポリファーマシー：抗コリン薬、カルシウムチャネル遮断薬、NSAIDs など）、運動不足、食物繊維や水分摂取の不足、便意の無視が報告されており、これらの要因が重なり合って便秘を起こすとされています。

このように便秘の原因はフレイルだけではありません。そもそも、そのひとの便秘がフレイルによるものかどうかを見極めるのは困難です。便秘はフレイルによっておこる可能性がありますが、そうではない場合もあるのです。ですから大切な事は便秘の原因を見極めることです。もちろん、フレイルを改善することで結果的に便秘が治る場合もあります。

繰り返しになりますが、大切なことは**フレイルであるかどうかではなく、便秘の原因を慎重に調べること**です。

本稿では、高齢者の便秘を治すための経穴、漢方薬（方剤）、食材について東アジアの中国伝統医学（中医学）から、また更に南アジアの伝統医学であるアーユルヴェーダの観点からもまとめてみます。

漢方薬の有用性

高齢者に対する多剤併用は薬物有害事象の頻度を増やすと報告されています[2)]。漢方薬は結果的に複数の症状に同時に対応することができるように開発されてきたともいえるため、多剤併用による有害事象の軽減に寄与する可能性がありますし、フレイルのさまざまな要素を改善できるという報告があります[3]。またわが国では処方箋なしで購入できる一般用医薬品の漢方薬が多くあることは国際的にはめずらしい有利さということができます。

中医学による便秘の治療

経穴・漢方薬（方剤）・食材の例とその効能（一部）

一般に、鍼灸治療も漢方薬治療もまた薬膳も、ひとりの１つの症状を治す有効な方法は複数あることが一般的です。従いまして、今回ご紹介する治療法はあくまでもそのうちの１つに過ぎないとご承知ください。記載したそれぞれの効能は中医学の用語を用いています。くわしくは文末の参考文献[4, 5, 6]等をご覧ください。

腸胃実熱：胃腸に熱がこもって便が硬くなった状態

【症状】便秘（乾燥した硬い便）、腹部膨満感、口渇、口臭、顔面紅潮、舌質紅、舌苔黄厚

【経穴】天枢（調理腸胃、理気和営、通腸滞）、大腸兪（調腸腑）、上巨虚（清熱利湿、通腑化滞）、足三里（補助胃腸、健脾運）

【漢方】大承気湯（泄熱通腑、攻下泄熱）、小承気湯（攻下泄熱）、調胃承気湯（泄熱通腑、攻下泄熱、潤燥軟堅）、麻子仁丸（涼血養血、潤腸通便）

【食材】キュウリ（清熱利水）、レタス（清熱利尿）、白菜（清熱止渇、通利腸胃）、アロエ（清熱解毒、通便）、西瓜（清熱解暑、除煩止渇、利小便）、梨（清熱、止咳化痰、生津潤肺、潤燥生肌、解酒毒）、バナナ（清熱潤肺、潤腸通便）、蜂蜜（補中潤肺、止痛潤膚、潤腸通便、解毒）、緑豆（清熱解毒、利水消腫、止渇、解酒）

気血両虚：排便するエネルギー（気）と体に栄養、便に潤いを与える血が不足した状態

【症状】慢性的な軟便または硬便、排便困難感、疲労感、顔色蒼白、食欲不振、舌質淡、舌苔薄白

【経穴】中脘（健脾化湿、調理脾胃）、気海（益元気、昇陽補気）、三陰交（補脾胃、助運化、壮気血）、太渓（滋陰益腎）

【漢方】六君子湯（健脾益気）、四物湯（補血）、人参養栄湯（気血双補）

【食材】小松菜（補血、健脾）、ほうれん草（養血潤燥、通便）、人参（健脾化湿、養血）、ジャガイモ（健脾益気）、サツマイモ（補気、健脾胃、潤腸通便）、ナツメ（補中益気、養血安神、生津、健脾）、クコの実（滋補肝腎、明目、潤肺）、アーモンド（健脾養血）、黒キクラゲ（養陰潤燥、利腸涼血、止血、益精）、菊の花（疏散風熱、平肝明目、解毒）、牛肉（益気血、補脾益胃）、蜂蜜

肝鬱気滞：精神的なストレスにより肝の気の流れが悪くなった状態

【症状】便秘と下痢が交互に起こる、腹部膨満感、イライラ感、胸脇苦満、ため息が多い、舌質正常、舌苔薄白

【経穴】太衝（疏肝理気）、行間（疏肝理気）、内関（寧心安神、理気和胃）、肝兪（疏肝利胆）

【漢方】柴胡疏肝散（疏肝解鬱、疏肝理気）、加味逍遙散（疏肝解鬱）

【食材】柑橘類、大根（生用：寛中下気、発散、消食化痰　熟用：行気、通便）、山楂子（さんざし）（消食化積、助消化、理気；オンラインで購入できます）、セロリ（平肝清熱、散瘀破結、涼血、健胃鎮痙）、春菊（化痰利気）、タマネギ（和胃降逆）、蕎麦（下気利腸）

脾虚気滞：消化器の機能低下により気や血が不足したり滞った状態

【症状】軟便または硬便、腹部膨満感、食後

の腹部不快感、食欲不振、倦怠感、舌質淡、舌苔薄白

【経穴】脾兪（健脾化湿）、足三里、中脘、天枢

【漢方】香砂六君子湯（健脾抑肝）、半夏厚朴湯（行気解鬱、降逆化痰）

【食材】山芋（益気養陰、養胃、補脾止瀉、固腎、収摂、益精補肺）、蓮の実（補脾渋腸、養心安神、益腎固精）、ナツメ、フジ豆（健脾化湿，和中消暑）

脾腎陽虚：消化器や腎が冷えて機能低下になっている状態

【症状】慢性的な軟便、腹部冷感、下腹部の冷えと痛み、腰膝酸軟、倦怠感、舌質淡胖、舌苔白滑

【経穴】関元（温腎壮陽）、命門（温陽補腎）、脾兪、腎兪（益腎気、温下焦）

【漢方】附子理中湯（補益脾腎、温中散寒）、八味地黄丸（温補腎陽）

【食材】ニラ（温陽化気）、山芋、カボチャ（補中益気、化痰解毒、除湿）、コショウ（温中下気）、山椒（温中消腫）、シナモン（疏風散寒、発汗解表、温経通脈）、乾燥ショウガ（発汗解表、温中止嘔、化痰止咳、解毒）、ニクジュヨウ（補腎陽、益精血、潤腸通便；オンラインで購入できます）、羊肉（補気、補虚損、補腎暖中、暖腰膝）

陰虚津虧：必要な潤いや栄養が不足して、便が硬くなった脱水に近い状態

【症状】乾燥した硬い便、排便時の灼熱感、口乾、咽乾、五心煩熱、潮熱、舌質紅、少苔または無苔

【経穴】三陰交、太渓、照海（通過清熱、益腎陰）、腎兪

【漢方】六味地黄丸（益腎壮水、養陰生津）、八仙丸（滋陰肺腎）

【食材】バナナ（清熱潤肺、潤腸通便、清暑熱毒）、マンゴー（益胃止吐、生津解渇、利尿）、黒ごま（補益精血、滋補肝腎、潤燥滑腸）、サツマイモ、牛乳（補気虚、益肺胃、生津潤燥、止渇）＋蜂蜜、ユリ根（潤肺止咳、清心安神）

関連する私たちの研究

神闕（健運脾陽、和胃理腸）を中心に温めることで、大腸に血液を送る上腸間膜動脈の血流量が増加し[7]、大建中湯の内服によっても同様の現象が観察されます[8]。これらの治療によって、腸管の運動が改善されることが示唆されます。

また、嚥下反射を改善するとされる２つの経穴、足三里と太渓（これについては本稿では割愛します）にさらに腰の腎兪を加えて刺激をすると、歩行障害のある人の歩行機能が改善する可能性が示され[9]、この鍼治療もまたフレイルの予防、改善に繋がることが期待できます。

これらの治療法は家庭でも活用することができ、いずれもフレイルの予防・治療と便秘の改善に寄与すると思われます。

中医学の観点で便秘の原因とその治療方法をご紹介しましたが、ひとりの便秘の原因が複数あることは珍しくないと思われます。そうした状態は便秘の原因を推測することを困難にします。同時に複数の証がある場合の治療は、重症度の高いものから治療をすることが原則です。複数の証の重症度に差がない場合は、その人の希望する症状から取り除きます。また、複数の証があり、それらが原因と結果の関係がある場合は、原因となる証を治療することは、再発防止につながります。

興味深い経過を辿った実際の症例をご紹介します。

症例

患者：89歳、男性

初診：X年Y月19日

主訴：1）寒くて布団の中で足が温まらない。2）夜中に目が覚める。3）尿意を覚えてもトイレに行く前に漏れてしまう。4）意識しないうちに大便を失禁するがまた一方で便を出そうと思っても下剤を内服しないと排便できない。5）歩行のとき足底が接地している感じがなくまっすぐ立つのが難しい。6）もの忘れ：買い物に行く時に買う物を書いたメモをしょっちゅう忘れる。7）朝、手指を握ると開きにくく、腫れている感じがする。寒い時は指を動かしにくい。8）こたつに足を入れてテレビを観ていると横になりたくなり、知らないうちに眠っている。

内服薬（他の医療機関より）：下剤（マグミット錠（緩下剤）、ラキソベロン内用液（刺激性下剤））

既往歴：特になし。

弁証：主訴1）から5）は腎陽虚でよく見られる症状です。

4）は脾気虚にも関連しているかもしれません。

6）認知機能の低下の原因の1つは痰湿とされています。

7）は痰湿がある時によく見られ、医学部では関節リウマチの初期症状として教育しています。中医学の観点からは関節リウマチの原因には津液の流れが滞った痰湿が大きな役割を果たしていると考えます。痰湿は平易な表現では浮腫に近い概念です。これは食欲不振や軟便、下痢、易疲労感を主症状とする脾気虚や、前述の腎陽虚でも生じる病理産物とされています。現代医学でもめまいを起こすメニエル病が内耳のリンパ液の量や圧力の異常で起こることが知られています。

8）は腎陽虚でも痰湿でも起こる症状です。

以上のことから、腎陽虚と痰湿が主たる病態と診断しました。

治療経過：

Y月19日（初診）：腎陽虚に対して八味地黄丸、痰湿には桂枝加朮附湯を処方。

Y+1月16日：朝の手指の腫れている感じが消失。比較的順調に毎日排便できるようになった。残便感があり排便した後で失禁することは続いている。尿意を我慢しなければ尿失禁はなくなった。

Y+2月14日：朝に手指が開きにくいのが少し改善。以前から飲んでいた下剤（マグミット、ラキソベロン）の量を調整するとうまく排便できるようになってきた。

Y+5月8日：週に1回くらい気持ちよく排便できる。大便は初め固くて後は柔らかい（これは脾気虚の典型的な症状）。脾気虚の症状があるため脾気を補うため六君子湯を追加した。

Y+8月7日：大便が固いことがある。食欲があるが軟便のときもあるため、六君子湯を中止して痰湿を排除するため五苓散（温陽化飲、燥湿行水）の処方を開始した。

Y+10月5日：便通が毎日あり順調。

その後、X+2年になり再び便秘となった。今回は便が硬いため、便を柔らかくするために六味地黄丸を開始した。痰湿を減らそうと祛湿しすぎたため、陰虚になってしまったと考えられる。

その1カ月後　六味地黄丸を処方しても便秘の改善がみとめられないため、六味地黄丸を中止して潤腸湯（滋陰補血、潤腸通便）を処方した。

その３週間後　毎日排便するようになった。

まとめ：この症例では、便秘のおもな原因が、腎陽虚、脾気虚、痰湿、腎陰虚と変遷したと考えられます。このようにひとりの人の便秘の病態が治療の影響もあり、変化する場合があり、その都度、治療方法を適切に変える必要があったことは示唆に富みます。

アーユルヴェーダの観点から見た便秘の原因

南アジアの古代インドに発する伝統医学アーユルヴェーダでは、人の体質に三つあり、それをドーシャと呼びます。その一つがヴァータです。ヴァータは「風」や「動き」を意味し、体内のエネルギーの流れや動きを司ります。

ヴァータドーシャの特徴：

1．性質：軽い、冷たい、乾燥、動きやすい
2．関連する要素：空気と空（エーテル）
3．身体的特徴：細身で筋肉が少ない体型、乾燥しやすい肌や髪、冷え性
4．精神的特徴：創造的で活発な思考、変化を好む、ストレスに敏感
5．健康面：消化器系の問題（便秘、ガスなど）、不眠や不安が生じやすい

ヴァータが調和している状態では、創造性や適応力が高まります。一方、バランスが崩れると、不安や消化器系の問題が生じ、腸の乾燥と緩慢な排便障害を起こすことが知られています[10),11),12)]。

アーユルヴェーダによる便秘の治療

ヴァータドーシャの乱れを鎮めることで便秘が改善すると考えられています。

以下の食材はヴァータを鎮め、便秘を改善する効果が期待できるとされています。

生姜（消化を促進し、腸の動きを活発にする）、ニンニク（アグニ（消化の火）を高め、腸内環境を整える）、玉ねぎ（腸の動きを促す）、アロエ（腸の潤いを保ち、便の通過を助ける）、ナッツ類（適度な油分を含み、便の滑りをよくする）、ギー（消化を助け、腸の粘膜を保護する）、温かいスープや白湯など消化を助ける温かい食事（腸を温め、便の通過を促進する）、レーズンウォーター（食物繊維とミネラルが豊富で、腸内環境を整える）。

消化を促進し、便秘解消に効果的なスパイスとしては、クミン（腸の動きを活発にする）、アジョワン（ガスを除去し、腸の動きを促す）、シナモン（消化を助け、腸内環境を整える）などが挙げられます。

避けるべき食材としては、ジャガイモ・キャベツ・カボチャ（ガスを生成しやすく、便秘を悪化させる可能性がある）、冷たい飲食物（腸の動きを鈍らせる可能性がある）、渋味の強いお茶類（過剰摂取は便秘を悪化させる可能性がある）などが知られています。

アーユルヴェーダのその他の推奨事項

規則正しい食事：１日３食、決まった時刻に食事をすることで、腸の動きを整えます。

これらの食材を取り入れつつ、個々の体質（プラクリティ）に合わせた食事法を心がけることが重要です。また、適度な運動や十分な水分摂取も便秘改善に効果的とされています。

上記の考え方は中医学で推奨されているものと、共通のものがあることが分かると思います。また、避けるべき食材を具体的に示していることは、大変参考になるのではないでしょうか。

中医学のバイブルともいうべき『黄帝内経』にも暴飲暴食をせず、規則正しい生活をすると

長寿になるという記載（上古天真論；「食飲有節起居有常不妄作勞」）がありますが、病気の治療をする時に食材だけではなく、生活習慣にも踏み込んでいる点でアーユルヴェーダも中医学も現代人に大切な示唆を与えてくれる伝統医学ということができます。

だれにでもできる生活指導による便秘の治療法

1．食生活の改善：食物繊維の摂取（野菜、果物、全粒穀物、豆類など）、善玉菌の補給（乳酸菌やビフィズス菌などのプロバイオティクスを含む食品：ヨーグルト、発酵食品）、脂質の適度な摂取、水分補給
2．排便習慣の確立（決まった時刻にトイレに行く）、排便姿勢の工夫
3．適度な運動（腹筋や体幹を鍛える軽い運動（散歩、ストレッチ））、高齢者でも無理なく続けられる運動（ガーデニングや体操）
4．規則正しい生活リズム
5．社会的交流

総合的アプローチがより有効

フレイルによる便秘の予防と治療には、上記の方法を組み合わせた総合的なアプローチがより効果的と考えられます。個々人の状態に合わせて、生活習慣（食習慣、運動習慣）の改善、現代医学的治療、伝統医学の治療を活用することが重要です。定期的な経過観察を行い、必要に応じて治療内容を調整していくことで、フレイルによる便秘の改善と患者のQOL向上を目指すことができるのではないでしょうか。

〈参考文献〉

1）荒井秀典編集主幹：フレイル診療ガイド 2018年版. ライフサイエンス出版, 東京, 2018
2）Kojima T, Akishita M, Kameyama Y, Yamaguchi K, Yamamoto H, Eto M, et al.: High risk of adverse drug reactions in elderly patients taking six or more drugs: analysis of inpatient database. Geriatr Gerontol Int., 12（4）: 761-2, 2012
3）日本老年医学会ほか編：高齢者の安全な薬物療法ガイドライン2015. メジカルビュー社, P139-151, 2015
4）李 丁：天津中医学院他. 針灸経穴辞典. 東洋学術出版社, 1998
5）神戸中医学研究会：中医臨床のための方剤学. 東洋学術出版社, 2012
6）竹内郁子：先人に学ぶ食品群別・効能別どちらからも引ける 性味表大事典 改訂増補版. ブイツーソリューション, 2017
7）Takayama S, Seki T, Watanabe M, Takashima S, Sugita N, Konno S, et al.: Changes of blood flow volume in the superior mesenteric artery and brachial artery with abdominal thermal stimulation. Evidence-based complementary and alternative medicine: eCAM., 214089, 2011
8）Takayama S, Seki T, Watanabe M, Monma Y, Sugita N, Konno S, et al.: The herbal medicine Daikenchuto increases blood flow in the superior mesenteric artery. The Tohoku journal of experimental medicine, 219（4）: 319-30, 2009
9）Seki T, Kurusu M, Arai H, Sasaki H. Acupuncture for gait disorders in the elderly. Journal of the American Geriatrics Society, 52(4): 643-4, 2004
10）Ayurvedic Treatment For Constipation in Pune- Dr. Manoj Deshpande https://www.kalpataru-ayurved.com/service/ayurvedic-treatment-for-constipation/
11）Constipation Ayurvedic Treatment - Dheemahi Ayurveda https://dheemahiayur.com/constipation-ayurvedic-treatment/
12）Causes & Treatment with Constipation Medicine in Ayurveda https://www.elixirayurveda.com/blogsdetails/decoding-constipation-causes-complications-and-ayurvedic-treatment-with-ayurvedic-constipation-medicine

Special Topic
特集

在宅訪問治療利用者の『便秘』
～その訴えと鍼灸介入での施術戦略～

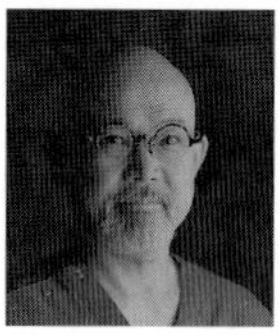

病鍼連携連絡協議会、大磯治療院グループ総院長
〔https://Ichacc.jp/〕〔www.oiso-chiryouin.info〕
長谷川（はせがわ） 尚哉（なおや）

Home-visit Medical Treatment Patients' Constipation: Their Problems and Therapeutic Strategies Using Acupuncture and Moxibustion

Naoya HASEGAWA

訪問マッサージやはり灸加療における「便秘」の訴えについて、同意を得た上で介入する立場として、便秘の愁訴にどのように対処するかについて、経験を踏まえ記すことにした。本稿では、施術担当者として多職種連携の一員としての配慮ある介入や情報開示、報告方法の論点を中心に記述する。

便秘の定義と頻度の一般

『便通異常症診療ガイドライン2023（以下、ガイドライン2023)』によれば、「本来排出すべき糞便が大腸内に滞ることによる兎糞状便・硬便、排出回数の減少、または糞便を快適に排出できないことによる過度な怒責、残便感、直腸肛門の閉塞感、排便困難感を認める状態」と定義されている。このガイドラインでは、便秘を“疾患名”や“症状名”ではなく、“状態名”と定義している[1)]。

また、2022年の国民生活健康基礎調査によれば、便秘有訴者率は入院者を除き35.9%、65歳以上では男性68.1%、女性73.8%（複数回答）と報告されており、高齢者における便秘の頻度は高いと考えられる[2)]。

ただし、本稿の対象である在宅や訪問治療における『便秘』については、この頻度を適用することは難しい。そこで、弊所の訪問施術利用者が抱える愁訴の一例として『便秘』が挙げられた例を集計した。なお、これはあくまで一施術所の実際であることを留意いただきたい。

当院における便秘の訴え頻度と介入について

弊所にて医師の同意のもと訪問施術を実施した利用者のうち、『便秘』が訴えとして挙げられたケースの総数と頻度を集計した。その結果、サービス付き高齢者向け住宅（以下、サ高住）やグループホーム（以下、GH）入所者（施設内ケアマネジャー：CMよりの紹介事例）、ご自宅への訪問利用者（居宅介護支援事業CMからの紹介事例）において大きな隔たりがあった（図1）。

サ高住、GH入居者は、自宅にて介護が難しくなった廃用症候群患者において便秘はいわばありきたりの症状であり、積極的な介入が為されていないのではないかと実感した。一方で自宅介護状態の利用者においては訴えとして排便

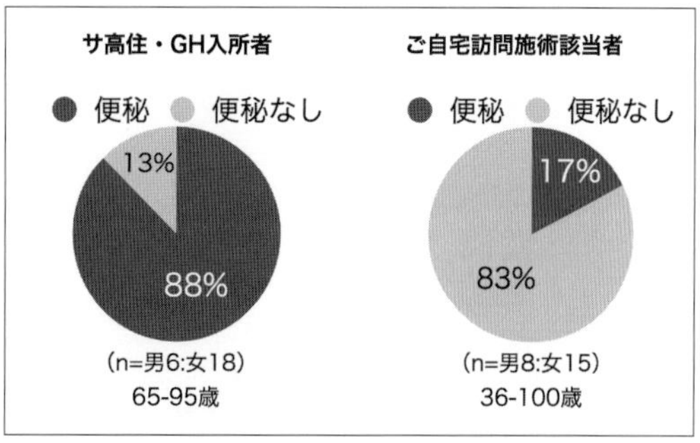

図1　施設利用者と自宅訪問者における便秘有訴者

の訴えは聞くことが多いが、排泄問題が生じていない利用者が多かった。

『ガイドライン2023：慢性便秘症』において慢性便秘症への薬剤の推奨度は「強」推奨レベルは「A」であり[1]、これは私ども鍼灸、マッサージ等の推奨と比べるべくもない状況である。従ってその処方薬の情報を知っておくことは東洋医学者としても重要であると考える。ここに処方薬剤の名称、年齢ごとの処方例数を集計し、表記、グラフ化した（表1、図2）。

利用者の処方薬については年齢層における一貫性は認められず、主病変などとのクロス集計が必要に思われたが、本稿では割愛する。

東洋医学的介入の注意

便秘有訴者への東洋医学的介入では、多職種連携のルールに基づく実施が重要である。特に施設入居者への介入においては、利用者本人から意思が伝達されない場合も多く、キーパーソン（以下、KP）からは「医師の処方で既に介入が行われている」という理由で特別な依頼を受ける機会が少なかった。一方、自宅訪問施術利用者では意思疎通が得られやすく、便秘への介入の可否について相談を受ける機会があった。しかし、相談を受けたからといって即時に介入を開始するのは慎重さを要する。

医師の同意書に記載されている内容は、基本的には傷病名や症状に対する鍼灸・マッサージへの同意であり、便秘に対する同意ではない。また、便秘への東洋医学的介入は療養費適用外となるため、自費扱いや無償での実施が原則である。この場合でも、介入前に医療・介護担当者に対して、エビデンス情報、手法、頻度、改善の判定方法などを事前に説明し、許諾を得る必要がある。

表1　便通異常症診療ガイドライン2023ー慢性便秘症における薬剤処方のエビデンス

推奨度	エビデンスレベル	分類	代表薬の例
強	A	浸透圧性下剤	塩類下剤：酸化マグネシウム 糖類下剤：ラクツロース、D-ソルビトール 浸潤性下剤：ジオクチルソジウムスルホサクシネート（ピーマス配合錠） 高分子化合物：PEG（モビコール配合内用剤）
		粘膜上皮機能変容薬	アミティーザ（ルビプロストン） リンゼス（リナクロチド）
		胆汁酸トランスポーター阻害薬	グーフィス（エロビキシバット）

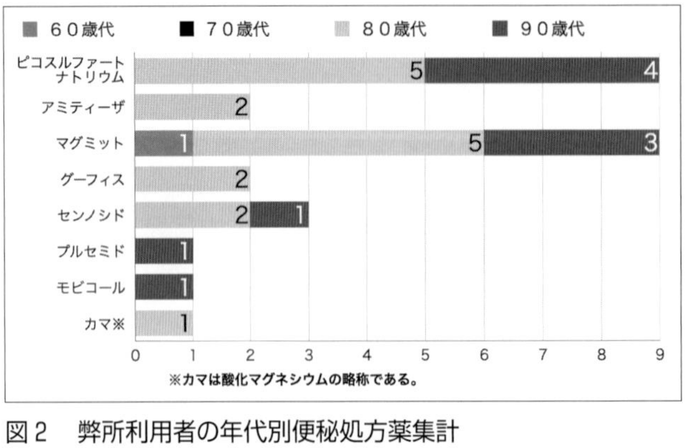

図2　弊所利用者の年代別便秘処方薬集計

1．介入についての考え方

『図解鍼灸療法技術ガイド』によれば、鍼灸介入の対象は機能性便秘症や便秘型過敏性腸症候群を含む一次性便秘症であり、二次性便秘症は医療機関を優先すべきとされている[3]。鍼灸治療の基本は慢性便秘症の病態に基づく治療方針を立てることであり、体性内臓反射機転および自律神経支配に基づく施術が推奨される。

ただし、臨床研究におけるエビデンスが限られているため、チーム医療内での許諾を得ることが困難な場合も多い。既に投薬治療が行われている場合は、併療の可否を判断する必要があり、その場合も利用者本人やKPに対して丁寧な説明を行い、実費請求の方針を明確にすべきである。

2．体性―自律神経反射をもちいた選穴についての情報とSDMの必要性

矢野は大腸の部位、自律神経支配、およびデルマトーム上の経穴との関係を指摘している[3]（表2）。これらを刺激点とする鍼灸施術の提案が考えられる。しかし、訪問治療利用者では易感染性や皮膚脆弱性、免疫応答性の低下などのリスクがあるため、介入の許可を得ることは難しい可能性がある。

こうした状況では、複数名が相談・協力しながら意思決定を行う「シェアード・ディシジョンメイキング（以下、SDM）」が必要となり、当事者間で情報を共有し、介入方針を合意形成することが求められる。SDMについては、2022年時点でドイツのハンブルグ・エッペンドルフ大学医療センター開発のSDM-Q-9/SDM-Q-Docでの評価が一般化されており、参照されたい[4]。

表2　大腸を支配する自律神経と経穴との関係

大腸の部位	交感神経		副交感神経	
	Th_{9}～$_{10}$	Th_{11}～L_{2}	迷走神経	骨盤神経
上行結腸 横行結腸	○		○	
下行結腸 S状結腸 直腸		○		○
経穴	肝兪 胆兪	脾兪・意舎 胃兪・胃倉 三焦兪・腎兪 天枢・腹結 便秘穴・大巨	耳穴の 肺点	次髎 中髎

図解鍼灸療法技術ガイド．臨床の場で役立つ実践の全て．Ⅱ-5出版元文光堂より許可を得て抜粋

一般通所施術における便秘の愁訴の発覚と介入方法、実績

さて、筆者の施術所では28年自費の施術を実施してきた。施術所への受療は主訴が明確化されるので受療理由は二の次となる場合が多い。藤沼はかねてからさまざまなインタビュー、掲載記事、エッセイなどで「主訴と受診理由は違う」と述べている[5]が、本論で取りあげた「便秘」は一般鍼灸施術所主訴としては多くはみられない。しかしながら、肩こりで来院された患者が複数回来訪の後、施術のさなかに慢性便秘を訴えることがある。

本稿で取り上げたとおり、慢性便秘への対処では主流は薬剤によるものであり、中には医療機関を受診せず、ドラッグストアなどで複数の便秘薬・サプリメントの服用経験を経て改善感が得られず、鍼灸あるいはマッサージに可能性はあるかを打診されることがほとんどである。

市販薬はビサコジル製剤，センノシド製剤、ピコスルファートナトリウム水和物製剤、酸化マグネシウム製剤が中心であり、医療機関からの処方薬と同成分、低用量のものが流通している。そのことから、患者からは特に医療機関を受診するわけでもなく漫然と服用しているという事実を聞くことが多い。これはいわゆる便のトラブルを抱えていることが恥ずかしいという心理的配慮が働くからではないかと思う。通常服用指示量では著効感が得られず、多種類を併用したりする場合が多いのではないだろうか。

来院患者から便秘についての情報を得た場合、問診事項は便の性状（ブリストル便形状スケールが有用、検索参照されたい）、生活習慣、家族歴などを踏まえ、鑑別に注意し、医療機関受診先行が必要な二次性便秘症が疑われる場合は丁寧に説明し、ご自身での受診を促すか、ご高診願いによるかかりつけ医への情報提供を実施する。

主訴に挙げられた便秘が機能性便秘の慢性便秘症と考えられた場合、基本は生活環境全般の聴取が望ましい。適切な食事と運動の指導、家庭薬、サプリメントなどの情報は正しい情報を適時更新しつつ、丁寧に説明できるように心がけたい。ここに市販緩下剤、サプリメント情報

を簡略化して提示するので参照されたい（表３）。

〈後藤式按腹術〉

施術においては先に示した配穴による鍼灸施術も必要だが、筆者は母校にて学んだ『後藤式按腹術』を適用している。後藤式按腹術は腸管への物理刺激を旨とする手法であり、特に結腸部の糞塊を叩打法を用いて排出を促すなどの方法論を含み、施術直後効果が高い。来訪患者の腹部施術の症例を記す。

症例　患者：32歳、女性

症状：家族歴がある慢性便秘症

主訴：当院への施術希望は肩こり腰部痛、生理不順等であり、婦人科では子宮筋腫の診断歴あり。経過観察。

問診：食物線維の摂取に気を配るが運動不足で腹圧もかけられず排便不備が５－６日続く。訴えがある日の腹部の膨隆は下腹部に著明、左鼠径靭帯上部に押圧時に糞塊様の硬結を触知できる。

施術：〈仰臥位〉股関節屈曲、膝関節屈曲位をタオル、膝枕等で調整し、腹部への温熱療法（ホットマグ利用）の後、後藤式按腹術を施行。施術中に便意が発生し、当院トイレにて排便となる。

考察：本事例では腹圧の強化指導、食生活の指導と共に排便時肢位など糞塊通過のための解剖学的な知識の指導も実施。複数回対症療法的に後藤式按腹術を受療され、喜ばれた事例であった。

表３　市販緩下剤・サプリメントの成分と作用機序

分類	目的	代表薬の例 ※サプリメントにおいては関連物質と効能書きを記述
刺激性下剤	腸の蠕動の低下、排便の我慢などにより便意受容低下の発生に対して	コーラック（ビサコジル製剤） スルーラック（ビサコジル、センノシドサイドカルシウム配合剤） ビューラックソフト（ピコスルファートナトリウム水和物製剤） 新ウィズワン（センノシド製剤） 山本センナST錠（センナ末） コーラックハーブ（センノシド、甘草エキス製剤）
非刺激性下剤	食事内容ならびに水分摂取量不足、便の腸管内貯留時間の延長による硬質便の改善に対して	ボラギノールスムース（水酸化マグネシウム製剤） 酸化マグネシウム便秘薬（酸化マグネシウム製剤） 3Aマグネシア（酸化マグネシウム製剤） コーラックＭ（酸化マグネシウム製剤）
サプリメント	食物繊維による便量増加、栄養素過吸収の抑制	食不溶性食物繊維はセルロース・ヘミセルロース・キチン・キトサンなど 水溶性食物繊維にはペクチン・グルコマンナン・アルギン酸・アガロース・アガロペクチン・カラギーナン・ポリデキストロースなど それぞれ便中不消化物による保水、脂質、糖質、ナトリウム吸着により排出推進作用があるとされる。
サプリメント	乳酸菌、オリゴ糖による腸管細菌叢の改善、善玉菌の補充	乳酸菌ではビフィズス菌類は大腸に存在、乳酸菌は小腸に存在、乳酸、酪酸を産生。摂取することで腸内環境の恒常性維持に役立つとされる。

筆者により各薬品製造元、サプリメント情報を横断的に調査し、まとめて記載。

さいごに

「在宅訪問治療利用者の」というテーマで執筆を依頼されたが、本稿では治効理論よりも、介入の有用性の担保や方針をチーム医療内で合意形成することの重要性に焦点を当てた。現代医療と東洋医学が協働し、利用者の利便性を高めることができれば、本稿の意義は大きいと考える。

〈参考文献〉

１）便通異常症診療ガイドライン2023：慢性便秘症；便通異常症診療ガイドライン作成委員会編，南江堂，2023
２）2022（令和４）年　国民生活基礎調査の概況　統計表 https://www.mhlw.go.jp/toukei/saikin/hw/k-tyosa/k-tyosa22/dl/06.pdf
令和５年12月20日閲覧
３）矢野他：図解鍼灸療法技術ガイド　臨床の場で役立つ実践の全て．Ⅱ－5　pp32-40，文光堂，2024
４）共有意思決定支援サイト：国立研究開発法人 国立長寿医療研究センターホームページ https://www.ncgg.go.jp/hospital/overview/organization/zaitaku/eol/sdm/
５）藤沼康樹：卓越したジェネラリスト診療　入門．医学書院，2024

Special Topic
特集

肝虚陰虚熱証の便秘に対する経絡治療の症例

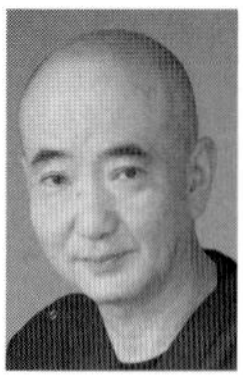

（一社）徳島県鍼灸師会前会長、
日本スキンタッチ協議会前会長、しのはら鍼灸院　篠原 新作（しのはら しんさく）

Meridian Therapy Cases for Constipation of Pattern of Liver and Yin Deficiency with Heat

Shinsaku SHINOHARA

世の中には不平等と感じることも多いが、一つだけ平等なことがある。それは歳をとること。老化に伴い人体の陽気は少なくなり、身体は冷え、やがて枯れるように寿命を全うする。

しかし、高齢になっても元気な人もいる。気力体力が充実している人は仕事も遊びも無理をする。すると腎の津液が虚し、発生した虚熱はあらゆる場所に波及する可能性がある。

今回は、気力体力が充実している72歳の男性の症例である。

腎の津液を増やし肝血に潤いを持たせ、多すぎる虚熱による病理病症と今後の予測、それらに対する施術を記す。

症例

患者　72歳、男性、会社役員

主訴：腰痛、便秘

その他の症状：坐骨神経痛、高血圧気味、麦粒腫

初診：令和1年7月。以降毎週1度は来院している。

望診：体毛が多く、整えられた髭を生やしている。赤ら顔。目の下にクマがある。

顔の大きさからみて耳は大きく厚さもあり、眼は大きく目力がある。

体型は中肉中背で年齢の割に引き締まり、しっかりしている。

体毛が多いことから元々の体質は肺体質と判断した。常に動いている方が気の巡りも良く、アイデアも湧いてくるタイプであり、逆にデスクワークばかり続くと鬱気味になる体質である。

聞診：声は大きく、低く張りがある。

問診：便秘気味で腰痛があり、血圧と血糖値が高め。

触診：体全体に熱感があり、特に背部背脈に熱がこもっている。季肋部と右上腕（手の陽明大腸経）に腫瘤（ガングリオン？）がある。

脈診：全体に浮いて大きく左関上と尺中の脈は沈めて虚している。日本酒が好きで右関上の脈が沈めて固いこともある。

その他：この患者さんは、若いころから技術サービス業を営み、県外にも支店を増やし、外国にも出向くことが多い。多忙を極めた生活の中で趣味の楽器講師としても活躍している。

証：以上のことから、証は肝虚陰虚熱証とした。

加齢による腎の津液不足と仕事での精神的肉体的な過労で血虚となり、発生した虚熱により腰痛、胃腸に波及した虚熱により便秘、赤ら顔と目の下のクマも虚熱が上ったため、手の陽明経に停滞した熱が発散できずに腫瘤（ガングリオン？）が形成されていると判断した。

施術

使用鍼：ステンレス寸3・0番、灸頭鍼ステンレス寸6・4番

本治法：陰谷・曲泉の補法

標治法：地機の硬結に置鍼。これは腎虚の虚熱が胃に行き、さらに太陰脾経に及ぼうとしているからである。このままでは糖尿病に移行する可能性があり、それを防ぐためである。

陽明経の発散できない熱による腫瘤に対しては、ステンレス１寸・02番を用いて水平刺。更に陽明経の熱が増えると麦粒腫を発症した。二間に瀉法の透熱灸３壮を施し、それでも改善が見られないので二間から刺絡した。

背部兪穴に置鍼、腰痛から坐骨神経痛様の症状があるため秩辺付近の硬結に灸頭鍼（ステンレス寸６・４番）。

仕事のストレスによると思われる熱が督脈にこもっているため細絡から刺絡。

〈灸頭鍼の施術〉

灸頭鍼は事故防止と効果を考えて施術しているが、その方法を紹介する。

炭灸頭鍼用の網を広げて（写真１）、棒灸を適当な大きさに切り網にのせる（写真２）、ティッシュの箱を切り、灸頭鍼を挟みテープで固定し火をつける（写真３）。

灸頭鍼を施すにあたり、棒灸の温度と燃焼時間が最適であり、艾特有の熱感を得ることができ、皮膚と艾の間に紙を挟み固定することで、鍼が倒れたり火傷の可能性も低くなる。99回成功しても１回の事故で信用を失うので、安全対策は万全に、治療効果を弱めることなくできるように考えている。

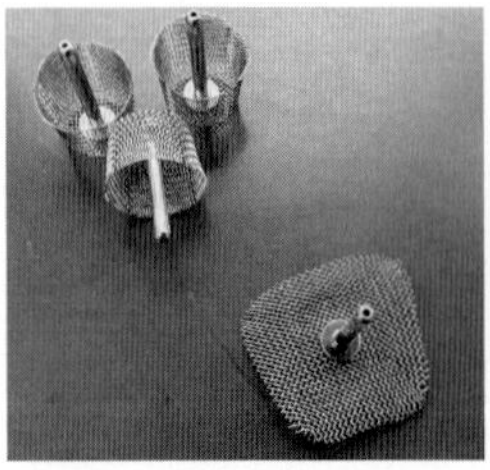

写真１

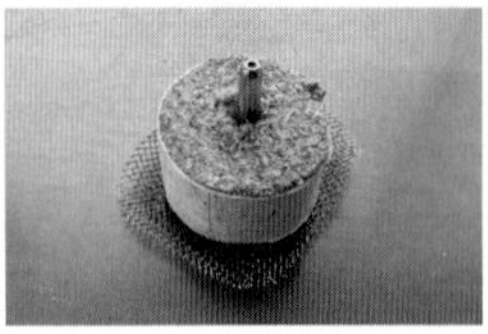

写真２

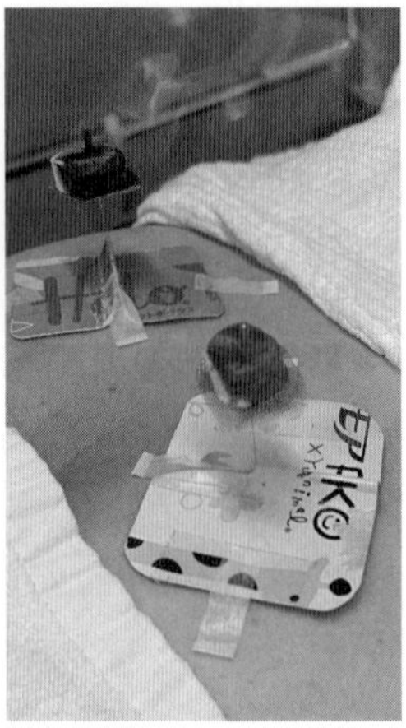

写真３

考察：

上記した患者さんの状態を、精気の虚から主訴や諸症状まで図で説明する（図１）。

①肝の精気の虚があるところに、②仕事によるストレスがかかり、③肝が蔵する血の津液（腎の津液）が虚し血虚となった、④虚熱が発生、⑤発生した虚熱が肝胆経に波及し目のクマ、陽明経に波及し麦粒腫、胸に上り高血圧、胃腸に波及し便秘、胃腸から脾経に虚熱が及んで脾経の詰まり諸症状が出現したと考えた。

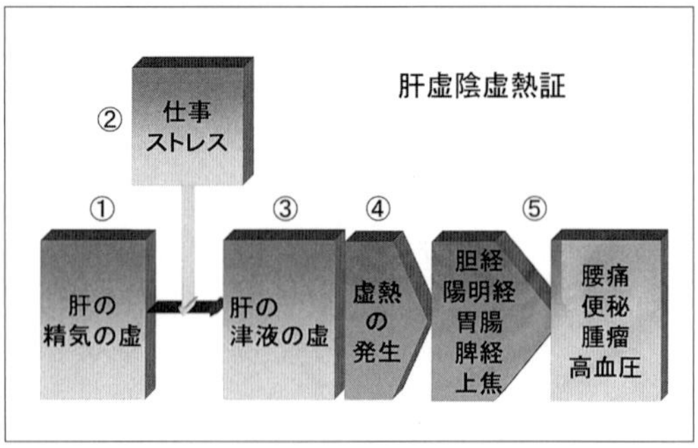

図１

この患者さんは、腎の津液不足が主の肝虚陰虚熱証（血の津液は腎の津液）であるが、無理しすぎて肝虚陽虚寒証になることもある。加齢とともに虚熱も少なくなり、足が冷えることもある。年齢的にも虚熱が少なくなり冷え症状に向かうと思われる。つまり肝虚陰虚熱証から肝虚陽虚寒証に向かうと予測しているが、肝虚陰虚熱証でいるほうが体調は良い。

無理しすぎて血そのものが不足して冷え症状が強いときは太渓、太衝に透熱灸５壮、関元に９壮施灸している。

現段階では陰虚の虚熱が多く、陰を補い虚熱の発生を少なくすることで便秘や諸症状が改善できている。

病理病症を考えない施術では熱が内攻して、糖尿病や脳血管障害を引き起こす可能性が増えると予想される。

表題の便秘に関しては、腎の津液を補い、血に潤いを持たせて肝虚陰虚熱証の虚熱の発生を少なくすること、陽明経に波及した多すぎる虚熱を瀉法することで胃腸の熱を軽減し、潤いを増すことで便秘症状の改善ができていると考える。

〈患者さんへのフォロー〉

次に、患者さんにわかりやすく説明する場合の例を交えて記す。

経絡治療の施術では、主訴と関係なさそうな腹部等に施術する。患者さんは「そんなとこ痛くない、痛い腰に鍼してくれ」と訴える。そんなとき、納得してもらえるような説明が必要である。

人体を大きな木に例えて、主訴や他の症状は枝葉の部分の症状。強い日差しは仕事やストレスと考える。木そのものが元気なら強い日差しを受けても病気にはならないが、木が弱っていると枝葉は枯れる。もちろん枯れた枝葉のみ治療しても一時は良いが、木そのものを元気にし、枝葉の治療も同時に施すことで体質改善や、これから起こりうる病気の予防もできる（図２）。

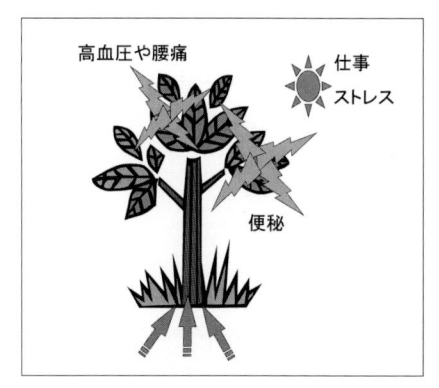

図２

以上のように説明することで、主訴と関係なさそうな手足やお腹への施術も理解し、継続して来院してくれるようになる。

まとめ～症例からフレイルを考える

この症例は、年齢の割に元気な患者さんではあるが、これは陰虚の虚熱による便秘であり、正常な陽気でない虚熱はやがて少なくなり冷え症状（この患者さんは肝虚陽虚寒証）になる。現に無理しすぎると寒証になり透熱灸を施している。

今は「日々、筋肉の衰えを感じる」と訴えており、フレイル予備軍といえる。

経絡治療においてフレイルも「虚」の状態である。ただ陰虚の虚熱が多いと、「実」っぽくみえるのでフレイルとは言い難いが、やがて虚熱が少なくなり冷え症状になるとフレイルとして現代医学的にも納得できるだろう。

経絡治療は四診で証決定する。そのため、例えば熱症状があり頬が赤くても中が冷えている場合は、真寒仮熱として陽虚寒証として施術する。

この症例は虚熱が旺盛な状態から、虚熱が少なくなっていく移行期と考えて欲しい。

熱の便秘から冷えの便秘に移行中なのである。熱の便秘と冷えの便秘は同じ便秘でも治療は異なる。熱の場合は、虚熱が発生する元になっている弱った臓の陰気を補い、潤いを増し虚熱の発生を抑え、虚熱が波及した腑（胃腸）の熱は瀉法する。冷えの場合は全て補法。少ない陽気が停滞して熱のある部位は補ってこれを巡らせる。瀉法は悪化させることが多い。例えば、冷えの便秘に浣腸すると、少ない陽気が抜けてしまい身体は益々弱ってしまう。

最後に～患者さんは人につく

当院では、任せられる範囲で弟子に患者の施術をさせている。

この患者さんは、ほぼ弟子が施術している。ます弟子が腹部の中脘、天枢、関元と百会、攅竹、頞※、翳風への散鍼後、四診をして脈図を記入し、病理病症を考察して証決定、その後、私は患者さんの脈を診て確認し、施術の指示、そして全ての施術が終了した後に確認し、良ければ施術終了としている。

弟子が開業するときには、任せている患者さんもそのまま引き継ぎ、弟子の鍼灸院で施術してもらうことにしている。鍼灸の患者さんは、院につくのではなく人につくと思うから。

※頞（アツ・アン）

手の陽明大腸経が迎香で終わり、足の陽明胃経に繋がる（写真４）。

『十四経発揮』によると、「足の陽明胃経は迎香（手の陽明太陽経）から始まり、上って左右の目の間である正中で交わり（頞中）反対側の睛明を通り鼻外を巡って承泣に至る」とある。つまり左右の目の間を通っており、この部位に陽明経の熱が集まりやすく、印堂より反応が出やすいくらいである。手足の陽明経に熱が多い鼻炎などを含めて、治療穴としても有用であるので追試いただければ幸いである。

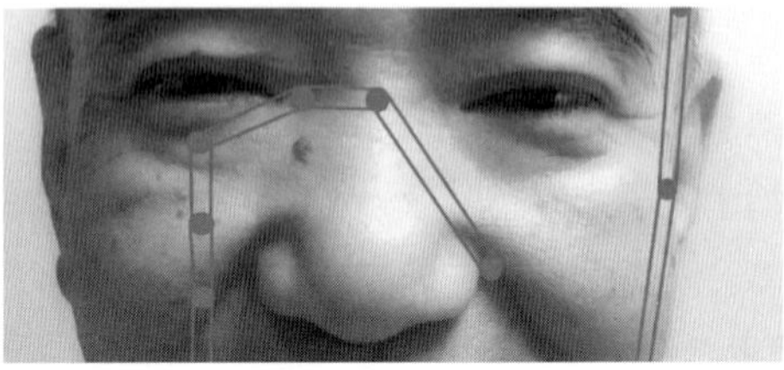

写真４

（〒770-0006　徳島県徳島市北矢三町３－１－72）

パーキンソン病患者の便秘治療

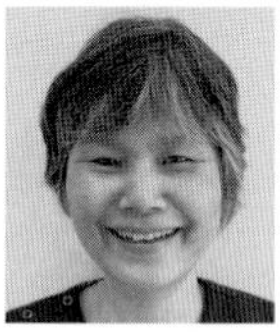

ガンコジン鍼灸院、予防鍼灸研究会 事務局長 岩﨑（いわさき） 真樹（まき）
〔予防鍼灸研究会　Webサイト https://www.sgpam-japan.jp〕

Constipation Treatments for Parkinson's Disease Patients

Maki IWASAKI

パーキンソン病（Parkinson's Disease：PD）患者にとって便秘との付き合いはとても大事です。便秘を改善して病態を改善しQOLを上げることは、生きる意欲と人間らしい生活の実現に大きく寄与するからです。お通じ手帳をつけ、便の形と回数、おなかの症状を患者自身が客観化して把握する。便秘薬だけに頼るのではなく鍼灸治療やセルフマッサージ、呼吸法などを取り入れることも重要です。

はじめに

日本人の平均寿命は世界一を達成しているが、その一方で神経難病であるパーキンソン病（PD）は急激に増え、現在1000人に１人、65歳以上では100人に１人がPD患者である。したがって鍼灸・あん摩マッサージ指圧師にとってPD患者の便秘は重要な課題であり、東西医療の融合を目指す我々予防鍼灸研究会（SGPAM）では何度も取り上げてきた。

PDは大脳基底核の黒質のドパミン神経細胞の障害によって発症する神経変性疾患で静止時振戦、無動・寡動（動きが鈍く小さくなる）、筋強剛、姿勢反射障害など４つの特徴的な運動症状が見られる。運動症状以外にも便秘、排尿障害、不眠、アパシー、抑うつなどの多種多様な非運動症状がある。（図１）

症例

初めに事例を提示する。

患者：Gさん、70代、男性

問診：PD罹患８年目、便秘薬を服用してもコロコロ便で残便感がある。すくみ足と早朝覚醒もある。

腹診：臍の周囲が怒張。腰曲がりのために臍の上に深い横じわがある。左腸骨部（左府舎）に鉛筆くらいの太さの便塊が触れる。

脈診：やや浮、虚、やや遅

証：肝腎陰虚

治療：

〈本治法〉経絡治療で証をたて（肝腎陰虚）、経穴を決定し、片側刺鍼。

基本穴：太渓、陰谷、太衝、足三里、大巨、支構、腎兪、次髎

PDは、運動症状以外にも多種多様な**非運動症状**を呈す。

非運動症状			
自律神経症状	便秘、排尿障害、起立性低血圧、発汗障害、流涎	睡眠障害	不眠、突発睡眠、レム睡眠行動障害
精神症状	アパシー、抑うつ、不安症状、認知機能障害、衝動制御障害、幻視、幻覚	その他	嗅覚障害、易疲労感、慢性疼痛

（Mov. Disord.2019,34: 180-198より一部改変引用）

図１　パーキンソン病の非運動症状

〈標治法〉左府舎（SP13・図２）に寸３-１番を刺鍼し、呼吸に合わせて10回雀啄する。

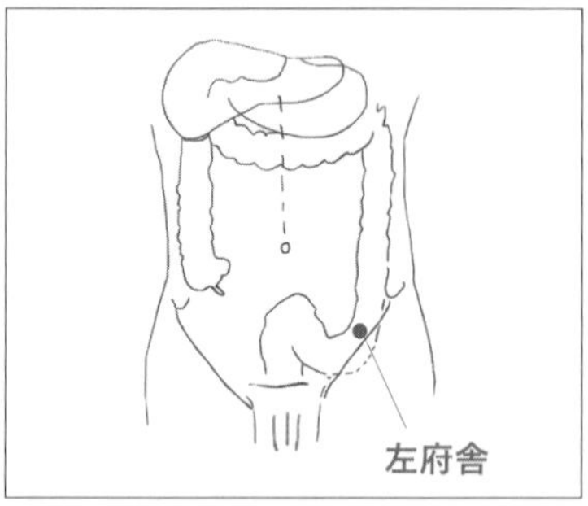

図２

経過：治療間隔は２週間に１回。

１回目：施術直後に排便、翌日も大量の便が出た。睡眠は４～５時間が６時間に改善。

２回目：１回目以降快便で便塊なし。

３回目以降：排便の間隔は変わらず３日に１回だがコロコロ便が普通便になってきた。

考察：このように左府舎刺鍼にて、糞塊で難渋しているＳ字結腸をやさしく刺激することにより１回目は著効。２回目からは身体が慣れて効果は小さくなった。しかし、便秘が改善すると早朝覚醒しなくなり、睡眠が改善されたことから、排便は気の巡りの善し悪しに影響し、生活リズムが改善すると示唆された。

PD患者の便秘の要因

PD患者の便秘の要因はいくつかある。

①PDそのものによる影響：自律神経が障害されるため、消化管の動きが悪くなって便秘が起きやすくなる。

②生活スタイルの影響：運動不足になると腸の動きも悪くなる。また食べる量や飲む量が減ると便のかさが減り、しかも硬くなって排便しにくくなる。

③PDの治療薬による影響：特に抗菌薬やドパミンアゴニストは消化管運動を抑制してしまう。

小林詔司先生は、「排便作用を身体の気の巡りの善し悪しをみる重要な情報とすれば、身体の気力を測ることができる」と書いておられる[1)]。身体の気力はフレイルにも通じる。PDの機能性便秘は頑固で、便秘の治療穴を使うだけでは治らない。生活全般を見直し、患者の証や虚実に合った治療穴を探究する必要がある。

Ｇさんは問診で「寝つきはとてもいい」と答えたので睡眠を問題視してこなかったが、PDの非運動症状には睡眠障害があり、早朝覚醒を見落としていたことに気がついた。それ以来「お通じと眠りはどうですか？食欲はありますか？」と毎回必ず聞くようにしている。

PD患者の便秘の意味

「パーキンソン病と腹の虫」（https://youtu.be/yvGz3JskiHg）で鎌ヶ谷総合病院　脳神経内科の湯浅龍彦先生は「PDは腸から始まる病気」であり、「PDは便秘大敵」というプリントを作って、便をよく観察するように指導されている。硬い軟らかいといった形状だけではなく、便の通過時間が３日以上かかるものを便秘とする。PDでは３分の２以上の方が便秘になる。そこで、まず便をよく観察することであり、その要点は、排便の頻度、便の性情（硬さ軟らかさ、色合い）、そして、排便の習慣が崩れていないか、加えて、食事内容（繊維質、海藻、発酵食品）のチェックが重要である。特に排便習慣では、排便は朝食後にするというのが最も生理的。朝ご飯をしっかり食べて、トイレ。一日のリズム形成、体内時計の調節にも役立つ。

更に、腸内細菌叢を整えることが大切で、腸内には、100兆～1000兆個ともいわれる細菌がいて、それらは、善玉菌、悪玉菌、日和見菌に分けられる。その比率は 2：1：7とされる。腸内の善玉菌は母からのプレゼント。赤ちゃんが産道を通るときに母親の善玉菌をもらい、母乳には菌の餌になるオリゴ糖が含まれている。早稲田大学の服部ら[2]によれば、日本人の腸内善玉菌は特異的に圧倒的なビフィズス菌民族で、世界の中でも突出している。おそらく発酵食品の多い日本食、日々の食べ物が作り出した状況なのだろう。そのビフィズス菌がなぜ大切かというと、酢酸を作り、腸内を弱酸性にする。その結果、悪玉菌の増殖が抑制され、且つ腸の蠕動がよくなる。更に腸内の善玉菌が、セロトニンを産生し、PDに関係の深い、ドパミンの原料となるフェニールアラニンやチロシンを合成する。腸内の善玉菌の働きでもう一つ大事なことは、腸は免疫の最初の場であって、これを自然免疫と呼ぶ。腸内細菌叢のバランスを保つことによって、全身の免疫系の恒常性が維持される。またL－ドパを多量に含むと最近注目されているムクナ豆は、薬として扱うのではなく、食事として摂るとよい。昭和大学名誉教授の中谷一泰[3]によれば、ムクナ豆にはパーキンソン病はもとより、腸内細菌叢のバランスを良くする、免疫調整など多彩で多面的な働きがある。

便秘対策

1．ゆるりサロンでのレクチャー

私が講師を務めるパーキンソン病友の会　練馬支部「リモート　ゆるりサロン」（以下、ゆるりサロン）は鍼灸のツボ押しに呼吸・発声・ストレッチを組み合わせてPD患者の生活改善を目指すリモートクラスである。そこで、参加者から、「便秘から腸捻転になり入院した。何とか便秘を改善したい」「夏は地獄です。トイレに1時間は籠るので汗びっしょり。1枚脱ぎ、2枚脱ぎ、最後は裸です」というようなお話をいただき、PDにおける便秘は命がけなのだと実感した。そこで、呼気鍛錬の後半に便秘対策をやることになり、全10回で取り組んだ。

2．便秘の状態を知る

前述したように、大事なことは「便秘の見える化」である。参加者に自分の便秘の状態をCAS-J排便習慣チェックリストで評価してもらい、お通じ手帳に便の形と回数、おなかの症状や食事時間を記入してもらった。五星環（図3）にも書き込んでもらい、3カ月、6カ月毎と経過を見た。五星環は、排便と便秘を評価する5要素（性状と病態）を①ブリストル便形状②残便感③排便時のいきみ④便秘に関連するおなかの張り、痛み、不快感⑤便秘を気にしていますか（メンタルストレス）で構成されている。①は7段階、②～⑤は5段階に分け、五角形のグラフにしたもので、便秘が改善しているか、増悪しているかが一目瞭然である。

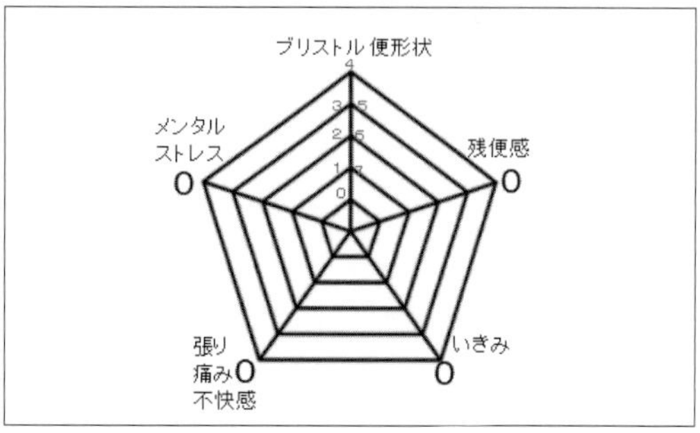

図3　五星環チャート

3．バランスの良い食事

「パーキンソン病を中心に腸内環境をよくする食事」に関しては予防鍼灸研究会の鍼灸師で管理栄養士でもある志村美帆先生に講演していただいた。その要約は、バランスの良い食事のためには「まごわやさしいこ」を意識して様々な食材を食べるとよい。便を軟らかくする水溶性食物繊維を多く含む食材や善玉菌のえさになるオリゴ糖を多く含む食材を効率よく摂る(https://youtu.be/3KgLUyBIMzA)。

4．セルフケアの指導

「リモート　ゆるりサロン」では、セルフでできるツボ押し・お灸・マッサージ・腹式呼吸を実践し、排便しやすい姿勢や足置き台を使って楽に排便する方法（図4）を紹介し、生活の中に取り入れることを提案した。

そして、参加者に便秘改善の工夫を発表してもらった。「キシリトールの入ったガムを噛むだけで充分です」と断言するTさんの五星環は、ほぼ満点。Tさんは罹患20年目だが、DBS手術を受け、会社勤めの傍らFacebookで音楽好きのPD仲間を集めて、ライブを試みたり、主治医の許可を得て薬の飲み方も相当工夫している。

医師は薬の飲み方を提案することはできても、実際にどの薬がどのように効くかは標準形でしか話せない。自分に一番合う飲み方や分量を見つけるためには、患者自身が詳細なデータを取るしかない。PDの事が一番わかるのは患者自身なのである。

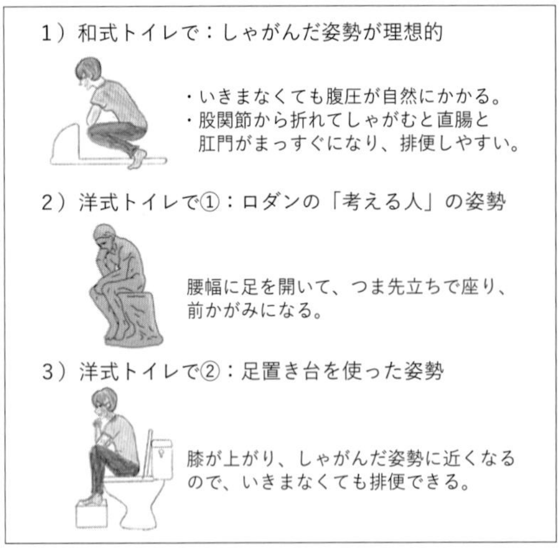
1）和式トイレで：しゃがんだ姿勢が理想的
・いきまなくても腹圧が自然にかかる。
・股関節から折れてしゃがむと直腸と肛門がまっすぐになり、排便しやすい。
2）洋式トイレで①：ロダンの「考える人」の姿勢
腰幅に足を開いて、つま先立ちで座り、前かがみになる。
3）洋式トイレで②：足置き台を使った姿勢
膝が上がり、しゃがんだ姿勢に近くなるので、いきまなくても排便できる。

図4　排便しやすい姿勢とは

5．患者の状態に応じた鍼灸治療

上述した薬の飲み方と同じことが鍼灸治療にも言える。四診をして本治で身体全体を整えても、お通じがどうだったかは患者に毎回聞いて微調整していくしかない。

私の行った鍼灸治療でも左府舎の著効は最初のうちなので、ツボは変わっていく。おなかの冷えている場合は臍の箱灸、下腹部に力がない時は関元、木更津杏林堂の金井正博先生に教えてもらった右止左通（右は下痢を止め、左は便秘を通す）で左の澤田流神門と便通点にお灸することもある。

お通じと眠りと食欲は鍼灸治療の答え合わせでもある。患者には井穴の爪もみやセルフのお灸を実践してもらうようにしているが、改善策は鍼灸だけにとどまらず、運動が足りなければ腹筋運動や腹式呼吸を教え、食事の時間や内容を確認する。便秘改善で早朝覚醒を改善したGさんは「便秘の事が大分わかってきました。頑張れば頑張るほど出ないのが、便秘。もうちょっとで出そうな時に頑張っていきむと、出ない。でも気を逸らせてゆったりと合谷のツボ押しをすると出る。ストレッチで身体を動かすと出る。カレーを食べると出る」と愉しい報告をしてくださった。

腸疾患との関連性

最後に、最近の日本で急激に増えてきている病気にPDとともに潰瘍性大腸炎がある。潰瘍性大腸炎は炎症性腸疾患とも呼ばれる腸の病気、一方のPDは神経変性疾患。全く違う病気のように思えるが、京都府立医科大学大学院教授で消化器内科の内藤裕二先生は「ひょっとすると共通の原因が隠れているのかもしれない」とおっしゃる。

内藤先生は「ガットフレイル（胃腸の働きの虚弱化）」の提唱者である。予防鍼灸研究会でお願いした講演の内容を以下に記す。

「慢性便秘はPDのリスクであり、慢性便秘15年間の経過でPDになるリスクは着実に上昇し、慢性便秘の男性がPDになるリスクは女性の２倍。炎症性腸疾患の患者さんを15年くらい経過観察していくと、明らかにPDの発症率が高いことがわかってきた。炎症性腸疾患はPDの先行する病態ではないかと考えられる。最近はTNF治療により炎症性腸疾患の病性をコントロールすることが可能になってきた。すると不思議なことにPDの発症率が78%抑制できた。つまり腸に炎症が起きていると、脳に何らかの影響を及ぼしている可能性を見せているのではないか」（当会特別例会2024で「ガットフレイルをご存じですか？～その概念と対策～」より）。

「日本人は排便回数を気にして酸化マグネシウムを服用するが、それで毎日コロコロ便が出ても、神経疾患である認知症やPDの発症率は下がらない。大事なのは質の良い便をすることなのです。そのためにはどうしたらよいか、腸内細菌叢も関連しますし、その人の背景が重要になってきます。どこで生まれ、育ち、何を食べてきたのか、Well-beingにはそれが重要なのです」（2024年11月、日本早期認知症学会学術大会の講演より）

すなわち、腸内細菌叢を整えて便秘を改善し、全身の免疫系の恒常性が維持できれば、PDという基礎疾患があったとしても、健康寿命を目指せるのではないだろうか。

まとめ

最後に、パーキンソン病患者の便秘治療で大事なことを以下にまとめる。

・病気は治らなくても免疫力がよくなればよい。鍼灸は免疫力を助けるので有効である。
・腸内細菌叢のバランスを保つことによって、全身の免疫系の恒常性が維持される。
・便秘症状が改善すると運動症状も改善し、PDの進行を抑制できる。
・食事は「まごわやさしいこ」を意識し、発酵食品、水溶性食物繊維、オリゴ糖を摂り、質の良い便を目指す。
・野菜、果物、大豆、大豆製品（ムクナ豆）、穀類、芋類を多めに、お肉や甘いお菓子は少なめに。
・朝に太陽の光を浴び、ごはんをしっかり食べてトイレに行く排便習慣で、生活のリズムを整える。
・毎日運動して腸の動きを良くする。運動療法は、小脳を賦活する速い運動がよい。
・個々人で反応が違うので、その人に合った工夫で改善策を探究する。

〈参考文献〉

1）小林詔司：積聚治療　気を動かし 冷えを取る. 医道の日本社, 2001
2）服部正平ほか：The gut microbiome of healthy Japanese and its microbial and functional uniqueness. DNA Research, 2016, 23(2), 125–133. doi: 10.1093/dnares/dsw002
3）中谷一泰：予防鍼灸研究会雑誌, 2024, Vol.2 No.1. https://www.sgpam-japan.jp/j-pam２-１/

Special Topic
特集

脳機能障害や精神障害での便秘をはじめとする消化器系の治療
～中医学の立場から～

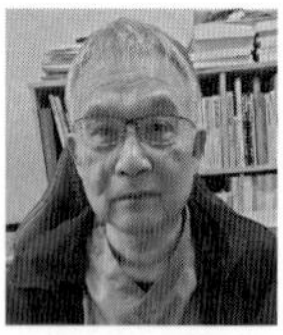

はりきゅう接骨 快生堂　鈴木(すずき) 暢弘(のぶひろ)

Digestive System Treatments including Constipation in Functional or Mental Disorders: From the Perspective of TCM

Nobuhiro SUZUKI

私自身「障碍者団体顧問」「アルコール依存症自助団体アドバイザー」「福島県肢体不自由スポーツ公式トレーナー」などを務める関係から肉体・精神両面の障碍者の治療を行ってきましたが、「便秘」を主訴とするのは稀です。その理由は単純で「便秘があったにしろ、他の症状がもっとつらいから」です。軽度の自閉症スペクトラムやADHDなど社会生活を送っている方も同様です。
中医学の観点から言うと、中焦（脾胃）の昇降や、肝の気機の失調は情志と消化器系に大きな影響を及ぼします。本稿ではその方向から考察をし、主訴ではないものの、便通改善がQOLの改善に関係した症例を紹介します。

中医学での「便秘」の捉え方

私どもが治療の基盤としている中医学では「河図」を基礎理論としています。つまり「臓腑の働きは陰陽の量により決まり、その昇降を基礎」としています。心・脾胃（中焦）・腎が陰陽そのものであり、バランサーであり人体の生理において重要な働きをし、肝・脾胃・肺は陰陽の通り道であるとしています。

脾胃の働きを重要視し『脾胃論』を著した李東垣によれば、「内傷病のおもな原因は、精神的ストレス・食生活の不摂生・過労などである、なかでも精神的な要素は重要」であり、さらに「まず喜怒悲憂恐の要素によって五臓が損傷される。その後胃気が下降したところに、過労や食生活の不摂生が続けば、元気が損傷される」。そして真っ先に脾胃の元気不足が起きるのである。脾胃（中焦）が損傷されればさまざまな疾病が発生する。

中焦の失調による証としては、1. 脾気虚　2. 脾陽虚　3. 中気下陥　4. 脾不統血　5. 寒湿困脾　6. 脾胃湿熱　7. 胃陰虚　8. 食滞胃完　9. 胃熱　10. 胃寒などの消化器の証が出やすいですが、脾胃は中央でもあるので、五臓全てに影響します。脾陽が上昇せず、心を栄養できなければ、不眠・不安・頭のふらつき、などの症状があらわれます。脾陽が肝陽を制御できず、肝陽が上がりすぎる、または充分に上がらない状態になれば、イライラ・胸脇苦満・不眠などの症状が現れやすくなります。また病理産物としての「陰火」ができれば、時に腎まで下垂し腎の症候が現れます。逆にいえば、脾胃の調整であらゆる不調に対処が可能であるということでもあります。

次に「便秘」を中医学的に分類してみます。

「便秘」の中医学的分類

東洋医学で言うところの「大便秘結」は糞便が腸管内に停滞して4～7日排便がないことで、「便秘」と簡略化されています。古典医書中には多数の名称があり、『傷寒論』では「大便難」

「脾約」「不大便」「不更衣」「陽結」「陰結」と称し、宋代の『活人諸』では「大便秘」と記載し、金元代には「虚秘」「風秘」「気秘」「熱秘」「寒秘」「湿秘」「熱躁」などに分類されています。

これらの症状と「排便困難」は、便が出にくいことは同じですが、概念が異なります。

「排便困難」は、排便がスムーズに出ないことを指し、隔日１回程度の排便となることもありますが、排便の周期は正常であるのに対し、便秘は数日間排便がないことを言います。『傷寒論』の「大便難」は便秘であり、『素問』の「大便難」および金・元代の「湿秘」は「排便困難」で、注意が必要です。

１）胃腸実熱の便秘：「熱秘」に分類される「陽秘」に属す。

症状：数日間便秘する・腹部膨満感・腹痛・圧痛・発熱・潮夏・多汗・尿が濃い・冷たい物を飲みたがる・口舌の糜爛・口臭・声が濁る・呼吸が荒い。

舌は紅で乾燥・苔は厚い・黄褐色。脈は沈または弦。

証：陽明腑実証の便秘で裏実熱です。

原因としては、

1. 傷寒で寒邪が化熱し陽明の腑に伝入したもの。
2. 温病で熱邪が気分に伝入し胃腸に結したもの。
3. 辛辣なものを過食し胃腸に熱が集積したもの。

いずれも熱邪が陽明の胃腑に侵入し津液を損傷し、胃腸が熱により乾燥し便秘となる。

治療：「下法」が中心となり、大丞気湯・小丞気湯・調胃丞気湯の各丞気湯を症状や状況で使い分けます。

主治穴：「天枢」と「大腸兪」。

胃経の天枢は胃経の募穴であり、腹満腫脹、胃積滞を主治し、背部兪穴の大腸兪は津液を主る大腸の気機を調整する。この二穴を瀉することで陽明実熱の燥熱が津液を傷つけた場合や大便が秘結したものを治する。

注）陽明の実熱の場合、38度から39度以上の高熱が出ることもあり、慢性的な便秘ではないので鍼灸治療でというよりは、浣腸や下剤、丞気湯を使用した方が手っ取り早い。

考察：便秘を主訴としての来院はまずなく、問診して出てくる症状ではあります。便秘の解消が解熱の一つの目安となり、鍼灸治療の対処方は知識として知っておくべきだと思います。

［症例］

患者：50歳、女性

現症（問診）：２日前より39度の発熱。口渇、夕方から熱があがり、昼は37度後半まで下がる。来院時の体温は38.5度。４日前から便通なし。

診断：寒熱往来があり、無汗、潮熱がり、39度の発熱でも来院可能なので、太陽・少陽・陽明の病変、胃実熱と判断。

治則：解表・和解をし、脾胃の調整、特に胃を下降させる。

治療：合谷での解表、丘墟での和解、三里での昇降の調整。

結果：治療後は36.9度に下がり、身体も軽くなり「治療中でも便意を感じたらおっしゃってください」と伝えたが、帰宅後に便通があり、スッキリとの連絡をいただきました。

２）肝鬱気滞の便秘

「気秘」に属す。内傷七情による臓腑機能の停滞・失調・各種の原因による胃気上逆や肺気の宣発粛降の失調などは、気滞や昇降失調を生じ、肺の宣発粛降を失調させ大腸の気滞を引き起こし、糟粕が停滞して便秘を生じる。

症状・診断：数日間の便秘があり、便意切迫するが排便しない・抑うつ・胸脇苦満・嘔吐（「おぇ」となると楽）、咳（出ると楽）。乳房が張るなどの肝鬱の症状が出る。脈は沈もしくは弦。

治療：気滞肝鬱の除去、肝脾の和解、疎肝理気が中心となる。

配穴：期門・行間・公孫

考察：脳血管障害、脳性麻痺と自閉症スペクトラムの一部の便秘はここに含まれます。

脳血管障害・脳性麻痺の場合（一部の自閉症スペクトラム・被虐待児・リストカットも含む）、脳障害や発達の心理的要素、動作学習、発達の困難などを指す「定型姿勢（発達の中で特定の体の動かし方（動作）を繰り返すことで身に着けた特定の姿勢や行動パターン）」や「不当緊張（動作の遂行を阻害するような力が入る現象）」が現れます。これは、いわゆる脳の誤認知とも言える症状で、胸脇苦満・不眠・便秘などの消化器疾患においても「脳の誤認知」が影響している可能性も考えられる。これは、生まれつき感受性が高い敏感気質のHSP（Highly Sensitive Person）などにみられる「無意識の緊張」にも通じます。

［症例１］

患者：10歳、男子（母子家庭）

現症：重度の脳性まひ（寝返り、座位不可）、知的障害（会話は可）、中度の自閉症、週１度の摘便。

主訴（親からの治療希望）：緊張とパニックになると数時間奇声を上げ続ける。夜眠れないので減らしてほしい。

証：肝鬱気滞。

治則：理気疎肝。

治療：期門・肝兪近辺の接触鍼

経過：鍼をすると気持ちいいらしく、治療はしたがる。

治療継続中は摘便も柔らかく積便しやすかった（母親より）。

［症例２］

患者：35歳、女性

現症：聴覚過敏・不安感・不眠（途中覚醒３回位）・イライラ。便はコロコロだったり、軟便だったり、便秘など安定していない。

証：心脾両虚・肝鬱

治則：安神・理気疎肝

治療：神門・公孫・行間・肝兪・心兪に寸３-３番で、反応のある側に置鍼。

結果：治療は緊張が取れ安心している、便通も治療はすると安定。

考察：両症例とも「便通」を主訴ともしていないし、問診でも「便秘」は出てこない。問診票の項目にチェックされていただけで、主訴の治療効果にも便秘の改善が関与しているとは言えない。再診時の会話（雑談）で聞き得たものです。ストレスや無意識の緊張は身体に不要な力が入るため便通に影響を及ぼすようです。

３）虚の便秘ー気虚・陽虚・血虚に分けられる。

〈気虚〉 中気下陥を主とする。経産婦や気虚の方に見られる。数日間排便がなくとも苦しくなく、排便後に疲労感、息切れ、時に脱肛を伴ったりする。

治療は補益脾肺で合谷・三里など。

〈陽虚〉 虚弱な老人にみられ、顔色が青黒い・四肢の冷え・寒がる・尿は多く薄い。

治療は補陽脾腎で照海・足三里の灸頭鍼・環跳など。

おそらく、便秘を主訴として来院される方はこれが多いかもしれません。

＊年配者は下剤を常用していることがあり、気虚を併発していることがあります。

漢方薬であっても下剤の常用は症状の改善を阻害します（潤腸湯は除く）。

〈**血虚**〉熱病後・不正出血・大量の汗などにより血を消耗。唇や爪が淡泊・肌の弾力低下・肌の乾燥。

治療は養血で血海・行間などを用いる。

最後に

当院に限って言うと、「便秘」を主訴としての来院する患者は決して多くありません。さらに、高次脳機能障害や脳性まひ、自閉症スペクトラム障害の場合、問診できる時間や項目に限りがあるので（障害の特性上できるだけ短時間で行う）、便についてまで問診で詳しく聴取しないことが多いです。例えば、陽明腑証での便秘や、胃実熱・湿熱などの便の質や臭い、コロコロ便の場合は問診しますが、湿や気滞などは体表や脈診や舌診、問診などで診断しますが、便については確かめの質問として聞くという意味合いが強いです。また治療効果の判定においても「便」「便通」をメインとすることは少ないのが実情です。

このさき、当院患者のメインの症状と便や便通との関連性が分かれば、治療の可能性が増えるかもしれません。

〈参考文献〉

・「中国伝承流派の系譜』黄煌著　東洋学術出版社　2000年
・『症状による　中医診断と治療』趙金鐸主編　燎原書店　2001年
・『中医臨床』Vol.40 No.3 東洋学術出版社 2019年
・宮崎昭先生（山形大学教授）による［臨床動作テキスト］（プリント）
・『心的外傷と回復（増補新版）』ジュディス・L・ハーマン著　みすず書房　2023年

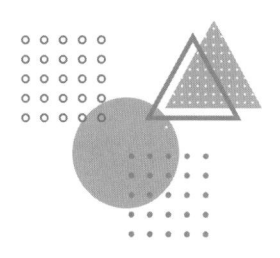

寄稿

自験例から「フレイルと便秘」
～経絡治療での老壮と便秘～

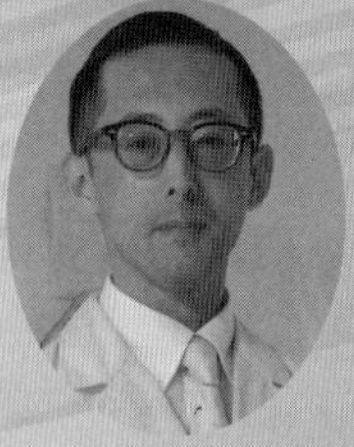

鍼灸中川、日本鍼灸研究会　中川 俊之（なかがわ としゆき）　Toshiyuki NAKAGAWA

本稿では、「フレイルと便秘」について、伝統医学の観点から、老壮（老人と壮年）における便秘として考察し、経絡治療による自験について述べる。

経絡治療について

1．経絡治療の概要

経絡治療は日本戦前期、岡部素道、井上恵理、本間祥白、竹山晋一郎らが創成した鍼灸治療の体系である。一九四一年から一九四四年にかけて経絡治療の基本姿勢が確立した（「経絡治療」の名称は、一九四一年十月に初出）、さらに、一九四六年から一九四九年までに井上、本間による病因病證論の整備がなされ、現在に続く治療体系が確立した。〈陰虚〉に基づく病態観を持ち、脈診による経絡虚実證の診察、選経選穴、施術が一貫する体系と、八十年以上の蓄積は他に類をみない。

経絡治療には大きく、井上恵理の学統である井上系と、岡部素道の学統である岡部系の系統がある（ただし、両系統ともに経絡虚実の補瀉を基軸とする点は同じである）。

井上系は、井上恵理→本間祥白→井上雅文→篠原孝市の系統で、〈陰虚〉に基づく病證学を重視する。筆者は井上系であり、本自験も井上系経絡治療の枠組みにて執筆した。

2．経絡治療の目的は、〈陰虚〉（蔵虚）の補養

経絡治療の治療は〈陰虚〉の補養を目的とする。〈陰虚〉とは〈蔵虚〉とも言い、誕生時から死までの一方的な消耗を指す。この〈陰虚〉の経絡における表れが経絡虚実證である。経絡治療はこの〈陰虚〉により、〈老壮〉を診察できる数少ない治療体系となった。

〈陰虚〉の指標として、睡眠、食欲、排泄が重視される。これらの良否が全身の体調や症状の根底となるため、〈便秘〉も特効穴では済まず、本治法による対応が中心となる。

3．経絡治療の病證研究と自験例

経絡虚実證の病態のため、一九四一年の創成直後から蔵象、病證が研究され、この年十二月には早くも病證解説と自験例が発表されている（『十四経発揮六百年記念・鍼灸論文集第一輯』・医道の日本社）。〈便秘〉もその一つとして発表され、岡部素道による自験例と、古典研究会会員・早川旺節による解説がある。当時に閲覧できた古典医書を集め解説する姿勢からは、経絡治療を単なる一治療法でなく、伝統医学を受け継ぐ治療体系を目指す気概が窺える。

本稿もこれにならい、伝統医学の〈老壮〉と〈便秘〉を概括した上で、経絡治療による自験を述べたい。

経絡治療の診察

1．創成期経絡治療の診察：六部定位脈診の結果から、陰陽虚実證を介して選経選穴（図１）

経絡治療の経絡虚実證は、〈陰虚〉の補養を目的とする。経絡における〈陰虚〉の五行的把

握が四陰経虚證（心経虚除く）であり、陰陽的把握が陰陽虚実證である。これら診察は、六部定位脈診における①六部の強弱（五行的比較）と、②浮沈虚実（陰陽的比較）の結果から決定される。選経選穴は、四陰経虚證を中心とする陰陽経を補瀉する。

2．井上雅文による診察

井上系の診察は、六部定位脈診による證（経絡虚実證）の診察と、井上系人迎気口診（祖脈診）による證の病態把握を中心とする（図２）。これら二つの脈診はほぼ同時に行われる。井上系人迎気口診は一見複雑に見えるが、手順をふめば誰でもできる脈診である。

（１）経絡治療の課題と、井上雅文の改革

経絡治療は證の確立により、画期的な全体的治療を手に入れた。しかし、①證に内在する病態の違いをどう診るか、②補瀉の選択に明快な基準が無い、③固定的な選穴などの課題が生じた。井上雅文による井上系人迎気口診は、これら問題を解決するために構築された脈診法である。この脈診により、①證の病態は祖脈（浮沈虚実と遅数、滑濇）にて弁別、②補瀉は、人迎気口診による内外傷で判断（内傷＝補法、外傷＝瀉法）、③選穴は、祖脈による病態把握と『難経』六十八難の選穴法をつなげ、病態に応じた選穴を可能とした。

（２）井上系人迎気口診（祖脈診）について

井上系人迎気口診は、南宋の陳言『三因極一病證方論』をヒントに構築された。歴史上、内外傷を診察できるほぼ唯一の脈診法だからである。ただし、そのままの脈診ではなく、経絡治

四診の結果	経絡虚実證：〈陰虚〉の陰陽五行的解析		選経選穴
六部定位脈診 ①六部の強弱 比較（五行） ②浮沈虚実 浮沈とも虚、 浮の実、 沈の実	①陰経虚證：〈陰虚證〉の五行把握 陰虚證ー{ 肝経虚證、脾経虚證、肺経虚證、腎経虚證	②陰陽虚実證：〈陰虚證〉の陰陽的把握 （陰経虚證か陽経実證の選択） 陰虚陽実證↘ 陽虚證（陰経虚證で対応） 陰虚陰実證↗ （陰経虚證か相剋陰経実證の選択）	陰経虚證 陽経実證 陰経実證
問診＋望聞診	症状＋睡眠食欲排泄	陰虚（陽虚）、陽実、陰実の病態	

図１　診察→経絡虚実證→選経選穴の流れ

六部定位脈診	陰陽虚実證 気口　人迎 陰虚（浮）陽実 陰虚（沈）陰実	三十二脈證 浮沈＋相対的虚実 （左右比較）＝八脈證		絶対的虚実（脈全体が虚か実）＋遅数 虚遅	虚数	実数	実遅
肺脾腎	陰虚{陽実	陰虚＜陽実	気	虚労虚寒	虚燥風燥	温熱風熱	虚冷風寒
肝心包	陰虚{陽実	陰虚＞陰実	血	労倦湿症	労燥湿燥	労熱湿熱	労風湿鬱
肺脾腎	陰虚{陰実	陰虚＜陰実	気	虚労寒湿	虚燥痰燥	温熱傷寒実熱	虚冷傷寒
肝心包	陰虚{陰実	陰虚＞陽実	血	労倦虚風	労燥表燥	労熱表熱	労風外寒
肺脾腎	陽虚{陽実	陽虚＜陰実	気	気虚寒湿	気燥痰燥	瘀熱傷寒実熱	気鬱傷寒
肝心包	陽虚{陽実	陽虚＞陽実	血	血虚虚風	血燥表燥	積熱表熱	実積外寒
肺脾腎	陽虚{陰実	陽虚＜陽実	気	気虚虚寒	気燥表燥	瘀熱風熱	気鬱風寒
肝心包	陽虚{陰実	陽虚＞陰実	血	血虚湿症	血燥湿燥	積熱湿熱	実積湿鬱

図２　陰陽虚実證を人迎気口の脈状（浮沈虚実遅数滑濇）で診る井上系人迎気口診
※八脈證は、気口の浮沈にて〈陰虚〉と〈陽虚〉を弁別し、人迎の浮沈にて〈風〉と〈湿〉を分類する。
※左右の虚実（相対的虚実）では気血の證を分ける。滑濇は證の予後を診察し、選経や補瀉の変化の基準となる。
※遅数と虚実の脈状により、〈虚遅〉〈虚数〉〈実数〉〈実遅〉の四グループ、三十二脈證の構成となる。

療の目的〈病態に応じた選穴補瀉、予後判定〉のため新たに作られた人迎気口診である。

〈陰虚〉〈陽虚〉〈陽実〉〈陰実〉の陰陽虚実證に基づく〈三十二脈證〉を祖脈（浮沈虚実遅数と滑濇）で決定し、内外傷にて補法（内傷）と瀉法（外傷）を決める。さらに、滑濇の脈状にて病態の伝変を把握する工夫がなされている。

井上系人迎気口診の最大の強みは、祖脈によるデジタル的な病態把握に加え、〈陰虚と陽虚〉〈滑と濇〉〈四グループの転換〉など伝変の枠組みを持った点にある。これにより、現在の全体像と、伝変する病態に応じた治療が可能となった（図３）。

（３）井上系人迎気口診（祖脈診）による選穴補瀉

創成期経絡治療の選穴は、どんな症状であれ『難経』六十九難による選穴であり、さまざまな症状に応ずることは困難であった。これに対し、井上雅文は、『難経』六十八難の五行病證を介して、〈陰虚〉＝合穴、〈陽虚〉＝兪穴、数脈＝絡穴、遅脈＝経穴など、陰陽虚実證に応じた手足五要穴の選択を可能とした。例えば、全体が虚脈で、気口（内傷）が浮脈の場合、病證は〈陰虚〉（虚労か労倦＝合穴を選穴）、沈脈では〈陽虚〉（気虚か血虚＝兪穴）を表し、人迎（外傷）が浮脈では〈風〉（合穴）、沈脈は〈湿〉（兪穴）を示す。気口・人迎ともに遅脈は〈冷〉（経穴）、数脈は〈燥〉（絡穴）である（図４）。

病證	順	やや順	やや逆	逆
虚労＜虚寒	K＜J	K＜J	K＜J	K＜J
労倦＞湿症	K＞J	K＞J	K＞J	K＞J
虚労＜寒湿	K＜J	K＜J	K＜J	K＜J
労倦＞虚風	K＞J	K＞J	K＞J	K＞J
気虚＜寒湿	K＜J	K＜J	K＜J	K＜J
血虚＞虚風	K＞J	K＞J	K＞J	K＞J
気虚＜虚寒	K＜J	K＜J	K＜J	K＜J
血虚＞湿症	K＞J	K＞J	K＞J	K＞J

図３　虚遅グループの脈證における内外傷と滑濇
※［K＝気口（内傷）、J＝人迎（外傷）］、［浮＝下線、沈＝上線］、［滑＝直線、濇＝波線］

浮虚	遅＝合穴、経穴 数＝合穴、絡穴
沈虚	遅＝兪穴、経穴 数＝兪穴、絡穴
浮実	遅＝井穴、合穴、陽経郄穴 数＝井穴、滎穴、陽経郄穴
沈実	遅＝井穴、合穴、陰経郄穴 数＝滎穴、合穴、陰経郄穴

図４　祖脈と手足要穴の対応
※人迎の実脈のみ瀉法（井穴、滎穴、郄穴）

古典文献における〈老壮〉と〈便秘〉

１．古典文献の〈老壮〉と鍼灸について

（１）古典文献における〈老壮〉

後漢以前医書　古典文献における〈老壮〉は、『素問』上古天真論の段階的記述〈女性は七、男性は八の　倍数で変化〉が有名である。ただし、他では、多く十年単位の記述であり、『素問』陰陽応象大論篇、『霊枢』天年篇、あるいは『史記』扁鵲倉公列伝に十年の基準が見られる。老壮を分ける基準として、『霊枢』衛気失常篇の「人年五十已上を老と為す。二十已上を壮と為す。十八已上を少と為す。六歳已上を小と為す」がある。五十歳以上を老人とする基準は、『霊枢』天年篇の五十歳以降に五蔵が虚損していく記述と呼応する。衛気失常篇の文は、『諸病源候論』『備急千金要方』にも引かれ、〈老壮〉の基準となった。老と壮の違いについては、『霊枢』営衛生会篇には、「壮者の気血は盛ん…老者の気血は衰う」として、老壮を気血盛衰と睡眠から説明し、『難経』四十六難に引き継がれた。

隋唐以後の〈老壮〉　隋唐医書の〈老壮〉は概ね、養生や養老の観点から説明がなされる。『備急千金要方』『千金翼方』では、養生、養老として語られ、『太平聖恵方』『聖済総録』でも「延年不老」「長生不老」を目的とする記述が中心である。

南宋以降の医書では「養生」「養老」「延年」「老人」などとして解説される。『古今医統大全』巻之八十六、八十七の老老余編など、詳細な論述も見られるが、婦人や小児のように全ての医書で扱われる項目ではなかった。

（2）〈老壮〉と鍼灸の関係

〈老壮〉と鍼灸の関係は、灸の壮数に〈随年壮〉など年齢による壮数の加減や、「人年三十以上、若不灸三里…」といった記載に限られる。鍼灸の中に〈老壮〉は位置づけられておらず、「鍼灸は老人の医療」とは言えない。しかし、鍼灸の臨床において〈老壮〉は重要な指標であることに変わりはない。加齢により耳目など五官は衰え、寒暖差、季節の変化に体調が左右される。同じ病気でも年齢により意味が変わるからである。

2．古典文献における〈便秘〉

本稿の〈便秘〉の病證検討は、南宋金元明代の医学を中心とした。この時代の医書により『素問』『霊枢』以来の病證が整理され、現在の伝統医学の直接の源泉となったからである。『素問』『霊枢』の文章は伝統医学の淵源であるが、多くは後代の解釈を必要とする。また、中医学は現代中国の解釈であり、時代的な変遷を考慮した理解はしにくい。

後漢以前医書　『素問』では、〈大便難〉として刺瘧篇、刺腰痛篇に見え、腎あるいは足少陰による病とされる。『霊枢』は、〈大便難〉〈大便不利〉などが五邪篇、病本篇、雑病篇にあり、病態は足太陰、足少陰に基づく。『傷寒論』では、弁脈法の〈陽結〉（脈浮数，能食、不大便）、〈陰結〉（沈遅、不能食、大便反硬）、弁陽明脈證并治の〈脾約〉（汗小便にて胃中燥、大便難）、があり、後代に多くの引用がある。

隋唐北宋医書　隋の『諸病源候論』巻十四・大便病諸候にて詳細な分類が登場する。「大便難候」「大便不通候」「大便失禁候」「失禁関格大小便不通候」「大小便難候」の項目で、〈三焦五藏不調和〉（腸胃津液竭燥）、〈腎蔵受邪〉（不能制小便→津液枯燥、腸胃乾澀）、〈関格〉（陰陽気否結於腹＝大小便不通）などの病態を記述する。

また、北宋『聖済総録』巻第九十七・大便秘澀では、〈風秘〉〈熱秘〉〈冷秘〉〈虚秘〉〈腎虚小水過多〉、〈亡津液〉（渇而多秘）、〈胃実燥結〉とする便秘の分類があり、老人と〈便秘〉の関係を示す記載「老弱血気不足」も見られる。

南宋金元明医書　上述の通り、南宋金元明代医学の枠組みが、現在の伝統医学の根底となっている。『素問』『霊枢』は解説の論拠として引用されるのみで、病態解説は南宋以降の医書に拠るところが大きい。南宋金元明代までの〈便秘〉を概説すれば、

①**病名**：「秘結」「大便秘」「大便閉」「大便燥結」などの名称で解説される。

②**病因病證**：南宋までに、『三因極一病證方論』の三因分類［外因（発熱で汗小便過多）、内因（蔵気不平）、不内外因（燥熱の飲食物）］や、『厳氏済生方』の五分類［〈風秘〉〈気秘〉〈湿秘〉〈冷秘〉〈熱秘〉］がある。明代医書にてこれら記述は総括され、例えば、『医学正伝』では、〈風燥〉、〈熱燥〉、〈陽結〉、〈陰結〉、〈気滞結〉、〈年高血少、津液枯涸〉、〈脱血〉〈津液暴竭〉といった詳細な解説がある。

③**脈法**：「沈伏」「沈伏而結」「老人虚人便結、脈雀啄者不治」といった脈状を示す。

④**老年と〈便秘〉について**：上記『聖済総録』の記述の他、南宋『三因極一病證方論』には、「年高風秘冷秘」「虚人老人風秘不通」の記述が見られる。元代の『蘭室秘蔵』巻下・大便結燥論では「年老気虚、津液不足而結燥」、『證治要訣』巻八・大便秘には「老人津液乾燥。是名虚證」とある。明代では、『医学正伝』

巻六・秘結、及び『古今医統大全』巻之六十九・秘結候に「年高血少、津液枯涸」があり、同内容の記述に、『万病回春』巻之四・大便閉の「老人大便不通者、是血気枯燥而閉也」などがある。

日本の『啓迪集』、朝鮮の『東医宝鑑』にも、老人と〈便秘〉の記述があり、『啓迪集』巻之四・秘結門に、「老人虚人便結、脈雀啄者不治」（『医学正伝』引用）とある他、巻之六・老人門に〈秘結〉が一条あり、「津液枯渇」に因るものとする。『東医宝鑑』内景篇・大便では、「老人秘結」を「老人津液少」に因るものとする。

これら記述から〈便秘〉は、五蔵不平や気滞、腎虚などの内因に加え、外邪による発熱、或いは燥熱の飲食物などの病因から、中下焦の津液が枯渇して起こる病證と捉えられる。また、老人の〈便秘〉も、津液や血気の枯渇からの病證と考えていたことが分かる。

経絡治療における〈老壮〉〈便秘〉

“臨床に活かす古典”の実現には、古典の内容整理と、現在の診察体系を必須とする。

古典を研究しても、それを必要とし、受け皿となる診察の枠組みが無ければ意味は無い。経絡治療、特に井上、本間ら井上系では、[経絡治療の證と症状をいかに結び、自在な治療を行うか] の課題に取り組み、古典と診察体系の研究を進めた。

1．経絡治療の病態観と〈老壮〉

経絡治療は、〈陰虚〉の病態観により、老壮を診察できる数少ない治療体系となった。〈陰虚〉は〈五蔵の虚〉であり、生の瞬間から死まで続く、体内の自然性の破壊である。年齢とともに睡眠、食欲、排泄が変調し、寒暑や季節の変化に耐えられなくなっていく。経絡治療の経絡虚実證は、〈陰虚〉〈蔵虚〉を経絡にて治療する證であり、治療は、年齢以上の〈陰虚〉の進行や、急激な消耗の補養を大きな目標とする。

2．全身体調をはかる基準（睡眠、食欲、排泄）の一つとしての〈便秘〉

〈陰虚〉〈蔵虚〉の補養を目的とする経絡治療では、〈便秘〉など排泄の状態は一つの症状に留まらず、全身の消耗〈陰虚〉をはかる基準である。特に井上系では、症状に加え、睡眠、食欲、排泄の状態を蔵府経絡的に分類する五蔵病證を構築し、六部定位脈診による證診察の補助とした。

3．標治法について

経絡治療の〈便秘〉に対する標治法として、古典の主治穴や、八木下勝之助、澤田健の施術などさまざまな用例の蓄積がある。しかし、本治法による変化こそ肝要であり、標治法に重きを置くべきでないと考える。軽い症状では標治法にも効果があり、患者の求めに応じ施術をすることもある。ただ、常に本治法の邪魔とならないよう、軽い標治を心掛けている。消耗の進む身体に標治の重積は負担であり、何が効いたかも分からない。何より、本治法が違えば標治法の効果は無い。

井上系の〈老壮〉〈便秘〉診察

1．井上恵理の〈便秘〉診察：六部定位脈診と〈五蔵病證〉

（1）井上恵理の〈便秘〉解説

井上恵理が〈便秘〉について述べた文章として、『南北経験医方大成による病症論―井上恵理講義録・附臨床質問』（東洋はり医学会広報部・二〇〇八）がある。当書で井上は、〈便秘〉の種類として、〈風秘〉〈寒秘〉〈熱秘〉〈気秘〉

〈虚秘〉を挙げ、その病因に、内傷による気の消耗、風邪や寒邪、汗小便過多、出血による津液枯渇などを挙げる。〈便秘〉のさまざまな病態と、患者の体質の違いから、本治法が必須であるとし、標治法のみの施術を否定する。

「(便秘には) あらゆる病気の原因があるので、標治法だけに頼ると治らない場合がある」「もし症状で治せるなら證の決定はいらない。…鍼灸が標治法的な物になった為、大きな効果がある鍼灸術の幅が狭くなっている」

(2) 井上恵理の〈便秘〉診察

〈便秘〉に対する本治法は、虚證 (特に腎経虚證、肝経虚證) に多く、実證では熱を取れば良いとする。井上恵理は、六部定位脈診の脈證と症状の一致不一致の関係を重視する (図5)。一致する場合は予後が良いが、不一致では予後が悪く、長期の治療を要する。

図5　井上恵理の陰経虚證と〈便秘〉

腎経虚證・・期日不定で秘結する。	
肝経虚證・・毎日あるが秘結する	
肺経虚證・・便量が少ない。	
脾経虚證・・下痢の方が多い	

『南北経験医方大成による病症論』(東洋はり医学会広報部)、『病証及治療稿』(古典鍼灸研究会会報『砭石』第十四号・一九七四)

2. 井上雅文以降の〈便秘〉診察

(1) 陰経虚證と〈五蔵病證〉

井上系では、陰経虚證の病態のため〈五蔵病證〉を用いる。〈五蔵病證〉は、六部定位脈診の経験上に、古典文献の蔵象、病證を引用して構築された診察法である (五蔵と陰経は類推可能との姿勢を前提とする)。陰経虚證ごとの睡眠、食欲、排泄と症状を内容とし、陰経虚證の病態や予後判定に用いられる。五行相剋にて決定される陰経虚證に応じて、その病態も主證だけでなく、相剋蔵 (経) の病態も含まれる。

肺経虚證	〈下痢〉と〈便秘〉を繰り返す傾向があり、〈便秘〉になると一日でも苦痛を訴える傾向がある。
脾経虚證	肺より程度が重い。
腎経虚證	重い〈便秘〉、小便不利を伴うことがある。
肝経虚證	毎日の便通があり、量は多いが便は硬い。「毎日あるが、〈便秘〉気味」との訴えが多い。長時間いきんで、頭痛や眩暈を誘発した例もあり要注意。

〈五蔵病證〉における〈便秘〉　※筆者の基準

(2) 祖脈診 (人迎気口診) による〈便秘〉の診察

井上系人迎気口診により、同一證に内在する複数病態の弁別が可能となった。例えば、脈状が虚遅の場合の肺経虚證では、虚労寒湿 (気口浮・人迎沈)) 気虚寒湿 (気口・人迎倶に沈)、虚労虚寒 (気口浮・人迎浮)、気虚虚寒 (気口沈・人迎浮) の四病態を見出すことが可能である。

これを便秘の病證に当てはめると、〈虚秘〉(虚労による〈便秘〉) では虚労寒湿 (陰経は合穴、経穴、陽経は兪穴、経穴の補法)、〈気秘〉(気虚による〈便秘〉) では気虚寒湿 (陰経は合穴、経穴、陽経は兪穴、経穴の補法) となる。また、実脈である〈実秘〉(外邪の熱で〈便秘〉) では、風邪や寒邪による実證 (井穴、滎穴、郄穴いずれか一穴の瀉法) にて対応する。それまで〈虚秘〉も〈気秘〉も同じ選穴 (腎経虚證なら陰谷、復溜) だったが、病證の違いに応じた選穴が可能となったのである。

井上系の〈老壮〉〈便秘〉自験2例

以下に治験例を示す。加齢と〈便秘〉の関係について、当院の自験では、加齢に伴う場合よりも、幼少期からの例や、病気や極度の消耗後に〈便秘〉となる場合が多い。

経絡治療における自験例の定式 (【年齢性別や職業、既往】【四診 (望聞問診+切診】【治療方針】【治療法】【治療経過】) に従って記述した。

自験例1

患者：八十才　男性、会社社長

【望聞診】肥、色赤、声低、陽気に喋り、動作は速い。

【睡眠、食欲、排泄の問診】睡眠は小便にて一回醒めるが寝起きは良好。食欲旺盛だが排便が悪いと落ちる。小便は日中四時間ごとで尿量や勢いに問題は感じない。若い頃より、飲食のリズムが狂うと便秘がちであった。

【症状の問診】肩凝りと便秘にて受診。六十代での大腸ガン手術後より、排便が数日ごととなり、便も硬く排便が三十分程度かかるようになる。

【脈診】初診時の六部定位脈診は肝経虚證、井上系人迎気口診は血虚湿（虚脈で人迎気口とも沈脈。滑濇は人迎気口とも濇濇）であった。

【治療法】脈診に従い、肝経虚證、血虚湿にて治療。選経選穴は肝経と胆経の兪穴、経穴の補法。

【治療方針】脈證（肝経虚證、血虚湿）と問診から、この便秘は内傷や津液枯渇でなく、過食や摂取リズムによる中焦の虚に、手術の負担が加わったものと考察する。

【治療経過】初診から三カ月ほどは、受療当日のみの円滑な排便であったが、季節が変わる頃（冬→夏）、治療後三日は円滑に出るようになる。ただし、出張や会食のたびに排便リズムが狂うため、週一回以上のペースで治療を続けている。

自験例2

患者：七十代　女性、自営業

【望聞診】痩、色白、やや高いが嗄声。両膝下より冷、手は温かい。

【睡眠、食欲、排泄の問診】睡眠は夜間覚醒は無いが寝起きはやや悪い。食欲は三食良好、小便は日中三時間おきで尿量や勢いは良く、夜間排尿は無い。十代の頃より便秘気味であったが、五十代の閉経後にさらに出にくくなる。

【症状の問診】腰痛と立ち眩みにて受診。

【脈診】初診時、六部定位脈診は肺経虚證、井上系人迎気口診は虚労寒湿（虚脈で気口浮、人迎沈。滑濇は人迎気口ともに濇）であった。

【治療法】脈診に従い、肺経虚證、虚労寒湿にて治療。選経選穴は、肺経の合穴、経穴、胆経の兪穴、経穴の補法。

【治療方針】脈證と問診から、この便秘は下焦の消耗が根底にあり、腰痛とともに改善すると予測した。

【治療経過】一カ月間、週二回以上の治療でふらつきは軽減する。腰痛と便秘にしばらく変化は無かったが、季節の変化直後（春→夏）、二日に一回は出るようになり腰痛も軽減した。しかし、疲労により腰痛と便秘気味となるため、週一回の治療を続けている。

おわりに ～鍼灸臨床における治癒と不治の基準

〈便秘〉や〈老壮〉に拘わらず、臨床では以下のように心掛けている。

（1）治療の目標

経絡治療は、〈陰虚〉〈蔵虚〉の補養である。睡眠、食欲、排泄といった根源的現象の改善と、年単位の症状軽減を目標とする。〈陰虚〉は、謂わば体内の陰陽（自然性）の破壊であり、加齢や消耗に伴い睡眠や排泄は不調となり、季節に応じきれなくなる。経絡治療の目指す「病の出にくい身体」の判断は、１年以上の治療を必要とする。

（2）治療の施術量

自他の症例の観察から見て、誤治のかなりが刺激過多にあると考える。経絡治療で言う〈陰虚〉（蔵虚＝体内の自然性の破壊）の進む患者の場合、刺激過多自体が誤治である。これに対し、症状の如何を問わず、①初診時、②実脈や、逆に脈が触れない場合、④脾経虚證の場合、⑤ガンなど治療中の場合などでは、治療時間と刺激量を少なくしている。

（3）治癒と不治の基準

経験上、鍼灸院にも重篤な患者が、軽い肩凝りや腰痛で来る可能性は常にある。どこまで引き受けるか、どの様に治療するかは、開業鍼灸師にとって常に喫緊の課題である。現代医学の知識は必要だが、鍼灸治療では、伝統医学に基づく治癒と不治の基準が最重要と考える。現在、筆者が、不治（鍼灸のみで抱え込まない基準）とする例を示す。

［その1］脈診は、診察だけでなく、予後の推測や危険回避に重要である。脈診と症状、体質（肥痩、老若など）が不一致の場合は、軽い症状でも治癒は遅い。また、定期通院の患者の脈が平素と全く違うため、他医療機関の受診を勧めて事無きを得た経験がある。

［その2］本治法の効果（脈の変化に伴う症状軽減、顔色、温感などの改善）が数時間しか続かない場合は予後は悪い。ただし、数回の治療にて、わずかでも睡眠、食欲、排泄の改善があれば、治療継続に意味があろう。季節単位の改善があれば、さらに経過は良い。

［その3］〈便秘〉で言えば、突然出なくなる例や、腰痛や下肢痺れなど随伴症状への治療効果が限定的な場合は、安易な治療継続は避けるべきである。ただし、［その1］で示す改善があれば、病院での治療経過を聞きつつ、鍼灸治療を継続するようにしている。

［注記］

1）経絡治療の創成時期として、一九三九年の「弥生会」結成時とされる場合が多い。しかし当時資料を見る限り、現在の〈陰陽五行的な経絡虚実證〉は、一九四一年十二月の『鍼灸論文集第一輯』（医道の日本社）所収の本間祥白「経絡治療に於ける陰陽五行説と取穴論」が初出である。さらに、一九四二年四月の「経絡治療治験」（『東邦医学』）にて陰経虚證（木経虚證→肝経虚證）が基本證となり、経絡治療の基本姿勢が確立した。これら研究結果から、本稿では創成時期を一九四一年とした（拙稿「『鍼灸論文集第一輯』について」（鍼灸史学会総会・二〇一八）、「経絡治療の創成時期について」（全日本鍼灸学会・二〇二四））。

2）『十四経発揮六百年記念・鍼灸論文集第一輯』（医道の日本社・一九四一）所収の早川旺節による〈秘結〉解説は、井上恵理指導の下に執筆された。一、定義、二、大便の原委、三、秘結の因源、四、種別、五、脈法、六、処方集、七、私の治験の構成である。四、種別には、井上恵理の治法（〈風秘〉＝大腸経実證、〈熱秘〉＝瀉法、〈寒秘〉＝陰虚で補法、〈気秘〉＝陽経を補法、〈虚秘〉＝補法）を載せる。

引用書として、『東医宝鑑』の他、『啓迪集』、『万病回春』、『丹渓心法』、『類経図翼』、『鍼灸重宝記』、『鍼灸大成』、『鍼灸則』、『鍼灸五蘊抄』、『鍼灸遡洄集』、『選鍼三要集』、『千金方』が確認できる。

3）経絡治療家が解説する＜便秘（秘結）＞の種類として、井上恵理は、〈風秘〉〈寒秘〉〈気秘〉〈熱秘〉〈湿秘〉とし、早川旺節や、本間祥白『鍼灸病證学』（医道の日本・一九四四）では、〈虚秘〉を追加して、〈風秘〉〈気秘〉〈寒秘〉〈虚秘〉〈熱秘〉〈湿秘〉の六種類とする。井上恵理の分類は『医方大成論』の引用だが、『厳氏済生方』が初出である。本間、早川の記述は、〈湿秘〉を〈虚秘〉に替えた『鍼灸重宝記』に拠るが、元代の『証治要訣』を淵源とする分類である。

4）井上雅文による祖脈診（井上系人迎気口診）の形成過程と診察は、『脈状診の研究』（自然社・一九八〇）に見ることができる。脈状診を介した病因病證学の研究書であり、創成期からの試行錯誤と、研究業績の集大成である。共同研究者がいたとする“伝説”があったが、形成過程の研究や、証言により否定されている。

5）経絡治療では、〈老壮〉をどう捉えるかという課題に取り組んだ者は少ない。

対して、篠原孝市は、『臨床に活かす古典』（『医道の日本』二〇一二～二〇連載）の「老壮」（二〇一六年三月）にて、〈老壮〉には 二つの側面があるとし、①生から死の不可逆的な過程、②年齢の各段階と病證の逆順関係（年齢ごとにふさわしい病證）と述べる。

第39回 経絡治療学会学術大会 九州大会

【日時】令和7年3月29日（土）・30日（日）
【会場】アクロス福岡４Ｆ　国際会議場　（福岡市中央区天神1-1-1）
【主催】経絡治療学会　九州支部
【役員】会頭：馬場 道敬　実行委員長：馬場 道啓　運営委員長：金納 敏哉
【後援】（公社）日本鍼灸師会　（公社）全日本鍼灸マッサージ師会　（公社）全日本鍼灸学会
（公社）福岡県鍼灸マッサージ師会　（一社）福岡市鍼灸師会

テーマ：経絡治療の診断と治療 ～六部定位脈診の捉え方～

プログラム

3月29日(土)	区　分	演　題	演　者	司会／座長
11:00 ～12:00	受　付			
12:00 ～12:30	開　会　式			
12:30 ～12:50	一般発表	COVID-19の罹患後症状で 脈沈細をあらわす症例	学術部員　太田 智一	篠原 新作 仁木 小弥香
12:50 ～13:10	一般発表	コロナワクチン接種後に再発した 下肢の痺れに対する経絡治療について	学術部員　仙田 昌子	
13:10 ～13:30	一般発表	「肺虚肝実証」を「肝虚寒証」で 治療した調査報告	学術部員　今野 弘務	
13:30 ～14:00	休　憩			
14:00 ～15:00	会頭講演	経絡治療の診断と治療	経絡治療学会九州支部 支部長　馬場 道敬	戸田 隆史
15:00 ～16:00	会長講演	腰痛の標治法と本治法	経絡治療学会 会長　岡田 明三	今野 正弘
16:00 ～16:15	休　憩			
16:15 ～17:15	特別講演	西洋医学的立場からみた プライマリ・ケア医 （内科開業医）の現状について	かわもと胃腸 内科クリニック 院長　川元 健二	馬場 道啓
17:15	閉　会			
18:00 ～19:30	懇　親　会			

3月30日(日)	区　分	演　題	演　者	司会／座長
9:00 ～9:30	受　付			
9:30 ～9:50	一般発表	ステロイド皮膚症にまつわる 酒皶様皮膚炎の改善例	学術部員　菊一 滋	大木 健二 田畑 里美
9:50 ～10:10	一般発表	肝虚証である患者に対し HSPS-J19尺度を用いて評価した症例	学術部員　木下 立彦	
10:10 ～10:30	一般発表	筋力低下を伴う腰痛患者の1症例	学術部員　阿江 邦公	
10:30 ～10:45	休　憩			
10:45 ～11:45	実技公開	経絡治療の診断と治療 ～六部定位脈診の捉え方～	漢方池田塾 主宰　池田 政一	高比良 伸哉
11:45 ～12:50	休　憩			
12:50 ～13:50	教育講演	日本の伝統鍼灸における 経絡病証について	日本伝統鍼灸学会 会長　和辻 直	中根 一
13:50 ～14:00	休　憩　・　設　営			
14:00 ～15:30	シンポジウム	六部定位脈診の現在	小泉 智裕・橋本 厳 ・山口 誓己	松尾・馬場(啓)
15:40 ～16:00	閉　会　式			

※敬称略　※内容は予告無く変更となる場合がございます。

【参加費】	会員	一般	学生	懇親会
事　前	10,000円	15,000円	5,000円	12,000円
当　日	12,000円	15,000円	5,000円	※当日不可　会場：博多石焼大阪屋

【申込締切】　令和7年3月7日(金)　【郵便振替口座】01720-5-53651　経絡治療九州支部
【大会事務局】　〒810-0064　福岡市中央区地行1-14-35馬場回生堂鍼灸療院
TEL：092-721-6000　Email：keirakukyusyu@gmail.com　実行委員長：馬場 道啓

プロフェッションへの道 Vol.2

臨床レクチャー

Pathway to the profession

No.11 座談会

鍼灸の技のコツ獲得を語る ～鍼灸師へのスタートから現在～

Round-table Discussion: How to Get the Knack of Acupuncture: From the Beginning of my Career as Acupuncturist to the Present

浅野 友之(あさの ともゆき)先生・藤本 新風(ふじもと しんぷう)先生・馬場 道啓(ばば みちひろ)先生・中川 俊之(なかがわ としゆき)先生・山崎 翼(やまざき たすく)先生

Tomoyuki ASANO, Shinpu FUJIMOTO, Michihiro BABA, Toshiyuki NAKAGAWA, Tasuku YAMAZAKI

〔2024年11月17日　大阪阪急梅田ツインタワー・ノーズにて収録／編集　廣長愉美〕

鍼灸は古代中国で発祥し飛鳥～奈良時代に日本に導入された医療です。以来、現代に至るまで私たちの健康に寄与してきました。営々と受け継がれてきたその技術がどのように伝承されてきたか。今回、長年臨床と、研究・教育に携わって来られた先生方にご自身の歴史を振り返り語っていただきました。

1 はじめに～能の祖・世阿弥の人生から

―実はこの座談会のきっかけとなったのが浅野先生の世阿弥を通しての動きのコツ獲得の研究論文でした。拝読しているうちに鍼灸の技のコツ獲得と重なってきて、先生方にぜひお話を伺いたいと思った次第です。それでは、まず浅野先生からご研究についてお願いします。

浅野：はい。私自身の専門分野はスポーツ心理学です。スポーツ現場でアスリートに帯同するなど、心理的サポートを行っています。観る者の心を動かすような高いレベルのパフォーマンスをする彼らを見ていると、単に動き方とか形の部分に留まらない、何か感覚的なコツのようなものがそこにあるように感じます。コツというと暗黙知的な要素があって言語化しにくい面がありますが、それを彼らへのインタビューを通して考察しています。また、心理学を研究する立場として彼らトップアスリートのパーソナリティの発達とコツの獲得とがどうリンクしているか重要な課題として検討してきました。私が彼らから得た情報を分析する時に参考にしたものが、日本の伝統芸能を大成したとされる世阿弥の日記や伝記資料です。世阿弥の生き様とアスリートたちの変化とを重ね合わせていくと、さまざまなことが納得されるというか、見えてきました[1),2)]。

―ちなみに世阿弥は芸の上でどういう人生を送ったのでしょうか。

浅野：世阿弥が生涯をかけて記した伝記の代表的なものに『風姿花伝』があります。これは彼が30代後半に書いたとされているもので、稽古論を含めて能楽では何が重要か、父の観阿弥からまさに手ほどきを受けた内容が体系的に論じられています。その後、世阿弥自身能楽に取り組んでいくわけですが、将軍の寵愛を受けられずさまざまな苦難に遭いつつ自分の経験と照らし合わせて少しずつ変化というか深化していくのが伝記から読み取れます。

前期・中期・後期と時期を設定して各時期の特徴を明確化していくと、前期はこの『風姿花伝』で語られている「観て派手」、観客をいかに楽しませるかが中心で、中期は冷遇された時期になりますが、その中で世阿弥自身が演じ方を編み出していく。前期に重きを置いていた動き方とかではなく、心で演じる、演者の姿勢が強調されています。そして、後期には人生最大の危機的状況（注：世阿弥は最晩年に後継者を失う、佐渡に配流される、といった憂き目を経験する）の中で、最終的に自由自在、無我の境地、意識しなくても自然と演じられる、まさに極意を獲得していくわけです。最初は形ややり方、方法論から入るわけですが、それに取り組んでいく中で変容していく内面が演じ方に表れてくる。それが深化ということになるのかなと思います。

—アスリートの成長とこの世阿弥の深化がリンクしてくると。

浅野：競技の特異性・個別性はもちろんありますが、コツ獲得までのプロセスや経験はおおよそ共通してくるように感じています。それから、ざっくり言うと、技能・コツを獲得していく過程と人間的な成長は重なり合う、つまり技能が高まっていけば人間的にも成長していくということも言えるのではないかと思っています。

今日はぜひ先生方に治療に当たられるときのコツはもちろんですが、技術をどういうふうに身に付けてこられたか経験談も含めて伺えたら、きっとそこには何かしら必然性というか、コツをつかむべくしてつかんだというような物語（ストーリー）があるのではないかと、勝手ながら期待しています。

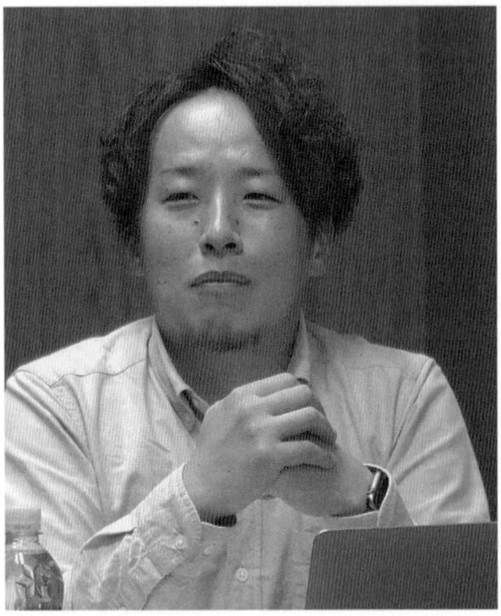

浅野 友之先生（あさの ともゆき）
2020年　国立スポーツ科学センター 契約研究員
2022年　奈良女子大学 研究院生活環境科学系 スポーツ健康科学領域 助教
〔現職〕奈良女子大学 研究院生活環境科学系 スポーツ健康科学領域 助教

2 修業時代～師弟関係

—鍼灸もかつては一子相伝などかなり閉鎖された方法で伝承されていたようですが、観阿弥と世阿弥は父子であり師匠と弟子。二人はどういう関係性だったのでしょうか？

浅野：おそらく蜜月の関係というか、親子ではあったけれど師匠と弟子の関係が非常に強かったように感じます。技能やスキル、コツを身に付ける上でそういったまさに協力体制は不可欠で、師匠は伝えようとするし、弟子もそれを何とかして自分のものにしようとする情熱がなければ技能の伝承は難しいと思います。前期は、そういう関係性をベースに技能を獲得していったのではないかと思います。

—ありがとうございます。では早速、先生方にお話を伺っていきたいと思います。

藤本先生のところは代々鍼灸・漢方の家系とお聞きしていますが、先生の今に至る道程を振り返っていただいていいでしょうか。

■藤本新風先生の場合 ～師（先代）の鍼を受けること～

藤本：はい、うちは代々鍼灸漢方の家系で、ご存じの方も多いと思いますが、祖父が和風、父が蓮風です。私は次男坊なんですが、私にとって生まれ落ちた時から鍼灸はもう絶対的なものなんですね。体調のことで何があっても病院には行ったことがないし、全てを父もしくは和風さんの治療を受けて育ってきました。諸事象があって９歳くらいで父のもとから離れたものの、母自身も鍼灸の力を信じていましたし、父の一番弟子が叔父になったりして、結果的に成人するまで医療機関にお世話になることなく、鍼を受けてきました。

大学進学後、これから自分はどうなっていくのか…と考えたときに、信じられることをやりたい、そこでやはり鍼灸は信じ切れるものと思って鍼灸の道へ舵を切りました。1979年には父の蓮風が伝統鍼灸の有志の会として『北辰会』を旗揚げしていたんですが、鍼灸学校ではどちらかといえば西洋医学に基づいた鍼灸が中心でしたので、通学しながら北辰会に入会して週に１回程度研修に通って鍼も受けました。

―子どもの頃から北辰会方式の鍼を受けておられたわけですか？

藤本：まあ、そうですね。ただし祖父（和風）は父（蓮風）とは全く違って、北辰会の鍼ほどの少数鍼ではありませんでした。しかし、祖父は非常に脈診に長けていて、脈診だけでさまざまな診断を行っていました。それ以外にもさまざまな日本の鍼灸古流派を駆使し、新しいことも色々取り入れたり実験的なこともやっていた人でした。北辰会では診断を望聞問切の「四診合参」で行いますが、その意義は脈診に集中するとやはり名人芸的になってしまうことがあるので、誰でもできるように、そして四診それぞれの臨床的意義を明確に位置付けて臨床応用しようということなんです。

私もそうやって学んできました。ただ、私は定例会でじっと座って講義を聞くのが苦手で（苦笑）、むしろ定例会後の飲み会で先輩の話を聞かせてもらったり、自分の興味のあること、足りないことは自分で勉強するという姿勢でやってきました。

―和風先生や蓮風先生から直接指導は受けられなかったのですか？

藤本：鍼灸師の免許を取った後に内弟子に、という道もあったかと思いますが、自分のベースを作る目的もあって卒業後に開院しました。ですので、開業後も続けた週１回の研修の中で見聞きして学んだことは大きかったですが、治療のやり方で直接手ほどきを受けたことはほぼないですね。

私にとっては、技術指導というより鍼を受けてきたことが一番で、絶対的なものだったと思います。今も蓮風会長から鍼を受けに来るように言っていただき、受けるようにしています。

―指導者になられた今でも治療を受けられているのですね。

藤本：そうですね。それがいちばん勉強になると実感していますし。

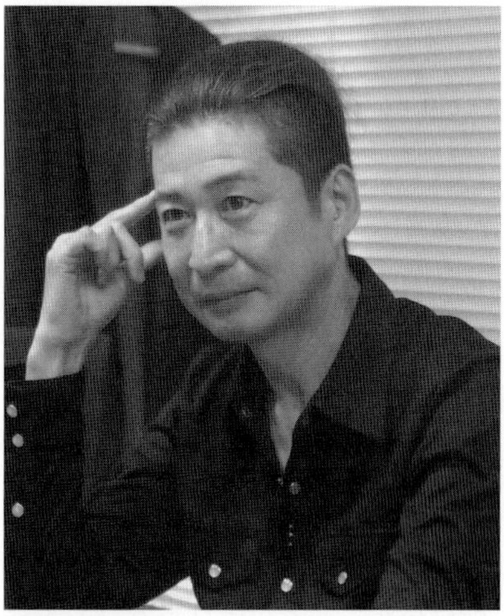

藤本（ふじもと） 新風（しんぷう）先生
1991年　大阪鍼灸専門学校入学・北辰会入会
1994年　はり師・きゅう師資格取得・藤本玄珠堂開業
2006年　扇町漢方クリニック 学術顧問（～2012年）
2018年　一般社団法人北辰会 代表理事就任
〔現職〕鍼灸藤本玄珠堂院長、一般社団法人北辰会 代表理事
〔関連サイト〕http://www.genshudo.com
https://hokushinkai.info/

■馬場道啓先生の場合
～内弟子でスーパーサブを目指す～

馬場：私も藤本先生と環境的には同じで病院に行ったことがなくて、子どもの頃から祖父の馬場白光、父の道敬の鍼を受けてきました。さらに上京して鍼灸学校に通っている時も東京在住の叔父が鍼灸師だったので鍼を受けていました。鍼灸治療への信頼度は絶大で、治療すれば治るという感覚で過ごしてきましたね。

―先生方お二方とも病院には行ったことがないというのはすごいですね。

馬場：ただ、自分が鍼灸師になって治療するようになるとまた違ってくるわけです。治せないのが出てきて、鍼を打てば治るわけじゃないということになるんですが、それは自分の腕の問題で、鍼灸がダメなわけではない。そういう感覚はやはり育った環境のお陰かなと思います。

―鍼への信頼は揺るぎないと。馬場先生は回生堂3代目ですね。

馬場：はい。修業に関しては藤本先生とは全く違う流れで、実家の治療院に弟子入りしました。内弟子ですね。それは祖父の白光が晩年でしたがまだ健在だったことが大きかったと思います。鍼灸師免許を取ったのが平成10年で祖父が亡くなったのが13年なので3年間付いて学ぶことができました。

祖父はまさに家父長的で絶対的な存在で、礼儀など非常に厳しい人でしたので父や叔父は子どもの時には鍼灸師にはならないと思っていたようです。実際にはなっているんですが（笑）。祖父と孫の関係は親子と違ってワンクッションありますし、しかも晩年で多少丸くなっていたのでラッキーだったと思います。父だけだったらできたかどうか…。

ですので、私は外へ出たことがなくて、祖父・父・兄弟子の下で修業してきたことになります。正直言って、客観的にはそのまま乗っかっているようなところがあるので、開業している先生方には尊敬や憧れの気持ちがいまだにありますね。

―馬場先生の場合はどんな感じで修業されたのですか？

馬場：内弟子といっても実際に手取り足取りはなくて、治療空間を共有するという感じですね。言ってみれば、真似から入ったというか、祖父や父と同じ空気を吸って、その空気感を理解する、分かること、例えば、何が欲しいんだろう、何をやろうとしているんだろう、何を考えているのだろうとかずっと考えていました。要するに、スーパーサブを目指したんです。

今、若い子たちを見ていると、そういう空気感を共有するような感じはあまりないように思います。仕事がなければボーっとしている、もうちょっと気付いてほしいと思ったりしますね。

藤本：確かにそれはありますね。

馬場：師匠が患者さんと接しているときの所作や会話の一つ一つがすごく大事なんです。聞き漏らさないようにしようという姿勢でいましたね。

―それは、「見て覚えろ」とは違いますか？　どんな状況か教えていただけたら。

馬場：弟子は今でもそうですが、師匠が鍼をした後に、施灸や皮内鍼などを指示された経穴に施します。なので、師匠が患者さんと接しているときの所作や会話を感じていないと弟子の施術が治療の一環にならないんです。スーパーサブとしてその患者さんの治療に参加しているという感じで施灸などを行っていました。そういう意味では「感じて覚えろ」と言っていいかもしれません。

―ああ、なるほど！「見て」ではなくて「感じて」なんですね。

■中川俊之先生の場合
〜勉強会から〜

中川：私はお二方とは真逆で、子どもの頃は鍼灸とは全く無縁で、もちろん治療体験もありません。鍼灸院には何か寂れたところで細々とやっているイメージしかなく、鍼灸ってなに？という感じでした。それが、今は鍼灸の面白さに夢中ですから、不思議なものです。

小さい頃から中国の古典や歴史が好きだったのですが、高校生の頃、現代医学と全く違う体系の医療があることを知り、面白そうと思ったんです。それで、当時、鍼灸で唯一の大学だった明治鍼灸大学に入学しました。でも、大学に入ってもよく分からない世界というのが私の正直な感想でした。理論ばかりで、古典医書や治療のことは全然教えてくれない、これは困ったという気持ちでした。

ただ当時の学生たちは非常にやる気があって、多くの学生がさまざまな勉強会を探し、参加していました。篠原孝市先生のことも、東京に古典と臨床の両方をやっている人がいると知り、勉強会に出かけて行きました。私のスタートはそこからです。

―東京と京都ではかなり大変ですね。大学が休みの期間に通われたのですか？

中川：基礎講座は毎月１回でしたので、夜行バスで通いました。基礎理論から診察法、手技に加え、古典文献の読み方まで、盛りだくさんの勉強会でした。臨床と研究を両立する講義でしたので、解らないながらも楽しかったです。

―月に１回、凝縮した時間だったのですね。

中川：私には馬場先生や藤本先生のように鍼灸を受けてきた実体験がありません。まず篠原先生の治療が出発点でした。先生の治療は、脈診から治療終了まで大体15分くらいで終わるんですね。私は手の皮膚炎で悩んでいたのですが、患部はほとんど触らない。しかし、治療後はとても心地良く、何より翌日の効果が素晴らしかった。初めに本治法の凄さを体験できたのは幸いでした。

―それで毎月東京へ通われることになったわけですね。しかし、形としては内弟子ではなく…。

中川：それまで受けた治療と全く次元の違う治療でしたが、見ただけでわかる世界ではありません。この治療法を習得したいと勉強会に通いましたが、内弟子の経験は一切ありません。「治療は見る側に基準がなければ修得できない」という先生の考えがあり、勉強会での座学と実技の繰り返しで習得しました。

「治療技術力の低下は、弟子入りの消滅」という話も聞きますが、そうは思いません。近くにいても、先生の治療を理解する言葉がなければ、修得はできないと思います。

馬場：言葉というと、座学に近いですか？

中川：そうですね。座学に近いですね。

井上系経絡治療は、井上恵理―息子の井上雅文―篠原孝市という大きな流れがあります。先代からの継承があるとすれば、手技だけではなく、その身体観や診察まで学ぶ必要があります。井上恵理は、脈診と症状の逆順（予後）にこだわり、「その人固有の体質」を重視しました。「井上恵理がどんな手技だったか」だけではなく、その診察体系とセットでの継承が重要と感じています。背景となる診察法を学び、その上で手技を身に付けるわけです。

―中川先生は、スタート時点でかなり理論的にも体系付けられた中で技を習得されていったのですね。

中川：雅文先生の存命中ですが、会員の質問に対し、先生の答えがその時々で違い、混乱があったそうです。篠原先生は、雅文先生の講義や講演、日常会話を10年以上（1977〜1987）にわたり収集、記録し、そこから脈法や刺法をマニュアル（定式）化しました。「他人に理解できる形にしなければ、自分が理解したとはいえない」という考えが基本にあります。この定式により井上系経絡治療の鍼灸法が確立されました。

―そのマニュアルは世阿弥の伝記に似ていますね。

浅野：そうですね。伝記が生まれる背景とか。

中川：『風姿花伝』にはそういったものもあるんですか？

浅野：そうですね。今、中川先生のお話を伺っていて、難しいところがあるなあと思ったのは、言葉にすること、つまり共通言語化は技能を伝承する上で非常に重要だと思うんですが、その一方で、言葉ではすべてを語ることはできないという面があります。例えばニュアンスとか。

中川：言うに言われないものですね。

浅野：はい。そのあたりも世阿弥の伝承の中で「この件については限界があるから残りは口伝にする」というような但し書きが書かれていたりします。

中川：もちろん、座学ではすまない問題もあります。浅野先生がおっしゃったように、鍼灸でもそこで言葉を伴った実地指導、つまり「口伝」が必要となります。例えば鍼の持ち方です。手に鍼を馴染ませるには、一定の時間が必要となります。

また、経穴を取る際の触診も習熟がいりますね。これらは、座学と、言葉を伴った実技で定式を学んだ後、個々で練習をくり返す必要があります。その中で初めて個人の妙味が出てくるのでしょうね。

―妙味ですね。

■山崎　翼先生の場合
～研究と教育の道へ～

山崎：私は関東出身で、しかも鍼灸と全く縁のない家庭だったので、鍼灸に対するはじめのイメージは中川先生に近かったと思います。実際、当時の関東では個人薬局の二階で鍼灸院を開業している、なんてことも多くて、正直、鍼灸師というとまさに『ブラックジャック』の琵琶法師のイメージが凄く強かった感じでした。

そういう環境でしたので、私自身には鍼灸に対するイメージがない状態で鍼灸大学に入学し、大学で東洋医学を学び始めたときは摩訶不思議でよく分からなかったというのが正直な感想です。それで、いろいろあって鍼灸を研究するようになったんですが、先生方が感じておられる体感や治療効果といったものを客観的に数値化するのが研究者の仕事の１つと思って、数値化できるものを探していったという感じです。

ですので、今回のテーマのコツに関しては、臨床家としてではなく研究と教育する立場から自分自身を振り返ってみて、どうやって学生たちに伝えてきたかという事になってくるかと思います。

―大学で教えられる鍼灸は基本的に現代医学的な方法論になってきますか？

山崎：東西両医学とも学生には指導します。ただ、他大学でもおそらくそうだと思いますが、教科書に編纂されている内容から大きく逸脱せずに教えるというのが基本で、実習でも教員のオリジナリティを過度に出すことのないよう注意しています。このような指導方針に基づいているので、教員のオリジナリティは実はあまりないというか、意識して没個性化していっていると思います。

―極力スタンダードを教えるということですね。学生たちはどうですか？

山崎：最近では、本学の鍼灸学科でも鍼灸に特別な興味がない学生も少なくありません。むしろ、例えばスポーツトレーナーになる手段や治療法の１つとして鍼灸師の資格取得を考えている方が多いのが現状です。私自身は、週に１回、大学附属鍼灸センターで臨床する程度なので、先生方のように特段の技術を持っているとは到底言えませんし、鍼灸のコツを云々すること自体おこがましいですが、私自身、東洋医学や鍼灸が分からないところからスタートしましたので、学生の気持ちもよく分かるつもりです。彼らも訳が分からないから学ぶ意欲に繋がりにくいのだろうと考え、始めは一生懸命研究し論文を読んで、鍼を刺すと副交感神経が活性化するとか鍼灸のメカニズムを彼らに説明したりしましたが、やはりあまり興味は持たれませんでした（苦笑）。興味を持てない理由はそこではないんです。

馬場：私も図らずも専門学校で教えているんですが、山崎先生と違って非常勤なので比較的自由にやらせてもらっています。ただ、同じように治療家になろうという気がない学生たちに経絡治療を講義するのは辛いですね。陰陽虚実補瀉とか言ってもポカーンですから。昔は、専任の先生方と同じようになんとか学生に寄り添って行こうとやっていたんですが、だんだん年齢的なギャップも激しくなってきて、伝え方を大きく変えなければと思ったりします。

山崎：馬場先生のおっしゃることは日々痛感しております。ただ、学生に話を聞くと、「人の役に立つこと」を非常に渇望しているんです。それから、これまで何年間も頑張ってきたスポーツの経験などを絶対に無駄にしたくないという気持ちが強く、その狭間で進路を考えているんです。

そういう学生に対して研究データで鍼灸の意義を示しても響かない。鍼灸は疑わしくないものという前提を踏まえつつ、鍼灸を学ぶことは何の役に立つのか、例えばスポーツトレーナーになったときにどんな苦しみに寄り添い支えることができるのか、そこを最も大切に感じているんです。鍼灸大学の教員としては良いか分かりませんが、極論的には、鍼灸の技術も鍼灸師になるために学ぶというより「身体の診方が分かると人の役に立てる」と、彼らの将来の間口や選択肢を広げていくような指導の方向に私自身変化してきました。

―学生たちは変わってきたのでしょうか？

山崎：鍼灸師であれスポーツトレーナーであれ、人の役に立ちたいという気持ちは変わってはいないと思います。実際、最終的には卒業時は９割方が鍼灸院に就職しますから。

それから、本学の実習では上級生と下級生が組むようになっていて、１年後２年後の自分の姿をイメージしやすいようにしているのですが、これは良い刺激になっているようです。３年次

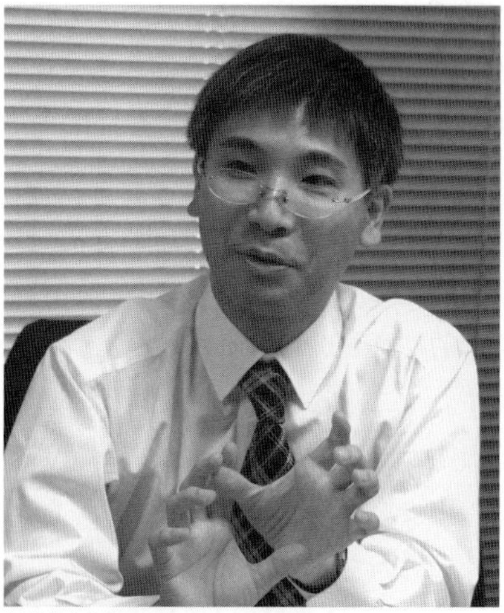

山崎　翼先生（やまざき　たすく）
2010年　明治国際医療大学 博士研究員
同　年　同大学鍼灸学部 助教
〔現職〕明治国際医療大学講師、
同大学大学院鍼灸学研究科 鍼灸学専攻
専攻長補佐
〔連絡先〕t_yamazaki@meiji-u.ac.jp

に鍼灸師免許を取った学生の中には4年生で開業する者も結構いますし、トレーナー活動を母校の高校でやるような学生もいて、実際に鍼灸臨床をするようになって初めて腹診や脈診が絶対に必要だと気付き、そこから猛勉強するようになってきます。それで卒業してから大学に遊びに来るときにはいっぱしの顔になっていますね。

―いっぱしの顔になるんですね。

山崎：なります。すごく頼もしくなりますね。

―山崎先生方からいっぱしの顔という言葉が出たので、先生方がいっぱしの顔になった、ものになったと思われた瞬間はどうでしたでしょうか？

3 “ものになった”と思えた瞬間

■藤本新風先生の場合

藤本：どうでしょうね…いまだにものになった、とは思っていませんからね（苦笑）。言葉にするとどうなるか…。でも、そういう気付きの瞬間って確かにありますね。

技術面で言えば、部分を通じて全体がパーッと見えた瞬間ですかね。例えば、腹診で言えば、我々は夢分流腹診を行っていますが、右の脾募を触っていても同時に腹部を通じて全身が見えているような感覚になった瞬間で、そのときに右脾募の臨床的な意義が明確になったりすることがあります。十二原穴を診る時も同様で、ああこの合谷が意味していることはこういう事か！と全体の中である反応が位置付けられたときが1つかなと思いますね。

―藤本先生の治療を拝見した時に「肌が浮き上がる」という表現をされていたことがありましたが、これも同じ感覚でしょうか？

藤本：全体が見えた瞬間に、例えば浮きあがる、という感覚を得ることがありますね。私の場合はツボというものは神気の遊行出入しているところという前提で診ますが、最初は物理的に弛緩していて発汗しているから虚、硬結があって圧痛があると実という風に形態上の認識からツボを把握してゆきます。しかしツボに手を近づけた瞬間に吸い込まれる感覚…去であり虚です。逆に近づけたら抵抗感があって固い感じ…來であり実です。そういう感覚が生じてきますね。そしてその感覚に従って補瀉を行うということになります。

―そういう感覚はどのようにしたら？

藤本：それは臨床と古典は両輪で、患者さんを診ながら、ツボってどういうものか古典を勉強していくんです。蓮風会長が著した書籍にもさまざまな古典の内容が引用されていますが、やはり原典に当たって、そこに書いてあることを自身の臨床の実体験と照らし合わせながら自分で理解していくと、「これってこういうことやんな…」と腑に落ちてくるんです。

―そのときって「やった嬉しい！」って感じですか？

藤本：そうですね。嬉しい…。嬉しいんですが、「分かったんやけど、余計にわからへんことが増えたな」という瞬間もあったりするんです（笑）。それを繰り返しながら、臨床と古典を行ったり来たりしながら、これはもう大丈夫、納得となってくる、そういう感覚ですね、私の場合は。だから、患者さんを診させていただいているともっと面白いことに気付くんじゃないか、もっとわかる世界があるんだろうなと常に思って臨床しているので、まだまだやな～と感じます。いまだ、扁鵲のように五臓六腑が見えるわけではありませんので（笑）。

―そうなんですね（笑）。その行ったり来たりでは、患者さんの身体との応答や先生ご自身の鍼を受

けられた感覚との刷り合わせも関係してきますか？

藤本：そうですね。患者さんに対して、適切に触るだけで脈が良い方向に動いてくれたりするもんですし、私自身も今でも鍼を受けるなかで、こういう感じなんやなと、そこで答え合わせをしているということもありますね。体表観察だけですでに生体が良い方向に動くと、その改善してきた状態から鍼が1本できることになるし、より煩雑な病因病理の患者さんであっても、現時点での病理の中心はこれだ！と見えやすくなってきます。多面的に観察する中で感じるところですね。

■馬場道啓先生の場合

馬場：私も当然、自分のものになったとは思えていないので、発展途上という前提でお話をするんですが、うちの経絡治療はどちらかというと脈診に特化して診察していくんです。つまり六部定位脈診で虚実を診て治療していくので、まず脈の変化を診ることができないと進めません。脈を診て鍼をして脈を診る。こんな風に脈が変わったという所からまず入っていきます。これは練習といえば練習ですね。

脈が変わったというだけでは自己満足になるので、今度は脈がこういう変化をしたときに症状がこう変化した、脈の変化と症状の変化がマッチした時が、あ、ちょっとできるようになったなと思うスタートラインですね。

―幅広い症状の方が来られると思いますが。

馬場：うちは鍼灸専門ですが、初診の7割は痛みで、腰痛から坐骨神経痛、肩痛…そういう患者さんに対しても局所的な治療はせずに、内科系や心療内科系の症状と基本的に同じ方針で、どういう症状でも治療法は変えず経絡治療をします。ずっと同じ手順を繰り返しますので、そうすると、自分の中でこのやり方で疾患を1つ治せたという時がまず自信に繋がっていきます。さらに、その患者さんの訴えていた症状を完治まで持っていけた時に、ある程度どのような疾患でも対応できるように思える、そのような自信が持てるようになってきます。

つまり、自分の治療に自信が持てるようになる段階としては、「脈の変化がわかる」が一段階、二段階目が「ちょっと症状が変わった」、三段階目が「症状を完治まで持って行けた時」になるかと思います。

私は祖父からの治療院を継いでいるので、まだ祖父の治療を受けていた患者さんがおられて、実際シビアに比べられるので一番やり難いんですが（苦笑）、そういう患者さんに上手になったって言われたときは「よしっ！」ってちょっとガッツポーズが出ますね（笑）。

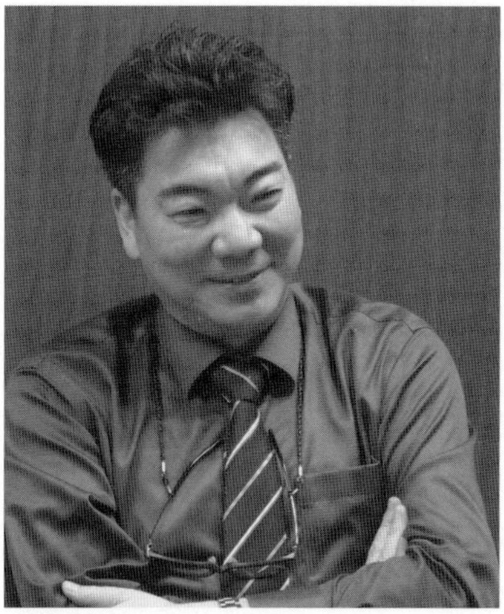

馬場（ばば） 道啓（みちひろ）先生
1998年　日本鍼灸理療専門学校専科卒業・はり師きゆう師免許取得
2002年　東京医療専門学校教員養成科卒業
〔現職〕馬場回生堂鍼灸療院副院長、経絡治療学会理事、（公社）福岡県鍼灸マッサージ師会理事・学術部長
〔関連サイト〕https://www.babakaiseidou.com/

―それは嬉しいですよね。一段階、二段階…その時々で何か感覚的な違いなどはありますか？

馬場：これは本当にいつも怒られる話なんですが（苦笑）、藤本先生がおっしゃったような気至るとかが、私は正直体感としてあまり分からないんです。無意識に共感しているところは多分あると思いますが、ツボに指が当たる感じで虚している実しているというようなことも含めて、自分の中でそういう感覚を主としていないというか、身体の変化を脈の変化で取ることに重きを置いていて、こういうツボにこういう鍼を打った時にこういうふうな脈の変化が出た時という事になりますね。

―患者さんとの呼応はどうですか？　個人的に経絡治療を受けて身体に一本のラインが通ったように感じた経験があるのです。

馬場：そうですね。施術者が求めていることと患者さんが感じることが一致しているかというと、そこは何とも言えないですが、例えば復溜をよく使いますが、そこに鍼をしたときはやはり腎経の流注でしっかり気が補われて流れているようなイメージは持ちますね。それが体感として出る患者さんもいれば、単純にお腹がグーっと動き出す方もいます。そこはしっかり経絡、経脈を意識しているんですが、藤本先生がおっしゃったように、本当はそこから五臓までちゃんとイメージできたら最高だろうと思うんですが（苦笑）。まだまだ表面の経脈を意識するのでいっぱいいっぱいですね。

―表面の経脈もすごいと思います。

馬場：実はコツということを考える中で、祖父が残した古い資料にコツについて書いていたものがあったような記憶があって探していたら、『鍼灸治療のコツ七ヶ条』（写真）が出てきたんです。何かの講演で話したのだと思いますが、第一条に「病人に対しては常に謙虚な姿勢で対応しなくていけない」と書いてあったんです。

若い時は正直自分と違うものが認められずに、極端に言うと敵と思うくらいやんちゃでした（苦笑）。それが数年前から謙虚と尊敬の気持ちを持てるようになった途端、経絡治療という治療スタイルは一生ブレないんですが、先生方の話や治療の仕方、哲学が強く自分の中に入ってくるようになったんです。技術的なコツではないかもしれませんが、もっと若い時に気付いていたら良かったなあと思っていますね。

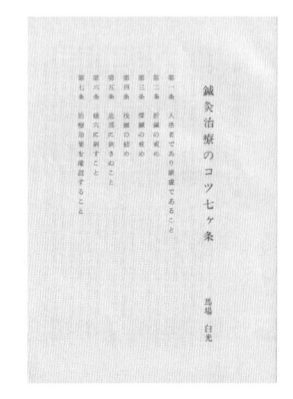
鍼灸治療のコツ七ヶ条
馬場　白光
第一条　人格者であり謙虚であること
第二条　折鍼の戒め
第三条　[illegible]鍼の戒め
第四条　浅鍼の勧め
第五条　患部に[illegible]こと
第六条　経穴に刺すこと
第七条　治療効果を確認すること

―本当に貴重な資料ですね。

■中川俊之先生の場合

中川：今回テーマの１つ、鍼灸治療が自分のものになったと思えた瞬間ですが、はっきり言って永遠に来ないですね（苦笑）。治療が分かったかなと思っても、翌日また分からなくなります。

治療の効果を上げるには、手技だけではすまず、的確な診察が必要です。患者さんは個々に素質が違い、隠れた背景を持っています。一筋縄にいくものではなく、ずっと創意工夫が要るのかなと感じます。

馬場：確かに、分かったと思った時が分からなくなる（苦笑）。私もそういう時が２カ月に１回くらいあって、それがスタートでその繰り返しですね。

藤本：本当にそうやと思います。

―中川先生は最初に座学で技術を学んでから実技でしたね。

中川：はい。基準が無い状態で治療を見ても仕方がありません。技術の習得は、座学での理解から入ります。

篠原先生は、「見た目では何をやっているかわからない」と指導しますが、修得できないのは個人の能力ではなく、技術を見る基準を伝えていないからです。実技指導には実演も含みますが、単純な動作でも意味が分からなければ修得は覚束ないと感じます。

藤本：勉強会では実技の時間があるんですね？

中川：それは必須です。背景となる診察を学んだ上で、今度はそれを実現するための手技です。これも、押手の圧や、刺手の動かし方に加え、姿勢や視線まで説明した上で、実際に手を動かすことになります。一見回りくどいのですが、動きの意味を理解した方が修得しやすいと思います。また、我流に流れないためにも共有できる定式が必要です。

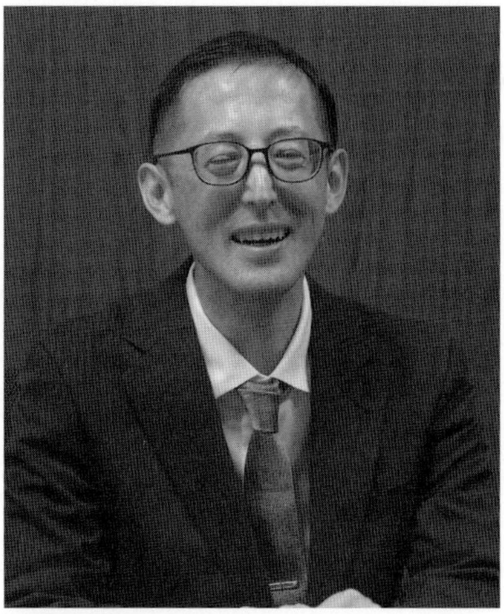

中川 俊之先生（なかがわ としゆき）

1994年　明治鍼灸大学卒業
2000年　鍼灸院開業
2003年　日本鍼灸研究会理事，講師、日本鍼灸史学会専務理事
〔現職〕鍼灸中川院長、日本鍼灸研究会理事，講師、日本鍼灸史学会専務理事
〔関連サイト〕https://nakagawa-shinkyu.jp/

―伝統的な東洋医学の治療では、気の往来を診ることがキーワードの一つと言えると思いますが、先生はそういう気に関して何か感触というか感覚的なものはいかがですか？

中川：気がめぐることの指標として、脈状の変化、全身の温かさ、皮膚の明るさや艶、呼吸や声の深さ、動作の柔らかさがあり、また、感覚や意識の変化なども基準になると思います。私は治療の手応え（気が至る）として、強い脈が弱くなり、皮膚が柔らかくなるなど切診の変化に加え、眼差しの安定や眉間の明るさ、呼吸や声の落ち着き、立ち居振る舞いなどを重視しています。

―「気のめぐり」と関連して、先ほど先生がおっしゃった「個人の妙味」をできたら少し説明していただけますか。

中川：診察や手技の枠組みを知り、手技動作をくり返していくと、診察や刺鍼は円滑になります。「個人の妙味」があるとすれば、同じ定式の治療を続けた果てに、自然に身についていくものと思います。

ただ、「言うに言えないもの」とはせず、言葉にするように心掛けています。患者さんのさまざまな反応も言葉でこそ整理ができます。言葉がないと他人には伝わりませんし、将来にも残りません。写真や動画も、何を診ているか分かった上で、初めて参考になると思います。

4 研究者として“ものになった”気付き

―山崎先生は、例えば、これまで先生方にお話しいただいた体感の解明をテーマの１つに研究してこられたわけですね。

山崎：はい。私は先生方が感じておられるような体感や効果の内、何とか数値化できるものを探してきたんですが、その結果として分かったことは、現代の科学でも数値化できるものは非常に少ないということでした。さらに、一つ一つはシンプルに測定できたとしても、それらが絡み合うとお互いが関係しあって途端に複雑になりますから、それを完全に分解して正確に数値化することは非常に困難なんです。感情や環境でも数値は変化しますので。結果として、鍼灸のメカニズムを追い求めていろんな論文を読んで、研究で得られたメカニズム通りに治療しても同じ効果が出ないことも多いです。

ですので、論文や研究データは自分の行った治療の解釈、例えば、この経穴に鍼を刺すと交感神経が賦活されるはず、のようには使えるけれど、多くの場合、いろいろな背景が複雑に絡み合った未知の患者さんにまでは対応しきれないことが多いです。逆に、東洋医学は患者自身が気付いていないものや自覚できていないものから状態を総合的に判断して治療するものだと思いますから、一つ一つを分解して測定して考える現代医学では、全体を繋げて考える東洋医学を完全に説明しきるのは現時点では不可能だと考えています。その意味で、「人を診る」技術が現代科学には不足していると考えています。

—先生方を始め、臨床家は未知の患者さんに日々向き合い結果を出されていますね。

山崎：そう思います。メカニズムの解明だけではすべてに対応できないということが、私にとっての研究者としてのコツというか気付きになるものでした。鍼灸の作用機序に加え、例えば先生方が行っておられる四診合参や四虚証など、人それぞれの個性を含めたタイプ分類が絶対的に必要になってくると思います。これまで研究者として科学的に細かいところに目を向けてやっていたけれど、結局は大筋のところに戻ってきたという感じです。

それから、私の少ない臨床経験でも、鍼灸治療が患者さん自体の持つ治る力を引き出したように思える経験も結構あって、そこから貝原益軒の唱えた自然治癒力への信頼ということが自分の中でも重要になってきました。

最新の研究では、鍼刺激で腸内細菌のバランスが変化する[3)]という報告や、血液脳関門のフィルター機能が変化する[4),5)]という論文も出始めています。機序は不明なのですが、これは「ヒトの身体は自分への刺激をどう受け止めるかある程度自分で決めることができるのではないか」ということを示しているように感じています。そして治療者と患者との信頼関係もそこに大きく作用しているんだろうなと感じたことが、分解して考えることから脱却する一つのきっかけになりましたね。

—これから先生のご研究も変わってきますね。

5 古典を現代にどう位置づける

—能楽では『風姿花伝』、伝統鍼灸では『霊枢』をそれぞれ筆頭に、受け継がれてきた教本＝古典がありますが、先生方にとっての古典はどういう存在でしょうか？

中川：現代まで脈々と世阿弥の技能を継ぐ方々がおられ、能楽は伝統芸能として継承されています。しかし、『風姿花伝』の15世紀初め頃と現代では、芸の目的や価値がかなり違うのではと想像します。そのままの復活はあり得るのでしょうか。

馬場：当時の能と今における能は違うんじゃないかという事ですね。

浅野：そうですね。私自身の考えですが、やはり現代版にアレンジしていく中で価値は変容していくと思います。求められていることや、その時代の中で生き抜いていく術というか、伝承に耐えるものにしていくための術を身につけていく必要もあるのかなと思います。ですので、一概に古典と一致しないこともあると思いますね。

馬場：確かにそうだと思います。

中川：古典をそのまま臨床化することが、古典を臨床に活かすわけではないと思います。それは、おそらく不可能であり、不必要と感じます。古典は、各時代の背景や要求から書かれており、そのまま現在に適合するものではありません。臨床に古典を活かすには、今の臨床の不備や必要のために、古典の言葉や枠組みを参考にすることが重要です。

例えば、六部定位脈診は古典文献には存在しません。十二経絡の構造的な関係を診る必要から、経絡治療が新作したもので、『脈論口訣』や『鍼灸重宝記』、『鍼灸手引草』などの記載をヒントに構築されました。また逆に、現在の臨床から無理に古典を解釈するのも戒めたいものです。経絡治療は『難経』と言いますが、具体的な選経選穴法は、『鍼灸聚英』や『医学入門』をヒントにしており、その理論的裏付けに『難経』の一部が用いられたにすぎません。

経絡治療は当時の切実な状況に合わせた新しい治療法ですが、古典的鍼灸の継承をうたったことが、『素問』『霊枢』や『難経』から作ったとの伝説に繋がったのかもしれません。

藤本：私も同感で、『黄帝内経』や『難経』を含めた原点ともいえる古典には具体的な内容もあるし抽象的な内容もあります。具体的と思える事でも原理として抽象化して現代に活かすという事になってくると思います。書かれたままを用いたのでは現代には合わないでしょう。

―藤本先生は、初めに古典に書かれていることと体感とが両輪だとおっしゃっていましたね。

藤本：実際に治療でやっていることが、例えば『霊枢』に書いてあるこの部分、大体ここに該当するんじゃないか、大体こういうことなのではないか、と体感で確認するようにしていますね。

山崎：私は、古典が成立した時代はもちろん、江戸時代、明治時代、現代と気候風土も食生活も、疫病や飢饉が度重なっていた背景も含めてあまりにも違いすぎますので、古典自体は正しい、しかし有効でなくなった部分があるのは人が変わってしまったという風に考えるようにしています。受け入れる側の人間が、生活から価値観に至るまで非常に多様化していますので、その点が昔とは異なるのだろうと思っています。

馬場：そうですね。古典そのままではないというのはその通りだと思うんです。ただ、祖父の代から治療をしていて、古典そのままではないにしろブレてはいけない所はあると。うちでは虚実補瀉という原理原則、治療と診察現場で

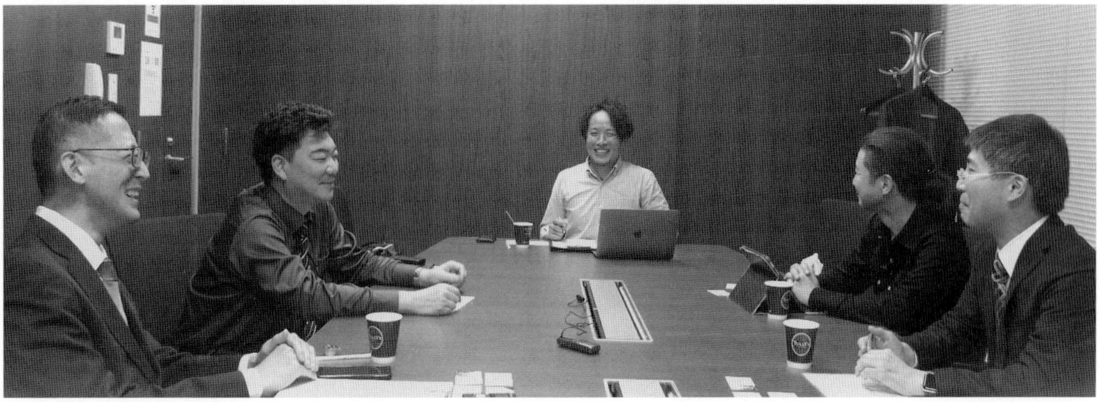

ある経絡経穴、陰陽も入ってくると思いますが、それらに反するようなことをすると古典であろうと何であろうと、治療そのもの、大げさかもしれないですが、鍼灸ではなくなるという考えで育ちましたので、私もそこにはずっとこだわって、面白くないくらいこだわっているというところがあります。

中川：経絡治療において、古典鍼灸が全て臨床化された訳ではありません。古典の手技は多くの場合、一定の刺入を前提としますが、経絡治療は基本的に浅刺です。経絡治療の枠組みと古代からの鍼灸法は異なっており、そのままの復活とはならないわけです。しかし、近代以降、経絡治療ほど古典の鍼灸法を研究した集団はありません。古典的鍼灸の代表者という強い自負があったと思います。

―現代でも伝統医療と称し区別化されていますが、『古典』を標榜することの意味はどういうところにあったのでしょうか？

中川：経絡治療家たちは、当時の中西合作的な鍼灸への批判から、古典的鍼灸の復興を目指しました。経絡治療は一治療法や流派ではなく、伝統的な鍼灸の発想や問題意識を受け継ぐものとして創成されました。その自負でもあり、宣伝でもあったのでしょう。

ただ、古典そのままの復活を目指したのではありません。現在の臨床と古典は違うものですからね。

藤本：そこは役割分担があっていいかと思うんです。書誌学、あるいは訓詁学的に深く研究して古典のデータを出していただくことと、一方我々臨床家は臨床の場で古典をどう表現できるか、と思考してやっていくことですね。

中川：おっしゃる通りです。私は、経絡治療の臨床とともに、医学古典の研究を続けています。最終的には今の臨床に役立てるためですが、先ずは、臨床と古典は別のものとして研究するべきです。古典の研究では、臨床に取り入れるまでの内容整理が必要であり、臨床の検討では、何故、古典が必要かという問題意識が不可欠だと思います。

山崎：古典を改めて見ると、古典にはウェルビーイング的なものや人の在り方についても書かれているように思います。どういう医療人になるべきかは古典に習うべきことで、藤本先生がおっしゃったように、人が変わってしまったのでやり方の部分はある程度時代に合わせて変えていく。私はその使い分けの部分で科学的な視点でサポートできればと思って研究しています。そういう風に古典と付き合っている感じですね。

―鍼灸古典は紛れもなく医学書として現代に生きていますね。

6 人をみる～到達点は「守破離」?!

―浅野先生、これまで畑違いの内容で、いかがですか？

浅野：私もスポーツカウンセリングでアスリートの悩みを聞きながら解決策を探ったりしていますが、鍼灸は全く知らない世界で初めて伺う事ばかりとはいえ、私の師匠から学んできたこととリンクする内容だなあと思って聞いていました。

特に悩みを抱えているアスリートと身体に不調を抱えている患者さんという違いはありますが、人と対峙しているという点、人との関わり方にスタイルや技がにじみ出ていて、先生方が大切にしておられる考え方、哲学と言っていいかと思いますが、それまでの経験や生き方、まさにアイデンティティは学んで身に付けられたものと、経験の中から生まれ出てきたもの。私自身も人と関わる仕事をしている立場として、そこは大事にしなければならないと思っているところです。

馬場：コツの獲得を考えてきて、私の中では謙虚であれ、謙虚にならなければ治療はできないという思いが強かったんです。浅野先生におっしゃっていただいたように、人を診るわけでデータを診るわけではない、病気を見ているわけではなくて、人を診ている。人の中に病気があるわけですから、まず人を診なくてはいけない。身体を預けてくれている方を診るわけですから、こちらの責任もなかなか重大なわけです。そういう方々に如何に謙虚に身体を診ていくかという姿勢が大事だなと本当に思っています。

藤本：形式・定式自体を人に合わせるのではなくて、人の実際の状況に対して形式を合わせられるよう、形式の理解に幅を持つ、ということですね。

中川：定式があるから、さまざまな症状に合わせていけますし、その人がどう変化すれば良いかの予後判断もできます。経絡治療は、経絡の虚実證にて全ての症状に対処しますが、簡単な枠組みだからこそ、千変万化の症状に対応できるのだと思います。

―世阿弥にも能の型がありますね。それで現代まで何代にもわたって受け継がれていますね。

浅野：今のお話を聞いていて『守破離』の考え方を連想しました。もちろん守るべき型はあるんですが、人に合わせていくと必ずしも万人に共通するわけではない。そこがもうまさに技術、その人の技というか。治療での診立てとか診察技術のお話を伺ってきて、最終的に人をどう見抜くかというか、そこになって行くのかなと思いましたね。

―面白いですね。

山崎：そうですね。守破離というものの本質を今日、先生方のお話から初めて知ったというか、なるほどと思いました。

―ええ、本当にそうですね。

7 後進に伝える

―最後はやはり継承ということで、先生方はすでに指導する立場におられると思いますが、改めて、技を伝えるのは難しいですか？

藤本：まあ、そうですね。「まず、君はいい鍼を受けることや」と。それが一番の勉強と。うちの会では会員に常に会長のところでも私のところでもいいので講師のところで治療を受けるように勧めますし、それを踏まえて定例会に参加するように促していますね。

実際、育成する立場から言うと、いろんな表現をしますが、最終的には多分言葉じゃないと思うんです。やっていることが先で、それを言語化するために古典も読みます。しかし、やはり限りなく言語化して表現していくことも大事だとは思っていますね。

馬場：言っていることとやっていることが違ってくると、学ぶ人は悲惨だと思うので、私はそこを一番気をつけていますね。やることしか言わない。逆に言うと、そこから先はもうやってもらわないと話は進んでいかないですね。

中川：それはまったくおっしゃる通りですね。

馬場：専門学校での経験から反省を込めて思うのは、こういう治療をやりたいという見せ方をやるしかないのかなと。立ち居振る舞い、体表観察などを見て憧れてもらうと言うとおこがましいですが、そういう領域に入ってきているのかもしれないとも思っていますね。

山崎：おっしゃる通りなんです。体裁きやしゃべり方、トータルコーディネートというか、そういうものを学生はすごくよく見ていて、4

年生の卒業間近になって切羽詰まってきたら「あの先生の話を聞きたい」と言ってきます。鍼灸師の免許を取って仕事が現実的になってきて初めて身につまされてくるんです。

馬場：その先生に憧れて内弟子のような形で入るのだったら、3年～5年は謙虚な気持ちでしっかり学んでみる。そこでもしも合わなかったら、本当に合っていないと思いますので、そこはスパッと切り替えていいと思います。大体それくらいしっかりやると、うそをつかない先生の下に付いていればものになるはずなんです。

藤本：3年～5年、今の時代持ちますかね（苦笑）。

馬場：うちでは昔から内弟子は最低3年という制度なんですよね。

中川：後進への継承には、現在の人達に対するものと、未来に伝える場合の2つがあると思います。私の鍼灸院は夫婦だけでやっており、内弟子を取っていませんので、現在の後進は研究会の受講生となります。希望する受講生への治療では、治療の面白さが伝わるよういつも願っています。治療の感動こそが習得の第一歩ですからね。

また、未来への継承は、文章を残すことが第一と思います。現在の臨床や研究を言葉にしておくことです。経絡治療が、それまでの古典の言葉や枠組みを参考にしたように、私たちの言葉も、未来の誰かが必要とするかもしれません。現在から未来への継承を少しでも担えるなら、とても嬉しいことです。

8 まとめ

―あっという間に時間が経ってしまいました。まだまだ伺いたいことはいっぱいなんですが、本日の締めとして一言ずつお願いしたいと思います。

浅野：私自身、スポーツ現場でアスリートたちに向き合っているわけですが、やはり心の問題は暗黙知的で、なかなか共有しにくいところがあります。先生方も熟練の域にあってもいまだにそれぞれご自身のやり方をどのように研鑽していけばいいか議論されているのが伝わってきて、私も自分の領域で支援の技術を身に付けていく上でそういう姿勢を大事にしていかないといけないなと思っています。

藤本：今回、先生方のお話を伺って、やっぱり目の前の患者さんたちに良くなってもらいたいという思いはそれぞれの流派や立場の枠を超えて一緒なのを確認できましたし、それぞれスタイルがあって、それぞれの方法で治しているんやなあ、ということを再確認しました。それから後進の育成、教育現場の大変さも学ばせていただきました。

山崎：私は本日お話を伺って、学生たちに「まずは先生方のような鍼灸師の治療を受けてみなさい」と言いたいと強く思いました。コツの獲得や技術の習熟も大切ですが、自分自身で受けて体感する、感動することも同じくらい重要ではないかと感じました。

今後、教員として、体感を通して鍼灸の魅力に触れられる機会を作っていけたらと思います。

馬場：コツを獲得、習得する方法は無いようで有ると思うんです。先生方皆さんそれぞれつかんでおられるので。それは、最終的には治療スタイルに関わらず、憧れを持つことが一番早いと思うんです。こういう風に治していきたいというのを見つけることからかと思います。この方法で行けると思った後は個性になってくるんですが、まず患者さんを治したいという思いがないと始まらない話で、そこは私の中では謙虚になることが一番必要で、コツを獲得するにもそれが一番早い方法ではないかと思います。

中川：私も治療家には品性が大事と考えています。偶然に治せても奢らず、治らなくても落ち込まないことを心掛けています。治るのは治る時期が来たからであり、治らないのは誰が診ても難治です。相手は人体という自然ですから、傲慢になると鼻を折られるだけと戒めています。

馬場：でも、落ち込まないのは難しいですね。毎晩落ち込んでいますからね（苦笑）。多分自分の型をある程度持っている先生方のあるあるだと思いますが、治った時って嬉しいのですが、「よっしゃー！」はないですね。それは通常運転の結果で、最終的に患者さん次第だと、患者さんの身体が良くなったと患者さんを褒めるようにするんですが、治らなかった時が圧倒的に悩みが残ります。

藤本：それで言うと、これだけスムーズに効いたのか、これはどうして難しいのか、場合によっては悪化したのか、それらにはいろんな条件が重なり合っているわけなので、それらを分析する方法論はたくさんあったほうがいいというのが私たちの立場ですね。

馬場：藤本先生たちの治療法の方が、立ち返るときの反省とか、治った理由付けと治らない理由が一番明確にできるんだろうなと思いますね。

藤本：100％ではないですが、それを分かろうとする努力はする。それを北辰会ではやってきていますね。

中川：治らなかった患者さんはずっと覚えています。なぜ治らないか、どうしたら良かったかばかりです。治癒と不治、それから誤治の判断ですね。篠原先生は診察がないと、治った、治らないの判断にすら至らないと言います。診察の定式があるからこそ反省ができるのです。

今回は技がテーマでした。しかし、技術だけでは鍼灸を語れません。診察と施術部位、手技からなる総合的な医療だからです。その習得は片手間では叶わず、治療に感動し、その定式を学び、臨床を重ねていく、このくり返しこそ肝要だと思います。

藤本：おっしゃる通りだと思います。それは出てこないといけないことですね。これからが本題ですね（笑）

—確かに（苦笑）。課題をいただいたところで、終わらせていただきたいと思います。今回は、氷山の一角にすぎないと思いますが、先生方に技のコツ獲得について語っていただきました。本題はまた改めてお願いしたいと思います。ありがとうございました。（了）

〈参考文献〉

1）浅野友之，中込四郎：アスリートのコツ獲得におけるプロセスモデルの作成．スポーツ心理学研究，41(1)：35〜50, 2014

2）浅野友之，中込四郎：能の極意」獲得過程に伴う個性化過程の検討 －世阿弥の伝記分析を通して－．臨床心理身体運動学研究，19：35〜49, 2017

3）Zhuan Lv, Ruidong Liu, Kaiqi Su, Yiming Gu, Lu Fang, et al. Acupuncture ameliorates breast cancer-related fatigue by regulating the gut microbiota-gut-brain axis. Front Endocrinol; 2022 Aug 24: 13: 921119. doi: 10.3389/ fendo.2022.921119. eCollection 2022.

4）Shanshan Zhang, Peng Gong, Jiangsong Zhang, Xuqing Mao, Yibin Zhao, et al. Specific Frequency Electroacupuncture Stimulation Transiently Enhances the Permeability of the Blood-Brain Barrier and Induces Tight Junction Changes. Front Neurosci; 2020 Oct 6 : 14 582324. doi: 10.3389/fnins.2020.582324. eCollection 2020.

5）Congcong Ma, Qinyu Ye, Kecheng Qian, Mengyuan Dai, Lin Gan, et al. Anti-glioma effect of paclitaxel mediated by specific mode electroacupuncture stimulation and the related role of the Hedgehog pathway. Brain Res Bull; 2024 Jul: 213: 110985. doi: 10. 1016/j.brainresbull. 2024.110985. Epub 2024 May 26.

ブレイクタイム 75

方言バイリンガル

Dialect Bilingual

尾川 裕子（作家） Yuko OGAWA

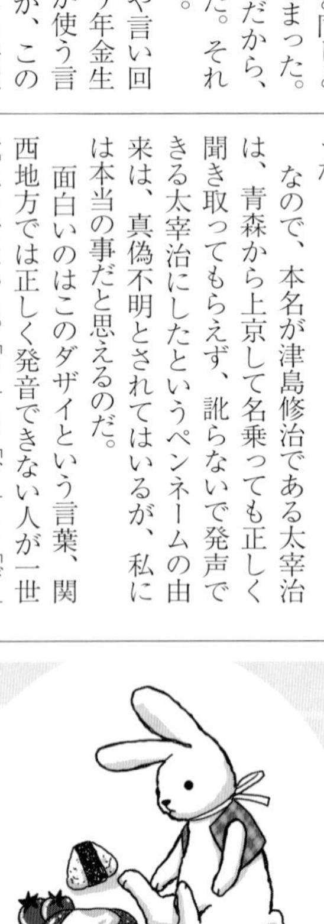

大阪環状線の鶴橋駅から大阪駅へ向かう電車に乗り込むと、混んだ車内にどこからともなく幼い女の子の話声が聞こえてきた。張りのある高い声で、すこぶる滑舌が良く、ませていて、ぎょっとさせるものがあった。一人で二役、おままごとをしているようだった。

「今夜はビーフシチューにしようと思いますのよ」「あら、それは美味しそうですわね。うちは何を作りましょう。毎日のことで悩みますわ。パパに聞いても、何でもいい、としか言わないから、そのくせハンバーグを出したら、お子様メニューか、って言うんですのよ。困ったものです」

主婦同士の会話を耳にして再現しているのだろう。イントネーションは共通語で、混んでいたので姿は見えなかったが東京からUSJにでも遊びに連れて来られたお嬢ちゃまかと思った。

電車が京阪電車との乗換駅に着き、乗客が減った時に、その子が見えた。庶民的な恰好でおままごとの相手だったらしきウサギの縫いぐるみを手にして、母親らしい女性に「ほら、降りるで。次で降りる、ってさっき言うたやろ、早ようしい」と急き立てられ、「わかってるわ」と言い、「忘れ物ないな」と念押しされながら、ドタバタと車内から去って行った。母子の会話はともに関西独特のイントネーションだった。

そういえば、学校で教科書を朗読する時はほとんどの子供が共通語アクセントを使うと聞いたことがある。共通語と方言を自在に操れるので方言バイリンガルと呼ぶそうだが、実際目にするのは初めてだった。おままごともフィクションだから、物語や教科書を朗読するのと同じということか、と妙に感心してしまった。傍にいる親はそれが日常的な事だから、違和感もなく平気で見ていたのだ。それにしても見事な変身ぶりであった。

TVの影響で地方特有の言葉や言い回しがどんどん消えつつある。もう年金生活の私たちの世代でも親の世代が使う言葉が分からなかったりするのだが、この頃はさらにイントネーションさえも共通語に近づき、ハレとケがあるように自由に使い分けられるようになっているのかもしれない。

今では信じられない話だが、私の身内には「ツイコさん」という人がいた。誰もがそう呼ぶので私も「ツイコおばさん」と呼んでいた。変わった名前だとは思ったけれど、どんな字を書くのかという疑問すらあまりに身近すぎて起きなかった。私が二十六歳の時に祖母が亡くなり、告別式の芳名帳に彼女が書いた名前に仰天した。「千恵子」と書いていたからである。「えっ？　ツイコおばさんって、千恵子なの？」と思わず口に出したら「そ〜だぁ。でもみんなツイコってしか言わないからいいんだ」と笑った。ちなみに私は函館生まれで、これはおよそ四十年近く昔の話である。私の世代では「千恵子」を正しく発音できない人は周りにいなかった。それが親の世代になると東北北海道の一部では「チ」と「ツ」、「イ」と「エ」は曖昧で、その二つが続くので発音しにくくて千恵子がツイコになったのだろう。ウイスキーはウエスキーでも通用した。他にも「ヒ」と「シ」と「ス」も曖昧だった。

なので、本名が津島修治である太宰治は、青森から上京して名乗っても正しく聞き取ってもらえず、訛らないで発声できる太宰治にしたというペンネームの由来は、真偽不明とされてはいるが、私には本当の事だと思えるのだ。

面白いのはこのダザイという言葉、関西地方では正しく発音できない人が一世代上まではいる。「ラ」と「ダ」と「ザ」がややこしく、「座布団」は「だぶとん」、「からだ」は順序が変わって「かだら」になったりするのだ。

昨年亡くなった夫の母は大阪の都島区で育った人だがまさしくそうだった。数年前のある時「カナダの友達も亡くなって」と話すので、カナダに渡った友達がいたのか、と思って夫と話を聞いていたら「カナダの兼六園に行ったのが会う最後になった」と続けるので、「カナダって金沢のこと？」と確認したら「そうや」と言う。よく耳を澄ませて聞くとその「カナダ」には「カナダァ」とかすかに「ア」が付いていた。それがカナザワの「ワ」なのだと分かり、夫と思わず顔を見合わせた。

お国訛りや方言は味があって私は好きである。しかし生まれた時からTVやAIの音声などがすぐ横にある現代、全国的に共通語化されて行くのはあたりまえかもしれない。

そこでハタと気がついた。私はさらに一つ多い「方言トリリンガル」ではないか、と。関西弁と北海道弁と共通語を自在に話せるのだ。自慢でもないが—

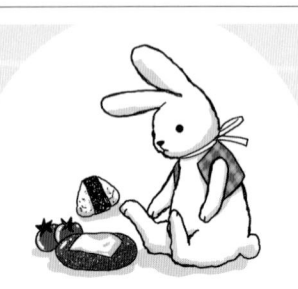

連載

大正時代の沢田健と代田文誌
—日蓮主義との関係を中心に—
(3) 中山忠直による沢田健の紹介

Introduction of Ken Sawada by Tadanao Nakayama

鍼灸治療院簡松堂 松木(まつき) 宣嘉(のぶよし) Nobuyoshi MATSUKI

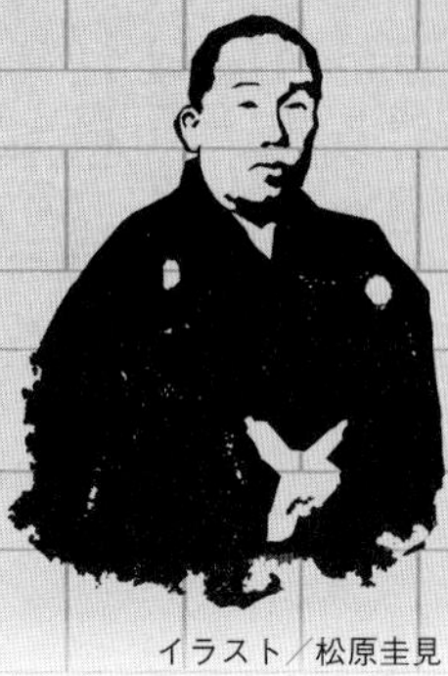
イラスト/松原圭見

沢田健は周知のとおり、昭和2(1927)年5月に発行された中山忠直の『漢方医学の新研究』に紹介されたことによって一躍有名となった。沢田が紹介されることになった背景には、沢田の助手をしていた城一格によるところが大きいことが知られている[1]。

重要人物、城一格

城一格(明治12(1879)年-昭和20(1945)年)は沢田健のみならず、経絡治療誕生に大きな影響を与えた八木下勝之助に傾倒したことでも有名な人物である。城に関する情報は成瀬による記述に詳しい[2]。ここから沢田と出会うまでの事蹟に関する記述を抜粋すると、明治12(1879)年1月3日、熊本県菊池郡隈府町大字亘生まれ。17才の頃(註:明治29(1896)年)から北九州の炭坑事務所の給仕となって働いた。日露戦争の時(註:明治37-38(1904-05)年)出征して特務曹長となり、一等看護長となった。戦争中、敵弾の破片を右眼に受けて負傷した。30才の時(註:明治42(1909)年)朝鮮に渡り東洋拓殖会社京城本店に勤務した。38才の時(註:大正6(1917)年)、東拓の姉妹会社の朝鮮電気興業会社に転じ、業務課長となった。40才を過ぎる頃、日露戦争で受けた右眼の負傷が再発し、九州大学病院に入院し加療を受けた。このとき福岡の鍼灸師に治療を受けてたちまち全快した。大正11(1922)年、43才の時、会社を辞して内地に帰り、鹿児島県鹿屋で鍼灸師をしていた弟について鍼灸術を習い、次に松元四郎平について鍼灸の基礎的学問を学んだ。実地技術を習得するために諸方の鍼灸大家を歴訪したが、主に福岡の東源市氏、東京の伊藤旭斎氏[3]等に師事した。大正12(1923)年、関東大震災の直後、『キング』という雑誌に沢田健が紹介されているのを見て、沢田に手紙を書いた。これが沢田と知り合うきっかけである。

この『キング』については上地が「成瀬勝忠氏の書いたものによると、沢田、城の出会いは大正十二年の大震災直後、雑誌『キング』に沢田の灸についての記事があり、それを城が見て手紙を出して面会を求めたのだという。しかし『キング』の創刊は大正十四年で震災直後ではない。念のため創刊以降昭和二年までのキングにあたってみたがそのような記事はなかった。誌名の記憶ちがいであろうか。」[4]と書いており長らく不明であったが、横山によって大正12(1923)年の『現代』4巻9号に沢田健を紹介する記事が掲載されていたことが発見されている[5]。また、上地は「朝鮮時代の沢田のことをよく知っていたといわれる下関の故中村徳太郎氏は、沢田が初めて上京し、一時浅草の寿仙院で治療して朝鮮に帰った大正十年の暮ころに城を連れてきて紹介したという。しかしそのころはまだ城は朝鮮の会社に勤めていた時であり、話が合わなくなる。」[6]と考察している。沢田は大正13(1924)年にも朝鮮を訪れていることは本連載の第一回で紹介しているが、この時に城を帯同させたのであれば辻褄があう。さらに上地は「現在静岡県三島市在住の御子息城康之氏によると、大正十二年の震災時には鹿児島にいて、親類の人から「震災に遭わなくてよかったね」といわれたのを子どもながら覚えているというから、そのころは上京していて受験のため一時帰郷中だったのであろう（註：上地は「免許は十二年十月鹿児島でとった。」と記している。）。/また城は、大正十五年三月に急逝した松元四郎平の遺著『鍼灸孔穴類聚』が鹿児島市で出版されるときその一切の衝にあたっているところから、大正十五年の秋ころは鹿児島にいたことになる。/おそらく二度目の弟子入りは翌昭和二年の四、五月ではなかったか。というのは中山の「鍼灸は世界一の物理療法」（二年十月）の前書きに「沢田氏を余に推薦したるは、本誌の愛読者たる鹿児島の城一格氏で、氏は日本中の名医や霊術家の許を行脚してその手腕をためし、他流試合をなし、遂に沢田氏に及ぶ人なしとして沢田氏に師事した人で、今夏上京して東京に永住して沢田氏の助手をせられる事になった人であり……」と書いてあるからである。代田が最初に沢田を訪ねたのが昭和二年の六月十日で、その時すでに城は助手をしていたというから、その直前ということになろうか。」[7]との見解を示している。成瀬は「城氏は昭和二年頃（四十八才の頃）まで沢田氏のもとに居つたが、その後独立して開業するようになつた。沢田氏は、鹿児島でやつたらどうかと言つたが、東京で開業することにした。」と記しているため[8]、これらの記録を照合すると城が沢田のもとに居たのは一年に満たなかったことになる。そのため城と沢田の関係については、上地が言うように弟子であったのか、それとも協力者兼助手として手伝っていたのか判断に迷うところである。

中山忠直に沢田健を紹介する城一格

成瀬によると、「恰度、その頃「日本及び日本人」という若宮卯之助氏の主宰する雑誌に「漢方医学の復興を論ず」という論文が出ていた。読むと中山忠直という人が、漢方医学の優越を説き、現代に復興させる急務を書いていた。漢方医学といつても、それは漢方薬物治療だけの問題を書いていて、鍼灸治療には少しも触れていなかつた。城氏は中山忠直氏に手紙を書いて送り、漢方医学は薬物治療だけではなく鍼灸があることを述べた。そして鍼灸の価値を実証する人としては沢田健氏が居ることを伝えた。中山忠直氏から返事が来て、二人で連れ立つて沢田氏を訪ねた。沢田氏は年の若い中山氏を前に置いて、鍼灸の卓効を説いた。…中略…沢田氏から鍼灸術の効力を聞くと、「日本及び日本人」に「世界最高の物理療法なる鍼灸術」と題して、鍼灸術宣伝の一文を書いた。「鍼灸はツボによつて病気の治癒を図る高級な医術である。これは非常にむづかしい技術で、明治以後は技能の勝れた人が尠くなつたが、幸いな事にはわれわれはこの道の最高技能に達している人を持つている。それは沢田健氏である。彼は鍼灸術の生きた標本である」というような書き方をした。「日本及び日本人」という雑誌は当時、右翼思想を代表する雑誌で、国粋主義に立つものであつたが、政界、財界に支持者が多く、読者も可なり多くあつた。これが鍼灸という古い医術の価値を宣伝したので、これは多くの人々にセンセーションを起させた。」[9]と、当時のことについて記している。

中山は「予は殆ど名医と云ふ名医を知れど、その診断の敏速確実なること、いまだ沢田氏の如きを見た事がない。」[10]と沢田を絶賛している。この中山の著書は社会に大きく影響したようであり、上地は「この本は漢方の価値を世間に再認識させたものとして、明治四十三年に出た和田啓十郎の『医界之鉄椎』

につぐものとされているが、内容からいって重厚さでは『新研究』は『鉄椎』に及ぶべくもないが、社会に与えた影響といえば『新研究』のほうがはるかに大きかった。」[11]と記している。代田の入門もこれを期にしてのことで、「昭和二年の春に中山忠直氏の「漢方医学の新研究」を読んで、はじめて沢田先生の名人なることを知ったのである。そして、沢田先生に師事するために、若人社へゆき、若人社の寮母の千原やよさんに連れられて沢田先生のお宅へ参上し、入門を許されたのである。」[12]と回想している。『鍼灸真髄』によると、「第一回見学筆記」は昭和２（1927）年６月10日となっており[13]、『漢方医学の新研究』の出版直後ということが分かる。

沢田健の臨床

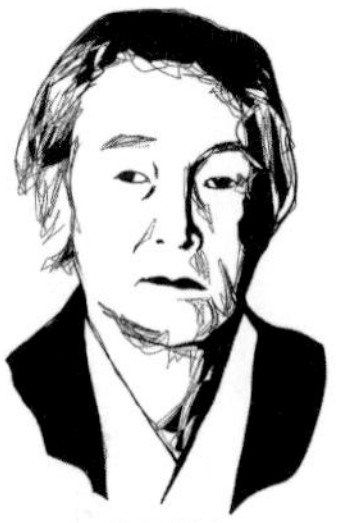

妹尾義郎

『鍼灸真髄』には、代田の入門翌年に沢田が妹尾という人物を治療した様子が書かれている。これが妹尾義郎のことであるかは定かでないが紹介したい。第三回見学筆記（昭和３（1928）年７月６日 -10日）に「我が友人、妹尾兄丁度先生に診察を受けしに、この灸をおろされ、側頭部の少しく禿げたる眉の両端の薄くなつたのを指して、/「その禿げたのも眉毛の薄くなつたのも、この京門の灸でなほります。京門は胆経だから。」と云つた。」[14]との記載がある。同じ時期の妹尾の日記を読むと、体調不良であったことが書かれており、「七時より若人社の第二土曜日の法花経講義、「一大事因縁」のところ也。講義中、とかく眩暈の気味ありて不快、つかれ過ぎたるらし。（７月７日記）」[15]とある。妹尾の日記には沢田についての記載はないが、この時の症状が眩暈であり、沢田が治療に使ったのは眩暈の治療に頻用される胆経であるため、沢田が治療したのは妹尾義郎である可能性は十分に考えられよう。

ちなみに、同じ年に代田も妹尾に灸を施していた記録が残っている。妹尾の日記には「わしは代田さんにお灸をねがった。夜は代田さんの健康法講義、後坐禅、就床。（12月15日記）」[16]と書かれている。代田に施灸されたことは日記に記していることから、妹尾が代田といかに深く交流していたかが窺える。また、ここから代田は若人社でも講義をしていたことも分かる。瑞穂精舎の講義もそうであるが、ここから当時の代田がいかに精力的に活動していたかを知ることができる。

ここで疑問が残るのは、もし沢田の治療が奏効していたならば、妹尾はその驚きや感動を日記に記すように思われる。前号で触れた代田が沢田と初めて対面した際の回想でも、代田は沢田の灸治療の効果に驚いたような様子は記していない。沢田については入門後の代田をはじめ弟子による絶賛が多いため、その臨床が神格化されているように思われるが、実際はどうだったのであろうか。沢田が治療したのが妹尾義郎であるならば、妹尾と入門前の代田の記載からは劇的な変化をもたらしていないように感じられる。沢田については門人以外からは絶賛とは異なる興味深い評も書かれており、荒木は「この頃（註：昭和５年）、中山忠直氏がジアーナリズムの椽大の筆を振つて、『日本及び日本人』の特大號に漢方復興の論文を掲げて、針灸の名手として澤田健氏と笹川智興氏とを推薦した。余は二ヵ月間、澤田健氏の治療を受け、笹川氏とは永い間、交際をするに至つた。澤田氏は勘のよい人で、灸治は巧みであつたが、傲慢な性格で大した學問はなく、針は寧ろ下手であるかに見えた。」[17]、成瀬は「沢田氏が大勢の患者を捉えたのは、単に治療が上手なためばかりではなかつた。沢田氏は患者の顔を見ると、この人はどういうことを思つているか、何が言いたいかが判つた。そして患者が言い出す先に、患者の言いたいことを言つた。これはカンの芸当である。治療は生きるか死ぬかの真剣勝負である。先に相手の急所を刺した方が勝である。沢田氏は真剣勝負の世界をくぐつて来た人であると思はれる。朝鮮時代に「のんき堂」などという看板を掲げていたが、これはカムフラージ以外の何物でもなかつた。雑司ヶ谷で家の前に看板をかけなかつたのも、これは患者の心理をよく得ていたからである。」[18]と述べている。両者とも沢田の臨床について、「勘（カン)」という技能について挙げている点は非常に興味深い。

霊術・療術家の野口晴哉[19]は『日本療術新聞』に「経営」という連載を書き残しており、「吾々治療家というものは、人の心の動きを敏感に感受してリードする仕事をしているのであるから、人の心を考えずに、自分の心を満す為の行為に余り深入りするのは考えものである。」[20]と、前述の「勘（カン)」と同様の技能ついて述べている。また、野口が待合室の壁に貼っていた受療の注意を紹介している。ここに「一、小生の主張に共鳴し然る後に受療されるのが最も効果のある受け方です　/二、その主義に共感無く単に効くだろうからという受療の仕方は無意義です（以下略）」[21]とある。『鍼灸真髄』には沢田自身が広告を嫌っていたこととその理由について述べている箇所がある[22]。沢田が広告を嫌ったのは、意識的か無意識的なのかはさておき、野口のいう「共感無く単に効くだろうからという受療」者が増えることで、心理的な治療効果が低下することを危惧してのことだったのではなかろうか。そして、このような考え方は沢田が霊術、療術からの影響を受けていたからかもしれない。

霊術、療術[23]の影響を沢田が受けていた可能性を示唆する例として、沢田流の代表的な左陽池と中脘の治療について考えてみたい。代田は「子宮左屈又は後屈を治すことは先生の得意とする処で、左屈をなほすには左手の陽池に灸すれば直ちになほり、後屈をなほすには中脘へ灸すれば直ちになほる。…中略…（註）子宮の位置が正位に返ることについての記述は、科学的に正確だとはいえない。けれども、陽池と中脘の灸により左腹直筋の攣急がゆるみ、臍下部の空虚なりしものが充実して来ることは、実験上確かである。」[24]と記している。子宮の傾きに関する記載は多数見られるが、この配穴は男女関係なく用いており、また「子宮が後に屈つています。それで体が前へ屈るのです」[25]といった子宮と姿勢を関連付けた説明をしている。これらのことから、子宮と呼んでいるものは骨盤を指し、骨盤の位置を正す治療を目指していたようにも読むことができる。もし沢田が灸を用いて骨盤を正すことを目指していたのなら、これは非常に療術的な考えであるため、沢田の臨床の背景に療術からの影響の可能性が想起される。勿論、沢田は若い頃新海流という武術を学んでおり、「新海流の達人辻平四郎繁武氏に就て柔術の奥義、活殺自在の法及び接骨術を学び」[26]との記録が残っていることから、この時に学んだのかもしれない。ただ、興味深い記載として、昭和4（1929）年の『山田式整体術記事』（八版）に収載される「山田式整体術修術者」の鹿児島の部には城一格の名前が見える[27]。前述のとおり城は昭和2（1927）年頃まで沢田のもとに居たようなので、本書が出版された昭和4（1929）年は沢田のもとを離れている頃である。しかし鹿児島の部に名前があることから、城が山田式整体術を学んだのは、沢田のところに来る前であった可能性が高い。『山田式整体術講義録　第三巻』には「精神療法」の項目があり、「凡そ精神療法は唯信ずるといふことが第一の要件でございますから若し此の信念が不十分であれば如何に其の形式や方法が宜しくとも殆んど何等の見るべき効果はございません。」[28]と記されている。これは前述した野口の話と類似しており、沢田に影響を与えたのであれば興味深い記述である。またこれも前述した通り、中山によれば、城は「日本中の名医や霊術家の許を行脚して、その手腕をためし、他流試合をなし」[29]と紹介しているため、山田式整体術に限らず霊術・療術には相当明るかったはずである。とすれば、沢田の臨床は武術で培った技能に加えて、城から得た霊術・療術の知識をあわせることで、唯一無二の境地に到達できたのかもしれない。沢田の治療と療術の関係については、今後さらなる調査が必要な課題である。

以上、今回は沢田が世に知られる経緯と、臨床について書かせて頂いた。次回、沢田と代田が日蓮主義を離れる様子を書き、本連載を終了したい。

謝辞

多くの関連資料をご教示いただき、多大なるご助言を下さった森ノ宮医療大学准教授横山浩之氏に深謝致します。

〈参考文献および注釈〉

1）横山浩之：大正12年の澤田健―大日本雄弁会『現代』4巻9号の記事―、Tehamo、Vol.1 No.2、P106-112、2021
2）成瀬勝忠：先覚者としての城一格先生、医道の日本、Vol.16 No.5、P30-33、1957
3）東源市と伊藤旭齋については、山崎良齋：鍼灸医家評伝、帝国鍼灸教育会、1925、P5-6およびP195-196に顔写真付で掲載されているため、当時著名な鍼灸師であったことが分かる。
4）上地栄：昭和鍼灸の歳月－経絡治療への道、績文堂、P72、1985
5）前掲1）
6）前掲4）
7）前掲4）、P72-73
8）前掲2）
9）前掲2）
10）中山忠直：漢方医学の新研究、宝文館、P319、1927
11）前掲4）、P69-70
12）代田文誌：針灸臨床ノート下巻、医道の日本社、昭和48年初版、平成2年第6版、P79-84
私は沢田先生が針灸の名人だなどとは一向に知らなかったので、折角おろしてくれた灸も、二〜三すえただけで、あとは続けなかった。この後、数年して、昭和二年の春に中山忠直氏の「漢方医学の新研究」を読んで、はじめて沢田先生の名人なることを知ったのである。そして、沢田先生に師事するために、若人社へゆき、若人社の寮母の千原やよさんに連れられて沢田先生のお宅へ参上し、入門を許されたのである。
13）前掲12）、鍼灸真髄、P1
14）前掲12）、鍼灸真髄、P149
15）妹尾鐵太郎・稲垣真美共編：妹尾義郎日記　第3巻、国書刊行会、P298、1974
16）前掲15）、P333
17）荒木正胤：針灸の治療と佛教、大法輪、昭和31年2月号、P21-25、1956
18）前掲2）
19）野口については田邉信太郎・島薗進・弓山達也：癒やしを生きた人々―近代知のオルタナティブ―、専修大学出版局、1999、P217-263 にある前田理子「五章気野口晴哉と「全生」思想」や、栗田英彦・塚田穂高・吉永進一：近代日本の民間精神療法―不可視（オカルト）なエネルギーの諸相、国書刊行会、2019、P191-213 田野尻哲朗「活元運動の歴史―野口整体の史的変容」などに詳しい。
20）野口晴哉：経営（一）、日本療術新聞、2（9）、1948、P2　『野口晴哉著作全集 第三巻 中期論集 一』に再録
21）野口晴哉：経営（三）、日本療術新聞、2（12）、1948、P2　『野口晴哉著作全集 第三巻 中期論集 一』に再録
22）前掲12）、鍼灸真髄、P184-185
広告に就て　私は先生の許にありて治療を見学しつゝその妙技と不思議なる治験に日々驚きを増すばかりである

が、世間多くは未だ先生の妙技を知るもの稀れに、従つて斯るすぐれたる治法が普く一般には行き渡らず徒らに枝葉末節のみに走りて鍼灸道の真価が世に認められぬのを悲しく思つて、どうにかしてこの治法を世に伝え度いと思い、治験をもつと詳しく発表されてはどうかとお伺いした処、先生は首をふつて、「そんなことをしたつてわかるものではない。そんなことをせずとも真に価値があるものなら必ず世の中へ伝わつてゆくにきまつている。真に腕さえあるなら山の中へ隠れていたつて人が尋ねて来て、治療せずには居られなくなつて了うのです。」斯う云われた。そうしてなほ、広告の不可なることをしきりに云われ、「治験など出して広告などすれば、有田ドラツクと同じことになつて了う。今の世では医者がみんな広告してやつてをる。そんな真似などしたくないです。」斯う厳しく言われた。今の世の中の医者も鍼灸家も余りに広告をやり過ぎる。先生はそれを蛇蝎の如くに嫌つていられたので、治験を発表するというようなことさえ不可であるとしてお許し下さらなかつた。

23）栗田英彦・塚田穂高・吉永進一：近代日本の民間精神療法―不可視(オカルト)なエネルギーの諸相、国書刊行会、P 3 -23、2019
吉永は本書の序論で霊術・療術について「明治期意向の桑原俊郎から昭和初期のお手当治療に至る全体を指すには、精神療法という用語が適当であり、誤解を招かないようにするならば、医学的なものと区別して、「民間精神療法」と呼ぶ方がふさわしいであろう。」と述べている。また、この民間精神療法の時代区分を五期に分けており、三期の精神療法中期（1908-1921）、四期の精神療法後期（1921-1930）、五期の療術期（1930-1945）には手技療法を用いていた人物が多く含まれている。

24）前掲12）、鍼灸真髄、P34-35

25）前掲12）、鍼灸真髄、P65

26）前掲12）、鍼灸真髄、P 9 -12

27）森ノ宮医療大学准教授横山浩之先生所蔵資料をお借りした。国会図書館の大正10年版の『山田式整体術記事附録』には「山田式整体術修術者」の記載はない。また、今回使用した八版以前の版については現伝も不詳で確認が出来ていない。

28）山田信一：山田式整体術講義録巻三、山田式整体術講習所、P125、1921

29）中山忠直：鍼灸は世界一の物理療法、日本及日本人（秋季増刊）、134号、1927、国立国会図書館デジタルコレクション　https://dl.ndl.go.jp/pid/1597064/ 1 /218　2025.1.17閲覧

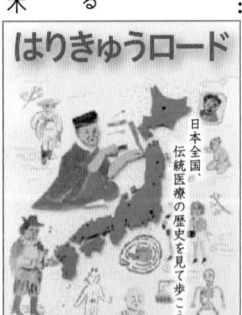

シリーズ
ジェンダー史から医療を考える

（三）現代台湾の「出産事情」を人類学的な立場から

Consideration of Childbirth Circumstances in Modern Taiwan from an Anthropological Perspective

奈良女子大学アジア・ジェンダー文化学研究センター協力研究員 ｜ 曾（そう） 璟蕙（けいえ） Keie SOU

はじめに

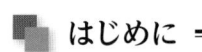

筆者は現代社会における妊娠・出産・産後の一連のプロセスにおいて、医療がどのように人々の経験に影響を与えているかを台湾を中心に研究している。女性たちのリプロダクティブ・ヘルスは、国家の医療体制、保険制度、政策と密接に関係している。

本稿では、「出産」を中心として、現在の台湾における状況を紹介する。妊娠・出産は、医学的異常がない限り「病気」ではなく、正常な生理現象である。しかしながら、医療技術の進歩により、正常とされる生理現象であっても詳細な検査の対象となり、その正常性が医学的に確認される状況となっている。

現在の台湾社会では、都市部を中心に病院が至るところに存在し、全民健康保険（国民健康保険）によって出産費用がカバーされるため、医療は身近で信頼できるものとなっている。また、病院での出産費用も非常に低額である。台湾の国民健康署が発表した「中華民国112年出生通報統計年報」によると、2023年の総出生数は137,484人であり、そのうち出生率は98.6%、死産率は1.4%である。産婦の平均年齢は31.95歳であり、合計特殊出生率は0.87と１を下回る極めて低い水準である。子どもを少なく産む台湾で、実際にどのような出産が行われているのかを紹介する。

クリニックで出産したリツさん

「私は12月10日に出産を予定しており、無痛分娩を選択しました。この方法は痛みを感じずにリラックスして出産できると評判が高く、陣痛の苦しみを味わうことなく赤ちゃんを産めると聞いて、まるで魔法のようだと感じました。

この「無痛分娩セルフコントロール」には18,000元（約９万円）の費用がかかりますが、高齢出産の私にとっては、それだけの価値がある出費だと思っていました。」

リツさんと出会ったのは2018年の３月ごろだった。彼女は当時33歳で会社に勤めていた。そのとき妊娠７週ぐらいだった。筆者は妊娠・出産はどこで、どういう風にするのかを聞いたところ、彼女は自宅から車で20分以内のクリニックを考えていた。なぜそこを選んだのかについて、リツさんは、

「距離が近いのと、クリニックの設備がとてもいいからです。超音波は５D対応なので画像は非常に鮮明、産科医の陳医師と看護師たちはとにかく優しくて話しやすいからです」。

近い距離で通える、設備の良さ、医療関係者の話しやすさを最も重視していることがわかった。妊娠初期の段階で、彼女は遺伝子検査NIPTも受けた。妊娠中に健康保険がカバーする14回の検査のほかに、自費で3－4回程度超音波検査も受けた。お腹の調子がおかしく感じた時や、義理の母に胎児の様子を見せるためだと語った。リツさんの出産は陣痛、破水、出血などの産兆があってから始まったのではなく、事前に日にちを決めて行う「計画出産」だった。彼女の出産はどのような経過だったのだろうか。

「担当医師は、『初産は時間がかかることが多く、早ければ今晩、遅ければ翌朝から昼頃には出産になるでしょう』と話していました。私は午前10時から陣痛促進の点滴を開始しましたが、11時45分の内診では子宮口がまだ0.5cm程度しか開いておらず、生理痛のような鈍い痛みが続いていました。

正午には無痛分娩の麻酔が始まり、その後はランチをとりながらリラックスして過ごすことができました。しかし、14時30分の内診でも子宮口は3cmしか開いておらず、「出産にはかなり時間がかかるものだな」と実感しました。待機中は、複数の看護師が部屋を出入りし、内診、導尿、点滴の調整などを行っていたため、やや慌ただしい状況でした。

その後、看護師から「横になって休んでください」と指示がありましたが、同時に「赤ちゃんの心拍数が急に低下しています」と説明され、場合によっては帝王切開が必要になる可能性があると言われました。その後、子宮頸部を軟らかくする薬が追加され、陣痛の誘発が再開されましたが、赤ちゃんの心拍が依然として不安定だったため、看護師が頻繁に状態を確認していました。

子宮口の開きは少しずつ進んでいましたが、一指半程度と非常にゆっくりとした進行で、先の見えない状況が続いていました。」

リツさんの出産は、自然な陣痛の開始を待つのではなく、計画的に陣痛を誘発する方法を選択したものであった。彼女の出産プロセスでは、出産開始までの待機時間が長く、複数の医療関係者が頻繁に確認のため訪れる状況が続いたため、身体の変化に集中しづらかった可能性がある。また、計画出産においては、陣痛を誘発する薬剤の使用、痛みを軽減するための麻酔の導入、さらには導尿といった多くの医療的介入が行われ、それらによって分娩が進行した。

こうしたプロセスは、陣痛を促進する処置と痛みを軽減する処置が交互に行われる循環を生じさせ、結果として出産の所要時間が延びる要因となることが示唆される。リツさんは10日の朝10時にクリニックに入院し、出産を開始したが、翌日11日の9時過ぎに経膣出産に至った。彼女の出産は、丸一日を費やす長時間のものであり、大きな労力を要する経験となった。リツさんに出産の感想を尋ねると、彼女は次のように語りました。

「とても疲れました。赤ちゃんと対面できた瞬間は本当に感動しましたが、それまでの道のりはとにかく大変でした。まるで、力を使い果たしてしまうような疲労感や、超長距離のマラソンを走り終えたような感覚でした。」

リツさんのように計画出産を選択するケースは、決して少なくないと考えられる。2023年に国民健康署が発表したデータによれば、妊娠周期別の出産割合は、37～38週が51.6％、39～40週が36.9％、

37週未満が10.8％である。このデータは、半数以上の女性が妊娠37〜38週の間に出産していることを示している。この割合から、計画的に出産予定日を設定し、分娩に臨む女性が少なくないことが推測される。計画分娩は異常なケースではなく、むしろ一般的な出産の選択肢として位置づけられているといえる[1]。

助産所で出産を望んだメイさん

2023年には13万7484人の新生児が誕生した。そのうち、助産所で出産した人は45人（0.03％）、自宅で出産した人は210人（0.15％）だった（グラフ１）。出産の際、介助を行うのは通常、産科医か助産師である（グラフ２）。台湾では現在、助産師として職業登録されているのは129人、助産士は79人である。助産師／士の勤務先を見ると、病院が最も多く149人、次いで助産所が46人、産後ケアセンターが７人、その他が６人となっている（衛生福利部統計処2024）。

台湾の出産の99％は病院やクリニックで行われ、産科医によって取り上げられる。しかし、メイさんは病院ではなく助産所を選び、そこで出産する道を選んだ。次にメイさんが助産所での出産を選択した理由について紹介する。

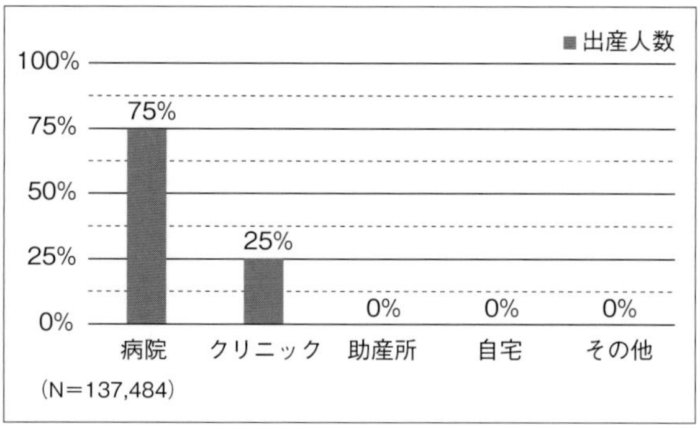

グラフ１　出産場所

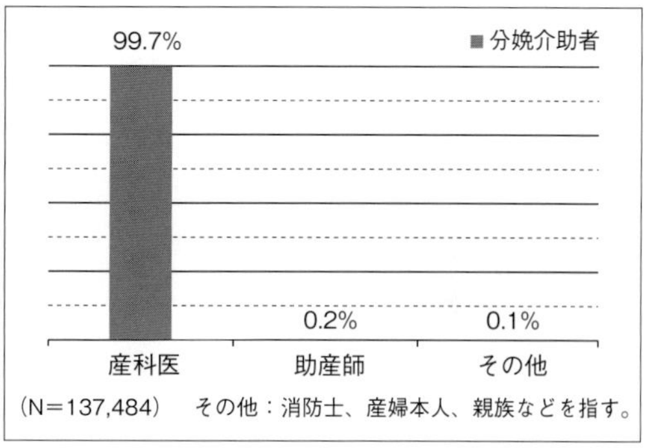

グラフ２　出産介助者

「この子は２人目なので、より良い出産経験を求めているときに、「優しい出産（溫柔生產）」のことを知り、興味を持ちました。最初はインターネットで調べ、多くの人がＹ助産師による出産体験をシェアしているのを見て、彼女が現在「Ｚ助産所」で働いていることを知りました。その後、ネットを通じて連絡を取り、妊娠16週を過ぎた頃に夫と一緒に助産所を訪れ、産前相談を受けました。相談が終わるとすぐに、ここでお世話になることを決めました。

長女のときはクリニックで健診を受けていましたが、施設が狭く、待ち時間も長かったため、長女を連れて行くのは難しいと感じていました。子どもが退屈してしまい、他の人の迷惑になることを避けたかったからです。でも、助産所は温かく開放的な雰囲気で、助産師たちも子どもを連れてくることを歓迎してくれました。さらに、子ども用の室内履きや果物、トウモロコシ、ピーナッツなどを用意してくれて、とても親切に対応してくれました。

助産所で妊婦健診を受ける良い点は、快適で柔軟性があり、助産師と十分にコミュニケーションを取る時間が確保できることです。病院やクリニックのように長時間待たされて、医師と短時間しか話せないということがありません。また、助産師はとても親切で、食生活をどのように改善すれば健康的になるか、胎位を整える方法や安産を促す運動などを丁寧に教えてくれます。実際に、前回の妊娠ではほとんど知らなかった知識や、日常生活で注意すべき細かいポイントをたくさん学ぶことができました。さらに、子どもがそばで一緒に話を聞いていることで、良い生命教育にもなっていると感じています。」

メイさんは２人目の出産にあたり、１人目とは異なる経験を求めて助産所を選んだ。その理由は、これまでのクリニックでは得られなかった柔軟で丁寧な対応に魅力を感じたからである。健診の待ち時間が少なく、上の子どもや家族も一緒に過ごせる環境が整っており、胎位を整える方法や運動についても詳しく教えてもらえた。２回目の出産となるメイさんだが、新たな体験に対する期待に胸を膨らませている様子が、筆者にも伝わってきた。

では、メイさんの出産はどうだったのだろうか。

「朝早く、陣痛が始まりました。徐々に痛みが強まり、血性帯下（血液の混じったおりもの）も見られるようになりました。陣痛の間隔は不規則で、長くなる時もあれば短くなる時もありました。そのような中、この日は日常生活と陣痛が交互に訪れるように過ぎていきました。

夜になると、陣痛の強さはさらに増し、間隔もどんどん短くなっていきました。「そろそろ助産所に向かう時だ」と感じ、準備を整えて出発しました。助産所に到着すると、すぐに助産師が状態を確認してくれました。すると、なんと子宮口はすでに全開になっていました。驚きとともに、いよいよ赤ちゃんが生まれるのだと実感しました。助産師のＹさんは、Ｚさんに状況を伝えながら、浴槽にお湯を貯めしつつ、私の様子を見守ってくれました。

陣痛の合間には、夫と抱き合いながらゆっくり身体を動かしたり（まるでスローダンスを踊るように）、時にはバースボールに座ってリラックスしたりしました。どの姿勢でも、私は常に呼吸に集中し、深く息を吸い込み、ゆっくり吐き出すことを繰り返していました。夫は終始そばに寄り添い、私のことだけを気にかけてくれました。多くを語らずとも、私の必要としていることを察し、支えてくれたのです。実母は上の子どもの世話をしながら、時折私の必要に応じて手を貸してくれました。痛みがさらに強くなった頃、Ｙさんに支えられながら浴槽に入りました。夫と助産師たちは浴槽の周りで、陣痛、呼吸、水温の調整を繰り返しながら励ましてくれました。そして、ついに破水の瞬間が訪れました。水中で破水し、淡黄色の羊水が浴槽全体に広がるその光景は、とても美しく神秘的でした。

陣痛が次々と訪れる中、私は呼吸を整え、リラックスを続けました。そしてついに、赤ちゃんが誕生しました。夫の両手で迎えられた赤ちゃんは、すぐに私の胸に抱かれました。その瞬間、家族全員の笑顔があふれ、赤ちゃんの力強い泣き声が響き渡りました。この感動的なひとときは、今も鮮明に心に刻まれています。」

メイさんは妊娠39週と４日の朝、陣痛が徐々に始まった。彼女はすぐに病院やクリニックへ向かうのではなく、助産師Ｙに状況を伝えつつ、自宅で様子を見ることを選んだ。そして助産所に到着した際には、すでに子宮口が全開の状態で、出産が間近であることがわかった。

出産の過程で、メイさんは夫や助産師Ｙ、Ｚの支えを受けながら、強い痛みに向き合っていった。身体をゆっくりと動かし、呼吸を整えることで痛みを乗り越える力を引き出していた。また、助産師Ｙが用意した温水の入ったバスタブは痛みを緩和する大きな助けとなった。メイさんの出産は、一流の設備が整ったきれいなクリニックで行われたわけではない。しかし、家庭のような温かい雰囲気の中で、安心して新しい命を迎えることができた。陣痛を「促進」したり、強い「痛み」を取り除いたりするような医療的な介入に頼るのではなく、彼女は「痛みの変化」と正面から向き合いながら進める形の出産を選んだ。

このプロセスを通じて、メイさんは自身の身体の変化や痛みの波、痛む箇所などに意識を集中させることができた。その結果、夫や家族、助産師たちと協力しながら、力強く新しい命を迎えることができたのである。この体験は、彼女にとって深い満足感と感動をもたらしたに違いない。

出産方法の流行が示すもの

近年、台湾では無痛分娩の利用が増加しており、特に都市部の評判の良いプライベートクリニックでは、経腟出産の８割以上で硬膜外麻酔が使用されている。筆者が台湾のプライベートクリニックでフィールド調査を行った際、多くの女性たちは「出産の痛みには絶対に耐えられない」、「陣痛は避けられるなら避けたい」、「病院選びの際、無痛分娩が可能かどうかが最重要な条件だ」と訴えていた。彼女たちは、分娩に伴う陣痛に対して非常にネガティブな感情や強い恐怖心を抱き、その不安を筆者に強く伝えていた。また、筆者が経腟出産を経験し、硬膜外麻酔を使用しなかったことを知った彼女たちは、「かわいそう」、「なぜ麻酔を使わなかったのか」、「身体は本当に大丈夫なのか」、「悲惨な経験だったね」と、むしろ筆者の健康を心配する言葉をかけてきた。このように、出産に対する医療介入の進展は、社会的な期待やメディアの影響を受け、女性たちが積極的に医療の介入を求める要因となっている。

陣痛について、日本では「鼻からスイカが出てくるような痛み」という表現がよく使われるのに対し、台湾では「全身が火に焼かれるような痛み」や「新幹線に轢かれるような痛み」という表現が一般的に使われている。これらの表現がどれほどの痛みを伴うのか実際に理解するのは難しく、体験することはほぼ不可能だ。このように、台湾では陣痛に対する恐怖心が都市伝説のように広まりつつある。一方で、この「恐ろしい痛み」に対抗する形で、「優雅に出産する」、「軽い痛みで出産を迎える」といった無痛分娩が、多くの病院で推奨されるようになっている。こうした出産の医療化の進展は、出産の体験やイメージを大きく変化させている。痛みを避けることや優雅な出産を求める風潮が広まり、その結果、医療技術が社会運動の一環として捉えられるようになっている。つまり、女性の身体の権利や選択の自由を主張する運動の一部として、出産時に女性が望む方法を選べることが重要視されているのである。出産をより安全で快適に、そして自分らしく迎えるための選択肢として無痛分娩や計画出産が広まり、医療の進展が女性の社会的地位の向上と結びついているかのように捉えられてきたといえる。

本稿では2つの事例を取り上げた。リツさんの「計画出産」は台湾で広く見られ、筆者が台湾のクリニックで行ったフィールド調査でも同様のプロセスが確認された。一方、メイさんが言う「優しい出産」は筆者が行った博論の調査では見られなかった新しい事例であり、出産時に陣痛を積極的に減痛できる方法を知り驚いた覚えがあった。妊娠・出産は病気ではなく、生理的な現象であるはずだ。しかし、病院やクリニックの増加により、出産は医療の監視下で行うべきだという規範が強化されている。女性にとって、喜びや幸福を感じる出産のかたちはどちらだろうか？「計画出産」か、「優しい出産」か。通常の介入から逸脱する助産師の存在は、産科医にとっては異常であり、例外的なものとされることだろう。

〈参考文献及び注釈〉

1）日本の「産婦人科診療ガイドライン」では、「妊娠41週では分娩誘発を行うか、陣痛発来を待機する」と記載されており、「妊娠42週では原則として分娩誘発を勧める」とされている。異常がなければ誘発は行わないことが多い。妊娠経過は「正常」か「異常」かという判断に基づいて、誘発が行われることが一般的である。

・松岡悦子：妊娠と出産の人類学―リプロダクションを問い直す．世界思想社，2014
・衛生福利部国民健康署（2024）「112年出生通報統計年報」.
https://www.hpa.gov.tw/Pages/Detail.aspx?nodeid=649&pid=18408（最終閲覧日：2025年１月27日）
・衛生福利部統計処（2024）「112年醫事機構服務量統計電子書」.
https://dep.mohw.gov.tw/dos/lp-5099-113-xCat-y112.html（最終閲覧日：2025年１月27日）
・松岡悦子・曾璟蕙：台湾の出産と助産師．助産雑誌，241-245, 2024
・曾璟蕙：台湾における助産士職の変遷―台湾総統府時代（1985－1945年）から現代まで．奈良女子大学社会学論集26, 1-18, 2019

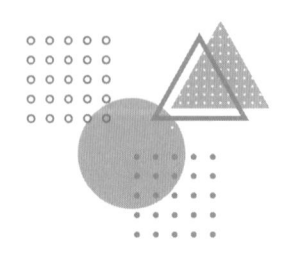

古典を学ぶ・古典と遊ぶ

『鍼灸甲乙経』を読む～番外編

さらなる古典研究のステージへ
～黄龍祥氏「中医古籍校勘的新思考与探索」簡介～

Moving on to the Next Step of Classical Studies: Brief Introduction to Huang Longxiang "New Thought and Search for Proofreading Chinese Ancient Books"

森ノ宮医療大学 客員教授 浦山（うらやま） きか Kika URAYAMA

本稿にいたる経緯

筆者は、本誌9号まで、『甲乙経』を対象とし、「古典を学ぶ・古典と遊ぶ」という連載を断続的に掲載してきた。その間、知人の紹介によって「中国科学院上海生命科学図書館蔵『黄帝三部鍼灸甲乙経』」（以下「上海本『甲乙経』」と略す）を入手した。それは2017年３月、上海科学技術出版社から影印出版された線装本であった。

中国科学院の黄龍祥氏にこの版本についてどう考えているかを尋ねてみたところ、これについて記した既発表原稿があると、論文が添付で送られてきた。読んでみると、当初の疑問―つまり上海本『甲乙経』は、静嘉堂本と同じ系統に属す善本（明・汲古閣本）であるということであった。さらに、上海本『甲乙経』刊行の翌年には、光緒26年（1900年）の影宋本『甲乙経』がネットオークションに出品され、『甲乙経』の版本研究は飛躍的に進んだとも記してあった。筆者はこの清代の『甲乙経』については未見である。

さて、黄氏の論文は、上海本『甲乙経』がメインテーマではない。論文のタイトルは「中医古籍校勘的新思考与探索（中医古籍の校勘に関する新たな知見と探索）」であり、「中医文献雑誌」に2021年に３期に分けて掲載されている。すなわち、第一編が同誌の第１期（p１-p３）、第二編（続）が第２期（p４-p８）、第三編（続完）が第３期（p15-p20）である。黄氏が長年にわたる古医書研究のなかで気づいた校勘の注意点を挙げ、中国医薬科技出版社より1990年に発刊された『黄帝針灸甲乙経（新校本）』をもとにそれを説明するのが、当該論文（以下「黄氏論文」と略す）のテーマである。「新校本」は、黄氏の仕事のうちでも反響の大きなものであり、日本においても『甲乙経』を読む際に参考とした人は多かろうと思われた。そこで、黄氏論文の内容を紹介しようと試みたものが本稿である。

黄龍祥「中医古籍の校勘に関する新たな知見と探索」概観

黄氏論文の一つの核を為すのは、全編を通じ25にわたる「新校本」の修正例である。もう一つの核は、『甲乙経』をはじめとした古医書の校勘を経て得られた具体的で詳細な知識である。この両者が組み合わされ、医書校勘に関する具体的な多くの情報を含んだ、また示唆に富む仕上がりとなっている。それを書き留めておくだけでも鍼灸書史になるほどの多くの注意事項は、医書の研究に携わる者に必読の価値はある、といってよいであろう。

表１は、黄氏論文の内容について、内容全体を把握するために全体像を一覧表にしたもので、校勘による修正箇所を中心としてまとめてあり、一面的にすぎるかもしれないことをご了承いただきたい。

第一編の「前言」ともいうべき箇所において、黄氏は、古典の校勘は「二層」構造で考える必要を指摘する。一層は「文字之真」であり、いま一層は「事実之真」であるという。つまり、文字の旧貌を回復し、いっぽうで古医書の構成そのものを復元するのが、その目的であるというもので、ここで、二十四史と『清史稿』の校正方法が参考になること、氏は1997年と2001年に、宋改の誤り

表1 「中医古籍校勘的新思考与探索」の構成

	章立て、小節		例及びその原文タイトル、内容。内容は本稿筆者による
第一編	◎前言、本稿で例とする『(新校本) 黄帝鍼灸甲乙経』(中国医薬科技出版社、1990年) について ◎真の古典復元の目的地　①文字の復元②伝本の旧貌の復元		
	◎版本源流の考察と文献の校勘方法 ◎『(新校本) 黄帝鍼灸甲乙経』の反省点 ①所謂「明正統本」の軽視②対校本『素問』『太素』それぞれの伝本の軽視		例一：巻一と巻六にある類文について、それぞれ『霊枢』『素問』に基づき校勘すべきこと
			例二：「心気虚則悲憂、実則笑不休」の「悲憂」は「悲」であるべきこと
第二編(続)	◎長年にわたり行われてきた誤りと盲点を越えて		
	1. 医書の基本的構成	其一：基本的な構成を知る重要性	例三：『甲乙経』巻一第一は原書の『素問』『九巻』経文、原作者の注文、宋改の注文、明代の校勘の多相構造をとっていること
		其二：古人の嘘と今人の誤り	例四：「癲疾嘔沫～合陽主之」の「当上脘傍五分」は宋改以前の注釈
		其三：基本構造からの文字決定	例なし
	2. 実際の『甲乙経』における「衍文」「脱字」の校正例		例五：「凡刺癰邪～虚実得調真気存」を韻文化
			例六：「血海有余～知其所病」の「鬱也」は衍文
			例七：「有癃者～故有余也。新校正云～今作注書」の「是陽気～故有余也」15字はもと王冰注
			例八：「故曰別于～故下曰。新校正云～合改為注」の「主弁～合改為注」19字は新校正注どおり王冰注
			例九：「其熱病内～之脉色也。新校正云～上善之義」は新校正に従わず「少陽之脉色也」は削除しないこと
			例十：「昔在黄帝～成而登天」は衍文
			例十一：「病小鍼大～後必為害」のあるべき断句
			例十二：「三焦病者～留則為脹」の「甚」字は古人の傍注
			例十三：「膀胱足太～下合膕中」の「俠脊内」は衍文
			例十四：「微緩為痿～汗出不止」の「痿」字は衍文
			例十五：「瘧脉満大～至於血也」は断句及び文字の変更が必要
			例十六：「夫涕之與～光無所見。(注) 自涕之與～霊枢補之」の新校正は妥当ではないこと
第三編(続完)	3. 文字の異同の処理のための通則と実際	研究にあたっての通例と用字の規範	例十七：「兪」「輸」「腧」の使用の歴史的変遷と現代における統一の限界
			例十八：「水」「疢」字の使用
			例十九：『甲乙経』に常見される「凊」「清」「青」、「泠」「冷」、「搏」「摶」の誤用
			例二十：「喜」「善」は通用
			例二十一：「治」「療」「主」の使い分けは各医書によること
		原因を探求し明らかにしたうえでの精密な校勘のために	例二十二：「僕参」穴の校勘。「為経～灸三壯」12字は衍文
			例二十三：「白環兪」穴の校勘。「刺入八分～不宜灸」の前に「『甄権鍼経』云」の5文字が必要
			例二十四：「足少陰之正～合少陽於外背」の「或以諸陰別者為正」は早期『九巻』伝本の古注
			例二十五：「手太陽之筋～転筋」の「循頸出～入耳中」21文字は「手少陽之筋」の錯入
	◎結語と余論 其一、校勘には文字と構成の両面が必要。 其二、古医書の基本的な構成は、古医書の構成を復元するためのみならず、「衍字」「脱字」を判断するにも必要。 其三、この校勘方法または他の校勘方法を応用する場合でも、原則に忠実に。 其四、底本と校本の文字を決定する場合には、源流にさかのぼって決定すべきこと。 其五、文字決定の際には、単純化も複雑化も過ぎることなく、「通仮」の乱用も避けるべきこと。 其六、伝承の過程で生じた文字の異同については、それが生じた原因を分析してのぞむこと。		

対象となる古典の箇所
『甲乙経』巻一・精神五蔵論第一 『甲乙経』巻六・五蔵六府虚実大論第三
『甲乙経』巻一・精神五蔵論第一
『甲乙経』巻一・精神五蔵論第一
『甲乙経』巻十一・陽厥大驚発狂癇第二
『甲乙経』巻五・九鍼九変十二節五刺五邪第二
『甲乙経』巻一・四海第八
『素問』奇病論篇第四十七
『素問』玉機真蔵論篇第十九
『素問』刺熱論篇第三十二
『素問』上古天真論篇第一
『甲乙経』巻五・九鍼九変十二節五刺五邪第二
『甲乙経』巻九・脾胃大腸受病腹脹満腸中鳴短気第九
『甲乙経』巻二・十二經脉絡脉支別第一上
『甲乙経』巻四・病形脈診第二下
『素問』刺瘧篇第三十六
『甲乙経』巻十二・欠曦唏振寒噫嚔嚲泣出太息漾下耳鳴囓舌善忘善飢第一
『甲乙経』巻三・足太陽及股并陽蹻六穴凡三十四穴第三十五第三十五
『甲乙経』巻三・背自第一椎両傍俠脊各一寸五分下至節凡四十一穴第八
『甲乙経』巻二・十二經脉絡支別第一下
『甲乙経』巻二・経筋第六

について指摘する論文をすでに発表している[1]。さらに前出の新たに刊行された『甲乙経』について記し、校勘する際の注意として、伝世の『素問』や『霊枢』もまた、それぞれの伝変を経ていることに留意すべきであるといい、示されるのが例１と例２である。第一編はこの２例の説明で「未完待続＝未完につき、続稿を待て」で終了し、以下続編・第三編が続いている。

黄氏論文全編にわたって、医書校勘について、二つの「真」を追求し真実にたどり着くためには、多くの知識と資料に加え、読者もまた必死で付いてゆく覚悟を必要とする。

黄龍祥氏論文の例　その１

25の例のうちから、例１と例２について説明する。『甲乙経』当該部分は、２例とも、巻一・精神五藏論第一の、同じ部分に関連している。例１は、『新校本』は『甲乙経』巻一第一の第二段落として収録する「（心蔵脉…）心気虚則悲憂、実則笑不休」部分と、巻六・五蔵六府虚実大論第三として収録する「神有餘則笑不休、不足則憂【素問作悲、王冰曰、作憂者誤】」とに関して、前者は『霊枢』本神第八と校勘すべきで、後者は『素問』（調経論篇第六十二）と校勘すべきであるという。二つの校勘は、混同してはならないということだ。

『新校本』は巻一第一の【校勘】〔２〕では、「原作悲憂」とし、『甲乙経』巻六第三が「憂」に作ることを述べ、『素問』調経論篇が「悲」に作り、その王冰注では「鍼経曰、心蔵脉、脉舎神、心気虚則悲、実則笑不休也。悲、一為憂、誤也」、新校正では「詳王注云、悲、一為憂、誤也。按甲乙経及太素并全元起注本並作憂」ということを引用し、次のように考察する。「『内経』は一人の作ではない。異なる視点による認識が少なからず存在する。この篇はもと『九巻』のもので、現在の『霊枢』と王冰注の引く『鍼経』では、どちらも「悲」に作っており、『太素』巻六の首篇でも同様に「悲」であることから、現伝の『甲乙経』の「悲憂」に作るのは、後人の注釈が紛れ込んだものである。全元起本や王冰の引用する「古本」はすべて「憂」に作り、『太素』巻二十四・虚実補瀉で「憂」に作るのは、それぞれ基づくところがあるわけなので、統一しないほうがよい」、つまり、この部分は「悲」に作るのが妥当であるといっていた。

黄氏は、今回、次のように解決する。

...30年前、『新校本』では「悲憂」の「憂」字を古人の傍注の混入であろう。『素問』調経論篇の王冰注に、「神有余則笑不休、神不足則悲」という」といい、「心之蔵也。『鍼経』曰、心蔵脉、脉舎神。心気虚則悲、実則笑不休。悲一作憂、誤也」という。新校正は「詳王冰注、悲一作憂、誤也、「『甲乙経』『太素』及全元起注本并作憂[2]」という。この新校正の影響を受けて、この部分を「心気虚則憂」に作り、「悲」をこそ古人の傍注であるとして削除する向きもある。『甲乙経』の巻一第一の部分は、『九巻』からの引用であるが、新校正の説く「『甲乙経』『太素』全元起本はすべて「憂」に作る」とは、『甲乙経』巻六第三に基づくもので『素問』からの引用であり、『太素』や全元起本もすべて『素問』からの引用による。『太素』の引く『九巻』の文字は『太素』巻六「臟腑之一」に見えていて、これは「心気虚則悲」に作っており、巻一第一の『甲乙経』の文字と同じであるから、それが「悲」に作る根拠となる。宋代の新校正は、原文の出典について考慮することができなかったために、『素問』の経文と『甲乙経』の引いた『九巻』の文字とを校勘しているのである。『甲乙経』のこの部分の原文は「悲」でなければならないのであって、ほかに多くの有力な証拠もあるが紙幅の関係上ここまでとする…。

これが、今回の考察であり、結論は30年前と同じではあっても、書籍の系統や文字の出入関係を考慮し、より詳細で深い考察がなされている。

これに関する古典の当該箇所を一覧するとこのようになる。

『甲乙経』	巻一第一：心蔵脉、脉舎神、在氣為呑、在液為汗。心氣虚則悲憂、実則笑不休。	巻六第三：神有餘則笑不休、不足則憂【素問作悲、王冰曰、作憂者誤】
『素問』		調経論篇第六十二：岐伯曰、神有餘則笑不休、神不足則悲。
『霊枢』	本神第八：心蔵脉、脉舎神、心氣虚則悲、実則笑不休。	
『太素』	巻六・臓腑之一：心氣虚則悲、実則笑不休。	巻二十四・虚実補瀉：岐伯對曰、神有餘、則笑不休。神不足則憂。
全元起注『素問』		巻一：神有餘則笑不休、神不足則憂。

個人的には、医書の系統を踏まえた詳細な考察に驚くとともに、いささか疑問も感じる。この部分は、新校正が「詳らかにするに」で始まっていて、王冰注に対して異論があったことを示しているため、黄氏の主張は妥当であることに間違いはない。「新校正」こと校正医書局が、現代では見ることのできる多くの資料を目にすることがなかったことは事実であろう。それによって現代から見れば誤りである場合もあるだろう。ただし、その注釈の意図を考えてみたい。上記の調経論篇の当該部分について、「新校正」は次のような注釈を続けている。

皇甫士安云、心虚則悲、悲則憂、心実則笑、笑則喜。夫心之與肺、脾之與心、互相成也。故喜発於心、而成於肺、思発於脾、而成於心、一過其節則二蔵倶傷。

楊上善云、脾之憂、在心変動也。肺之憂、在肺之志。是則肺主秋、憂為正也。心主於夏、変而生憂也。

この新校正注の意図は、「古典の内容における関連性を指摘し、皇甫謐の思想を明らかにする」ことも視野に入っていたのではないか、注釈の意図は「校勘」のみにあったのではなかったのではないか、間違いというよりも、注釈の意図と態度の違いにかかる場合もあり得るのではないか、と思われ、その意図によって使うことについては依然として有効であると考える。

黄龍祥氏論文の例　その２

もう一つ例を挙げよう。例５について、『甲乙経』では巻五・九鍼九変十二節五刺五邪第二の一部に当たり、『霊枢』刺節真邪第七十五の「五邪」に関する部分に当たり、『太素』では巻二十二「五邪刺」に当たる。以下に『甲乙経』の部分を引き、『太素』または『霊枢』にはない文字か文字の異同がある場合を下線で示し、両書のいずれかにある文字を〔　〕で記してみる。【　】は『甲乙経』の小字注である。

凡刺癰邪用鈹鍼無迎隴，易俗移性不得膿，越道更行去其鄕、不安〔其〕處所乃散亡。
諸陰陽遇癰所者、取之其俞、寫也。凡刺大邪用鋒鍼曰以少、泄奪其有餘乃益虚摽其道、
鍼其邪於肌肉〔親〕之無有乃自其直道、刺諸陽分肉之間。
凡刺小邪用員鍼曰以大、補益其不足乃無害、視其所在迎之界、
遠近盡至不得外、侵而行之乃自貴【一作費】刺分肉之間〔也〕。
凡刺熱邪用鑱鍼越而滄、出游不歸乃無病、為開道乎闢門戸、使邪得出病乃已。
凡刺寒邪用毫鍼曰以温、徐往疾去致其神、門戸已閉気不分、虚実得調真気存。

『甲乙経』当該篇は、九鍼や十二節など、「名数」と呼ばれることもある、数字と名詞の表現が多く記されている。この部分も「刺有五邪（『霊枢』では「刺五邪」という）」であり、数えあげやすく覚えやすくなる工夫がされている可能性はある。現伝の『甲乙経』は、『太素』にない文字を除くと、自ずと文字数が揃ってくる傾向もあり、引用一行目が有韻であることは指摘されている。これを、黄氏論文では、以下のように七字句で整える。

凡刺癰邪無迎隴、易俗移性不得膿。
越道更行去其鄕、不安處所乃散亡。
凡刺大邪曰以少、泄奪有餘剽其道、
鍼干其邪肌肉親、視之無有反其真。
凡刺小邪曰以大、補其不足乃無害、
視其所在迎之界、遠近盡至乃自費。
凡刺熱邪越而滄、出游不歸乃無病、
為開道乎闢門戸、使邪得出病乃已。
凡刺寒邪曰以温、徐往疾去致其神、
門戸已閉気不分、虚実得調真気存。

黄氏論文には音韻に関する根拠が掲載されていなかったため、黄氏がどのようなデータに基づいて押韻を考慮したかは不明である。そこで、句末字の音韻に関して、郭錫良『漢語古音手冊』（1986年、北京大学出版社）によって、『広韻』の声・韻・開合・等・声調・摂、推定音価と古音の声・韻・推定音価をそれぞれの句末字に付したものが表２である。『広韻』は基本的には『切韻』を襲うため、切韻音系の語音をこれによることが可能であると考える。結果的には、１句目と２句目と13句目、３句目と４句目、５句目と６句目、７句目と８句目と17句目から20句目、９句目と10句目は、それぞれ同韻で整えられていると言ってもよいと思われる。

『甲乙経』の当該箇所には、たしかに文字と押韻を整える配慮はあったであろう。ただし、黄氏の提案をそのまま肯定するにはいささか疑問が残る。黄氏が想定しているのがどの時代であるかは

表2　音韻篇

句数、句末漢字、現代の発音におけるピンイン	郭錫良による『広韻』の声・韻・開合・等・声調・摂、推定音価	郭錫良による古音の声・韻・推定音価	句数、句末漢字、現代の発音におけるピンイン	郭錫良による『広韻』の声・韻・開合・等・声調・摂、推定音価	郭錫良による古音の声・韻・推定音価
1 隴 lóng	力踵切 來腫合三上通 lǐwoŋ	來東切 lǐwoŋ	2 膿 nóng	奴冬切 泥冬合一平通 nuoŋ	泥冬 nuəŋ
3 郷 xiāng	許良切 暁陽開三平宕 xǐaŋ	暁陽 xǐɑŋ	4 亡 wáng	武方切 明陽合三平宕 mǐwaŋ	明陽 mǐwɑŋ
5 小 xiǎo	私兆切 心小開三上效 sǐəu	心宵	6 道 dào	徒到切 定号開一去效 dɑu	定幽 dəu
7 親 qīn	七人切 清真開三平臻 ts'ǐěn	清真 ts'ǐen	8 真 zhēn	職鄰切 荘真開三平臻 tɕǐěn	章真 ţǐen
9 大 dà	徒蓋切 定泰開一去蟹 dɑi （又音）唐佐切 定箇開一去果 dɑ	定月 dāt	10害 hài	胡蓋切 匣泰開一去蟹 ɣɑi	匣月 ɣāt
11界 jiè	古拝切 見怪開二去蟹 kɐi	見月 keāt	12費 fèi	芳未切 滂未合三去止 p'ǐwəi	滂物 p'ǐwət
13滄 cáng	七岡切 清唐開一平宕 ts'ɑŋ	清陽 ts'ɑŋ	14病 bìng	皮命切 並映開三去梗 bǐɐŋ	並陽 biɑŋ
15戸 hù	侯古切 匣姥合一上遇 ɣu	匣魚 ɣɑ	16已 yǐ	羊已切 余止開三上止 jǐə	余之 ʎǐə
17温 wēn	烏渾切 影魂合一平臻 uən	影文 uən	18神 shén	食鄰切 船真開三平臻 dʑǐěn	船真 ȡǐen
19分 fēn	府分切 幫文合三平臻 pǐuən	幫文 pǐwən	20存 cún	徂尊切 從魂合一平臻 dzuən	從文 dzuən

不明であるが、同時代に同じような形式の歌賦は存在するだろうか。『甲乙経』の文言として考えるならば、後代の鍼灸歌賦のようなかたちに整えることは、文学史を考慮に入れ、近体詩の成立を俟たなければならないのではないかと考えるのである。

銭超塵『内経語言研究』[3]の「音韻」の第三章《内経》音韻研究的歴史回顧（p228）において「『黄帝内経』は全体的にみれば散文による著作であり、韻文でできているとはいえないが、その語学的な面について具体的に詳細に分析してみれば、散文を主体としながらも、多くの、極論すれば大量の有韻の文を含む著作と言えるであろう[4]」という。これは同書の多くの例から見ても首肯しうるが、それが直ちに七言句の連続の形式をとることにはならない。銭超塵の指摘を踏まえて、検討が必要ではないかと思う[5]。

結びに代えて

黄氏論文は、長い研究経験を踏まえて、校勘の「真」を求めて30年前の著書に対して見直しを続ける強固な意志と、該博で詳細な古典の知識があってこそ可能な論考である。今回は史書の校勘方法を考慮することで、さらなるステージに引き上げられているといえよう。

ただ、現在はそうではないかも知れないが、前世紀までの日本の「中国学者」は、経書（十三経注疏）、『説文解字』（段注を含む）、『文選』（李善注を中心に）を読解し典拠に当たることを、その知識形成にあたって、デフォルトとして訓練されていた。医書を読むにしても、その基礎をもとに研究をしていた。そうした訓練が、やはり、もっとも迂遠でありながらもっとも医書を読み解く近道だったのではないかと、思いもしたことも事実である。その知識があるかないかで、医書の読み方も変わってくる。

今後、AIが、古典研究に際し、さらに広い分野の情報を含めるべきものとして提供してくるか、それを活かしきる知的フィールドを学者が持ち得るか、そうした「歴史書の将来的な研究」までも考えさせられる、極めて重要な論文である。

〈注〉

1）黄龍祥「試論宋代校正医書局私改医書之弊」、「中国中医基礎医学雑誌」、1997年。p43-p46。
黄幼民・黄龍祥「宋代校正医書局改編『千金要方』的新証拠」、「中華医史雑誌」、2001年。p78-80。
また、池田秀三「校勘学の基本原理」（劉玉才・水上雅晴により、北京大学出版社より2015年に発刊された『経典与校勘論叢』所収）を参考にしていると記してある。上記３編については筆者は未見である。

2）原文は「新校正云、詳王注云、悲、一爲憂、誤也。按『甲乙経』及『太素』并全元起注本。並作「憂」である。

3）人民衛生出版社刊、1990年６月第１版。

4）原文は「《内経》通体而観之，係一部散文著作、不是一部韻文著作、但具体而微地対該書的語言進行分析観察、在以散文体為主要表現形式之中、又有許多、甚至是大量的有韻之文」である。

5）鍼灸歌賦の押韻については、拙稿「鍼灸歌賦の押韻について」、「東北大学中国語学文学論集」第16号（2011年11月30日発行、p167-194）を参照されたい。

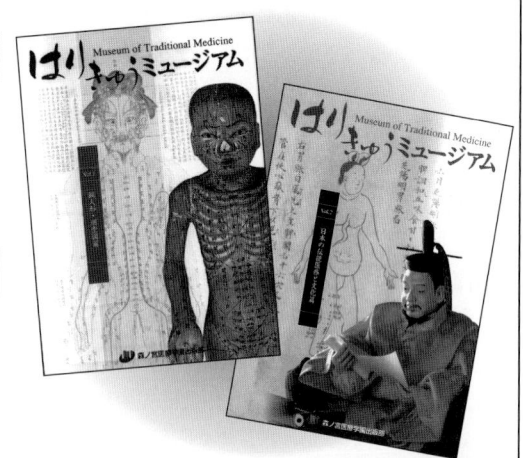

第48回　代田賞決定発表

第48回の選考結果を発表いたします。

第48回

代田賞　　　　該当なし

代田賞奨励賞　該当なし

［代田賞選考委員会］

委員長	公益社団法人 生存科学研究所理事	津谷喜一郎
委員	筑波技術大学名誉教授	形井 秀一
	花田学園附属鍼灸院院長	吉川 信
	森ノ宮医療大学客員教授	佐藤 正人
	順天堂大学協力研究員	東郷 俊宏
	森ノ宮医療大学教授	山下 仁
	福島県立医科大学教授	鈴木 雅雄

代田文誌先生について

代田文誌先生は明治33年（1900年）長野県に生まれ、青年期に重症の肺結核となりましたが、養生、精神修養、そして仏道信心によって回復し、それから薬草と灸療によって完全な健康体に戻りました。そののち鍼灸師の資格を取得して澤田健先生に師事し、症例を踏まえた随筆や研究で世に知られるようになり、不朽の名著『鍼灸治療基礎学』『鍼灸真髄』などを執筆するとともに、臨床活動や講演を通して日本鍼灸の発展のために尽力されました。東洋医学と西洋医学の両者を深く理解し止揚することによって新しい医学の在り方を求めた代田文誌先生の治療哲学は、今日に至っても著書を通して多くの鍼灸師に影響を与えています。（多留淳文1993および安雲和四郎2002の代田文誌紹介文より一部引用）

代田賞とは

代田賞は、日本の鍼灸師によって行われた優れた研究に対して授与される賞です。

日本鍼灸に多大な貢献をされた代田文誌先生の「遺徳功績を顕彰し、併せて先生畢生の悲願とされた鍼灸の向上発展に資するため」（『代田文誌先生顕彰会設立趣意書』より）に創設された代田文誌先生顕彰会（1975年設立2006年解散）が、1977年から毎年代田先生の命日の９月25日に授与してきました。顕彰会が解散した2006年以降は、医道の日本社が事務局を担当し顕彰会の役割は代田賞選考委員会に移管されました。そして2021年より森ノ宮医療学園が事務局を担当することになりました。ちなみに森ノ宮医療学園創始者のうち清水千里と米山博久が顕彰会世話人９名に含まれており、代田文誌先生は当学園の初代学鑑に就いておられました。

第48回代田賞選考評

代田賞選考委員会

2024年８月18日（日）午後１時より、オンライン会議にて第48回代田賞選考委員会を開催した。７名の選考委員のうち、６名が出席し、当日会議に出席できなかった形井秀一委員からは選考対象論文に対する事前評価結果の提出があった。よって代田賞選考委員会規程に基づき会議は成立した。津谷喜一郎委員長が議長を務め、委員による事前評価結果の内容も踏まえながら慎重な審査が行われた。

今回の応募論文は１編、代田賞選考基準に基づき事務局が検索して選考対象に加えた論文は９編であり、合計10編（日本語７編、英語３編）が審査対象となった。厳正な審査の結果、今回は代田賞・代田賞奨励賞ともに「該当なし」とすることが決定された。

調査研究、実験的要素の強い研究、患者または体調不良者を対象とした臨床的研究、スポーツや美容に関する研究、経絡経穴の現象を検証する研究など、取り組まれたテーマはさまざまであり、力作も多かった。代田賞の趣旨のひとつである鍼灸の向上発展への貢献が期待できる一方、研究方法、結果の分析と解釈、論文執筆、研究の規模、研究倫理などのいずれかの観点から、授賞とするには質が十分でないと判断された。プロトコールにある重要な情報を記載していない論文や、期待とは異なる結果に対して誠実に向き合って考察を展開していない論文に対しては、委員から厳しい指摘もあった。

残念ながら今回は授賞に至らなかったが、自薦および他薦から漏れている優れた論文もあると思われる。今後も代田賞に奮って応募いただくとともに、優れた論文についてはぜひ推薦いただきたい。

第49回代田賞論文募集

代田賞は、日本の鍼灸師によって行われた優れた研究に対して授与される賞です。鍼灸の発展のために尽力された代田文誌（1900〜1974）先生の多大な遺徳功績を顕彰するために創設された代田文誌先生顕彰会（1975年設立、2006年解散）が、1977年から毎年代田先生の命日の９月25日に授与してきました。顕彰会が解散した2006年以降は、医道の日本社が事務局を担当し顕彰会の役割は代田賞選考委員会に移管されましたが、2021年より森ノ宮医療学園が事務局を担当することになりました。

第49回代田賞（2025）について、以下のとおり対象論文を募集いたします。

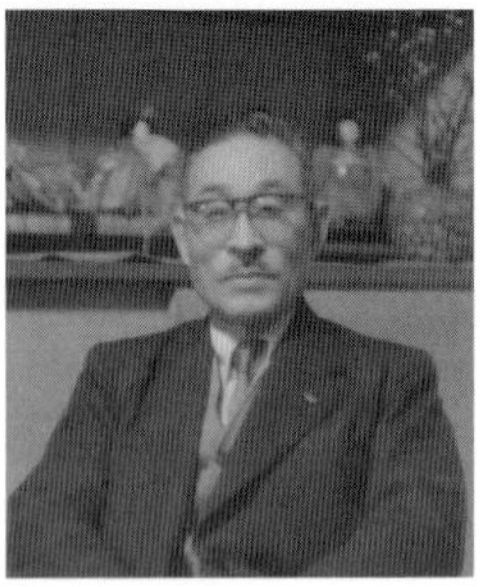

代田文誌先生

◆要項

1．応募論文は、当該授賞年の前年に国内外の学術雑誌に発表したもの。自薦・他薦を問わない。本の１章でも可。
2．選考の対象は、原則として以下の条件を満たすこと。
  1）日本の鍼灸師または鍼灸学生による研究
  2）患者や健康者を対象とした臨床的研究
  3）鍼灸の有効性・安全性・経済性・技術開発・社会的意義などに関する内容
3．研究の質、独創性、およびエビデンスの強さのグレードが参考とされる。ただし一例報告や質的研究などを除外するものではない。
4．選考委員の論文は選考対象としない。ただし指導者あるいは共同研究者であれば差し支えない。しかし、選考議決権を持たない。
5．共著者に非鍼灸師が入っている場合、各著者それぞれの役割を問い合わせることがある。
6．事務局でPubMedと医中誌Webを用いた事前検索を行い、ランダム化比較試験とメタアナリシス論文を選考対象に含める。
7．選考過程において、選考委員会が審査のために論文に関する生データを請求して、著者がこれに応じない場合は、選考対象としない。
8．事務局は、著者の知的財産を保護し、著者の生データなどの管理・返却・消去を徹底する。

2021. 08. 29.改定

◆授賞

1．**代 田 賞**：１名。賞状ならびに副賞賞金30万円
2．**代田賞奨励賞**：賞状ならびに副賞賞金10万円
・代田文誌先生の命日である９月25日以降に贈呈する
・受賞者氏名、授賞理由、および受賞論文（著作権所有者から転載許可が得られた場合）またはその抄録は、授賞後１年以内に森ノ宮医療学園出版部が発刊する『Tehamo』誌上に掲載する

◆応募方法

1．**応　　募**：
自薦・他薦は問わない（応募論文は返却しません）。
2．**応募書式**：
代田賞ホームページ https://book.morinomiya.ac.jp/award/ から所定の書式をダウンロードして必要事項を記入の上、論文のコピーとともに郵送してください。
3．**応募期限**：2025年６月末日（必着）
4．**提 出 先**：
〒537-0022 大阪市東成区中本４-１-８
森ノ宮医療学園出版部内　代田賞運営事務局
☎06-6976-6889
E-mail：shirota-award@morinomiya.ac.jp

切手に見る東洋医学 『中国古代文学家』

Oriental Medicine featured on the Stamps:
Five writers in the Song Dynasty; Ouyang Xiu, Su Hui, Li Qingzhao, Lu You, Xin Qiji

宋代の文学者5名。欧陽修（1007-1072）、字は永叔、号は酔翁、六一居士。蘇軾らによってまとめられた『欧陽文忠公全集』が残る。蘇軾（1037-1101）、字は子瞻、号は東坡居士。宋詩第一の巨人とされ、医書として『蘇沈良方』がある。李清照（1084-1155）、自ら易安居士と称す。靖康の変にあって人生が一変、流浪の生涯を送った。陸游（1125-1210）、字は務観、号は放翁。32歳から85歳で没するまでの詩作が『剣南詩稿』八十五巻として残る。辛棄疾（1140-1207）、字は幼安、号は稼軒居士。作風は蘇軾とともに「蘇辛豪放派」と呼ばれる。

陸游は、医学・薬学も家学とする学者の家に生まれた。「山村を経行き因りて薬を施す」と題する5首連作の七言詩がある。開禧元年（1205年）冬、81歳、故郷での作で、山里の人々に薬を分け与えつつめぐり歩いていたことを詠む。「其四」には「驢肩毎に薬嚢を帯びて行き／村巷歓欣して道を夾みて迎う／共に説く向来曽て我を活かせり／生児多く陸を以て名と為すと＝ロバの肩にいつも薬袋をつけてゆく／村の路地では歓待して道を挟んで出迎えてくれる／口々に以前生き返らせて頂いたものです。生まれた子供の名前に陸の文字を頂戴しているのがたくさんおります」といい、「其五」では「逆旅の人家野橋に近く／偶たま蹇に秣（まぐさ）かうに因りて暫く消揺す／村翁本草を読むを解せず／争いて先生に就きて薬苗を弁ず＝宿屋の家は野中の橋に近く／そこで足の不自由なロバにかいばをやるあいだにぶらぶら逍遥する／村の老人たちは本草を読むことができず／あらそって私のもとに来て薬草の見分けてもらおうとする」という。その知識は「読書」（1177年、成都にて）という詩に、読書の目的を「元元（人に尽くすため）」とし、「燈前の目力昔に非ずと雖も／猶ほ課す蝿頭二万言＝年をとって目は昔ほど見えはしないが／一晩に蝿の頭のような文字を2万字は読むことにしている」というそのたまもの。

〔浦山（うらやま）きか　森ノ宮医療大学　客員教授〕

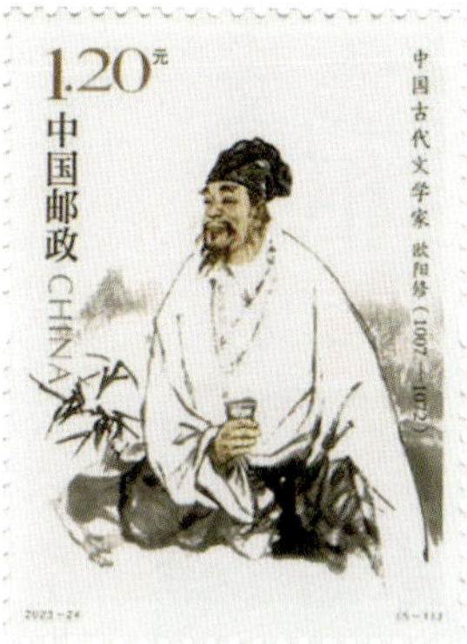

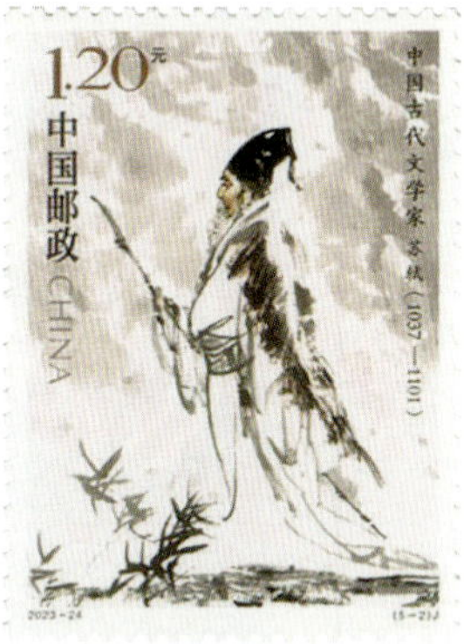

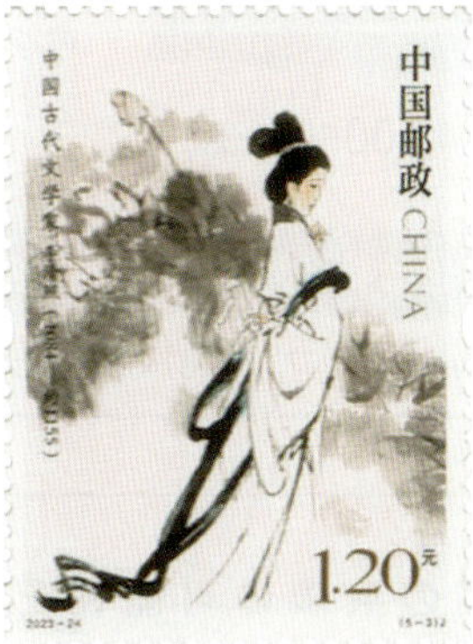

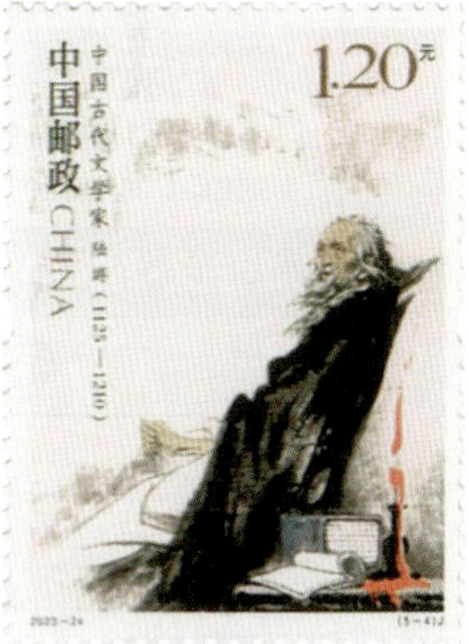

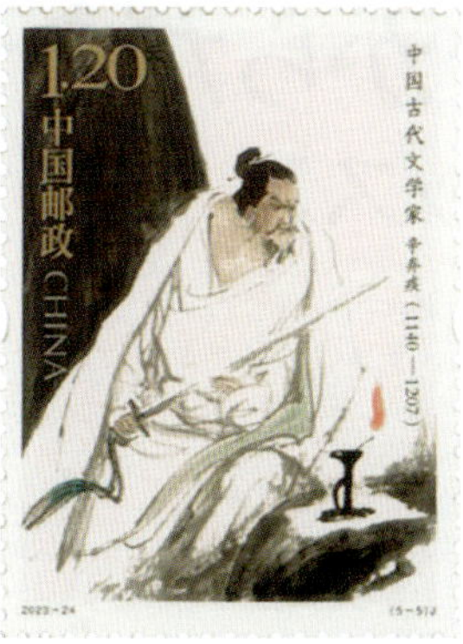

※『中国古代文学家』シリーズの5枚。2023年11月8日発行。切手通販サイト「マルメイト」にて440円。古代文学家シリーズはたびたび同時代の文学者をまとめ発行されてきた。

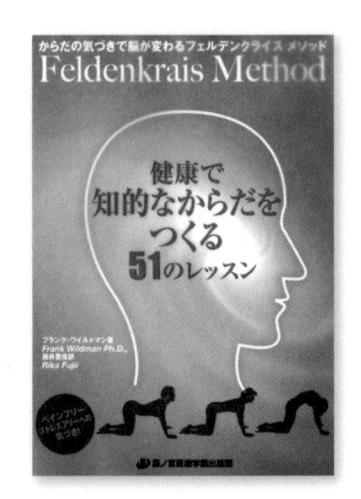

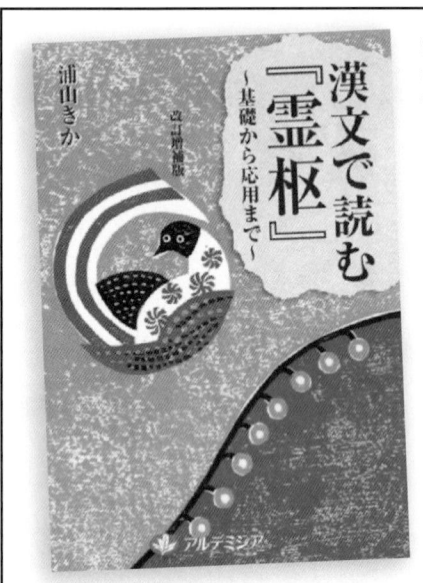

身近に！漢方（46）

Kanpo at hand-46 : *Cassia obtusifolia* Linné

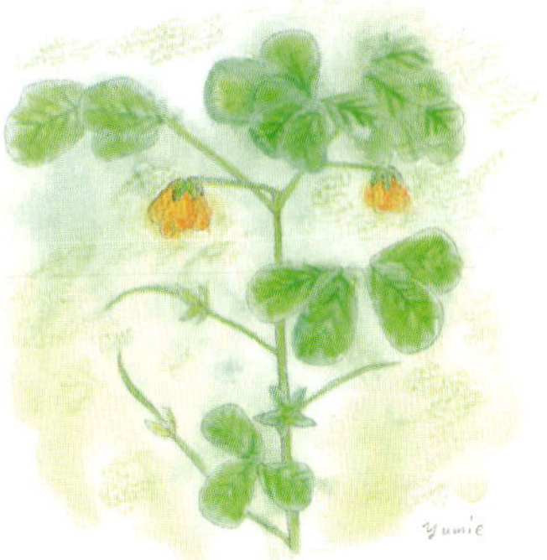

漢方薬の本来の剤形は煎じ薬や散剤、丸剤などであり、生薬を組み合わせてできています。このコーナーでは生薬に接するなかで培われた生薬の来歴や効能などを薬剤師の先生方にわかりやすく解説していただきます。

ケツメイシ

皆さんはケツメイシ（決明子）という生薬をご存知でしょうか。同名の音楽グループが活躍しているので耳にしたことがあるかもしれません。ケツメイシは和名をエビスグサといい、この種子を焙じてお茶にしたものが「ハブ茶」として親しまれています。ところがこの「ハブ茶」は本来、近縁のハブソウの種子が用いられていました。ハブソウはエビスグサに比べて収穫量が少ないこと、またどちらの種子にも整腸作用のあるアントラキノン誘導体が含まれていること等から次第にエビスグサが代用されるようになり、エビスグサを用いたお茶が「ハブ茶」として定着してしまいました。尚、現在ではハブソウの茎葉を使ったお茶は「ハブ草茶」として販売されています。

エビスグサはアメリカ原産の植物で、『第十八改正日本薬局方』にはマメ科のエビスグサ *Cassia obtusifolia* Linné 又は *Cassia tora* Linné の種子であると規定されています。種子は長さ３～6 mm, 径２～3.5mm の短円柱形で一端が鋭くとがり、もう一端は平たんな形を呈しています。本品は「決明」として中国最古の薬物書『神農本草経』に収載されています。陶弘景編纂の『神農本草経集注』によれば、「目を明らかにすることからその名が付けられた」とされ、漢方処方では洗肝明目湯に配合されています。また種子の形から別名「馬蹄決明」とも呼ばれています。日本の本草書を見てみると、深根輔仁編纂の『本草和名』（918年）に「和名衣比須久佐」という記載があります。平安時代に編纂された『延喜式』（927年）には諸国進年料雑薬として駿河国や伊豆国から納められていたという記録があります。

ところで日本には各地域で編纂された『風土記』があります。これは『続日本紀』の和銅六年（713年）五月二四日条で元明天皇の詔により諸国の産物、地理、古い言い伝えなどを記して撰進するよう求められたものです。現存するもののうち完成年が明確にわかるのは『出雲国風土記』（天平五（733）年完成）のみとなっています。本書は『風土記』の中でも植物に関する記載が一番まとめて書かれているのが特徴的で、薬草として使用されるものも多く見られます。ここに「えびすくさ」が大原（現在の島根県雲南市）から産出されることが記されていますが、当時栽培されていたものが現在のそれと同等のものかは確かではありません。

エビスグサを用いたハブ茶はカフェインを含んでおらず体にも優しいので、お通じの改善や疲れ目の回復など体調管理に是非取り入れてみてはいかがでしょうか。

（東京薬科大学史料館　髙際麻奈未）

森ノ宮医療学園出版部あて　FAX：06-6973-3133

書籍注文書

ご住所（〒　　　-　　　）

ふりがな
お名前

電　話　　　　　　　　　　　　FAX

e-mai

■下記の雑誌・書籍を注文します。

	書籍（雑誌）名	価格(税込)	冊数	計
雑誌	Tehamo定期購読　　号～２号分	¥3,986円		
	Tehamo　号　号　号	¥2,310円		
	鍼灸OSAKA　号　号　号　号　号※↓	円		
	※鍼灸OSAKAは号により価格が異なります。 41号～¥2,136円、134号～¥2,310円 100・101合併号¥4,180円、PDFの号は¥1,833円			
	あとはときセット 1～4号または5～8号	¥3,520円		
	あとはときセット 9-10号	¥1,760円		
	あとはときセット 1-10号	¥8,800円		
	あとはとき　号　号　号　号	¥　998円		
書籍	鍼灸OSAKA 別冊ムックVol.1 東洋の身体知	¥2,090円		
	鍼灸OSAKA 別冊ムックVol.2 はりきゅうロード	¥2,860円		
	漢文で読む『霊枢』～基礎から応用まで～改訂増補版	¥4,950円		
	臓腑経絡学 改訂第四版	¥4,180円		
	改訂増補版 胃の気の脈診	¥7,480円		
		円		
		円		
		合　計		

書籍一覧(冊子)をご希望の方は森ノ宮医療学園出版部までご連絡（電話:06-6976-6889）ください。

お支払いは前払いとなっております。※5,000円未満の場合は送料400円

①記載のご住所に振込用紙を送らせていただきます。

②振込用紙の金額をご確認の上、ご入金ください。

（お送りする振込用紙は郵便局専用です。振込用紙以外での振込手数料はお客様負担になります。）

郵便振替口座：00920-4-37897　森ノ宮医療学園出版部

銀行振込口座：三菱UFJ銀行今里北支店・普通口座 0276928　森ノ宮医療学園出版部

③ご入金確認後、雑誌・書籍を郵送いたします。

他にもクレジットや代金引換（代引手数料432円）がございますので、ご希望の方はお知らせください。

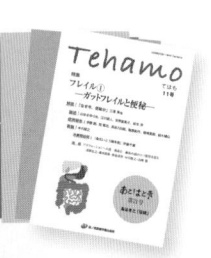

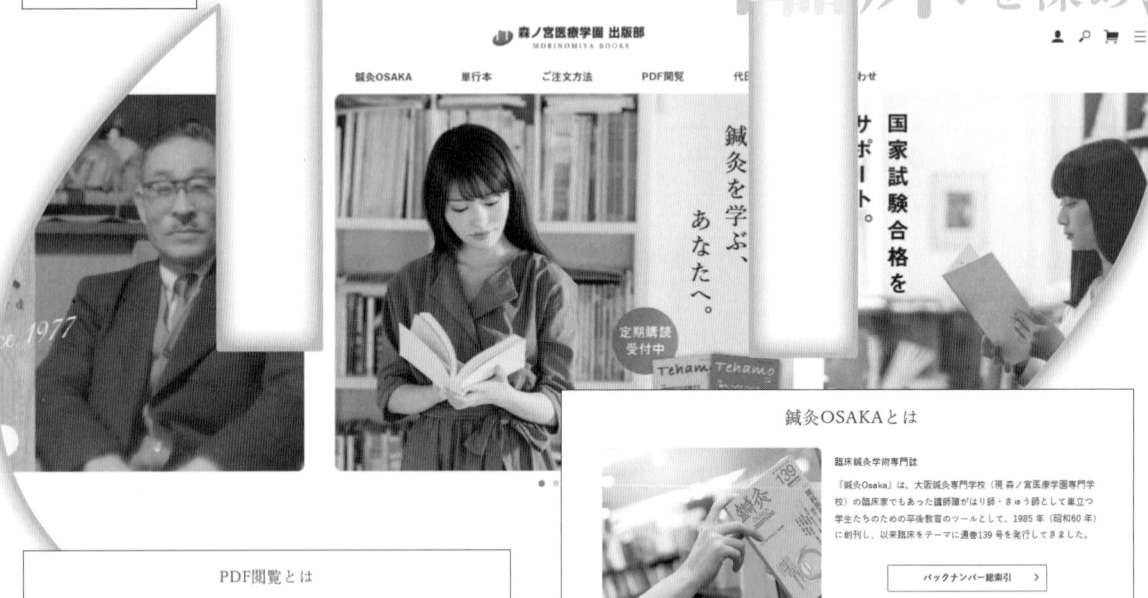

あとはとき

第21号

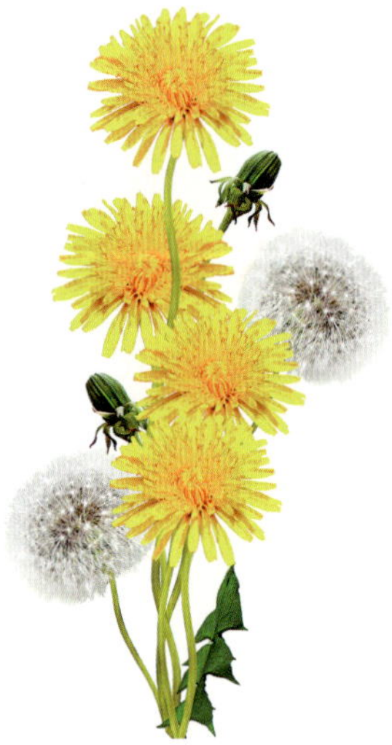

あはきと「伝統」

わかりやすいようでいて、すべてを曖昧にしてしまう危険も併せ持つ「伝統」という言葉。国際的な交渉の場では、とても意識的に使われてきた言葉でもあります。あはきの未来を考えるとき、私たちはこれから「伝統」という言葉をどのように捉え、使っていけば良いのでしょうか？

前半ではアジア地域の医学／医療に関わる概念について研究されてきた森口先生にお話を伺い、後半では国際交渉の場で医学／医療の「伝統」がどのように用いられてきたか、調査研究の紹介と、これからの日本の伝統医学／医療の発展のために必要なアプローチを提案していただきました。

インタビュー

医学／医療における「伝統」とは

日本医療大学 教授
森口 眞衣

聞き手
（公財）未来工学研究所 特別研究員
明治国際医療大学 客員教授
小野 直哉

インド思想史や精神医学史を出発点に、アジア地域の医学／医療に関わる概念を研究されている森口先生に、日本の医学／医療と「伝統」について伺いました。

小野：日本の伝統医学／医療における「伝統」について議論する時に押さえておかなければいけないポイントを、ぜひ教えて下さい。

医学と医療

森口：まず、いま先生がおっしゃったように、「伝統医学／（＝または）医療」と言わざるを得ないところです。そもそも「医学」と「医療」という非常に近い意味範囲をもつ2つの言葉の使われ方が、文脈や状況ごとに異なるのが現状です。その中で最も一般的にイメージされるのは「医学＝学問」「医療＝実践」という位置づけでしょうか。この定義は医療社会学や医療人類学においてよく用いられます。

小野：それでは、「医学＝学問」「医療＝実践」という位置づけについて教えて下さい。

森口：学問には探究の成果がアップデートされるという性質がありますので、いま単に「医学」という場合、あえて「古典医学」とか「中世の医学」といった時間的説明が付加されなければ、基本的に現在の世界で普遍化されている最新の科学的学問体系つまり「近代医学」をさすことになります。しかし実践としての「医療」には「社会における人間の営み」という文化的なニュアンスがあり、学問のように最新の状態で上書きされることが前提ではないので、どの時代のどの社会で実践されても等しく「医療」と表現することができるのです。すると現時点の地球上で実践されるすべての医療が必ず近代医学という同一の学問体系のみに基づくとは言いきれないという可能性が浮上することになり、じつは「医療」と「医学」は同じ大きさの枠で横並びなのではなく「医療」の中に「（近代）医学」が含まれる入れ子式なのではないか、というのが医療社会学などでの説明になります。

小野：その可能性からすると、「医学＝学問」「医療＝実践」の位置づけはどうなりますか。

森口：「医療」が最も外側の枠だという前提ならば、「医学」との関係だけでなく「医療」そのものでも同じことが起こります。つまり「日本の医療」「アジアの医療」「古代の医療」「現代の医療」という地域や時代による区分のほか「伝統医療」「代替医療」など位置づけによる区分も含め、あらゆる「〜医療」と修飾句のつく区分の外側に「医療」を配置することができるわけです。医療社会学ではこの考え方を「多元的医療システム」と呼んでいます。多元的医療システムの考え方で「近代医学」とか「伝統医療」といった修飾句つきの医学や医療の話は、すべて「医療」という大きな枠の内部にあるという構造化ですね。これは、特に近代医学を絶対視すべきではないという文脈でしばしば用いられてきました。

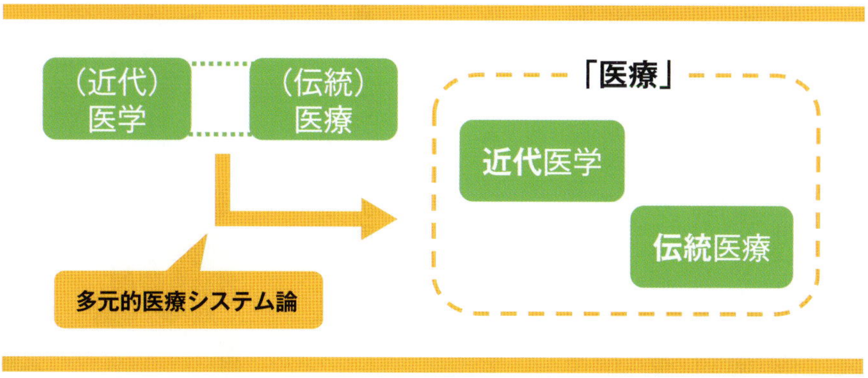

伝統と近代

森口：しかし、じつはこの構造には論理的に少々おかしな点があります。それは「近代医学」「西洋医学」「伝統医学」という3つの概念の関係性です。このうち「近代医学」と「西洋医学」は多くの場面でしばしば互換的に用いられます。近代医学の学問体系は主にヨーロッパの近代国家で成立しましたし、西洋といえばヨーロッパ地域をさしますから、「近代医学」を「西洋医学」と言い換えることは可能です。いっぽう「伝統」という概念は一般に、時間的に新しい時代からみて過去から長く続いてきた何らかの文化的様式を意味します。対象により期間の差はあっても、一定程度の過去から長く

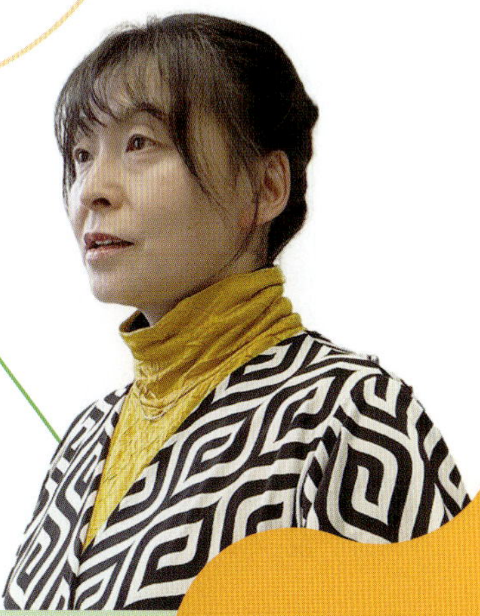
森口 眞衣

続けられているという条件を満たせば「伝統」が成立することになります。すると「西洋医学」と「伝統医学」の関係はどうなるでしょうか。

小野：「西洋医学」と「伝統医学」では、それぞれの概念の基準が異なり、論理的には対比できないのではないでしょうか。

森口：「近代」は時間的にあとのほうを意味しますので、もちろんヨーロッパ地域の医学、つまり「西洋医学」にも「最新の科学的学問体系としての医学」すなわち近代医学にアップデートされる前の状態はありました。すると、それはヨーロッパにおける「伝統医学」という位置づけになります。その地域で実践されている医療のうち、過去から長く続けられているものに「伝統」がつくのですから、ヨーロッパであろうとアジアであろうとアフリカであろうと、その地域に存在する医学体系が過去に長い歴史をもつのであれば本来すべて「伝統医学」と呼べることになります。しかし歴史的な意味でヨーロッパの「伝統医学」といえるヒッポクラテスやガレノスの医学は「ヨーロッパの伝統医学」ではなくむしろ「近代医学になる前のヨーロッパの医学」と表現されることが多いように思います。

小野：それでは具体的には、どの様な「伝統医学」のイメージになりますか。

森口：たとえばインドや中国、日本などで「伝統医学」をイメージすると、たいていその地域で近代医学の導入以前から存続する何らかの医学体系が出てきます。つまりこの場合「伝統医学」とは「ヨーロッパから近代医学が導入される前から存在した医学」となるわけです。しかしそもそも「近代医学の導入」という歴史的イベントが発生しないヨーロッパには、この定義を適用して「伝統医学」を位置づけることができないのです。これは「ヨーロッパには伝統医学が存在しない」という話ではありません。そもそも「伝統医学」が「ヨーロッパで成立した近代医学」、つまり「近代化した西洋医学」に対して構築された概念であることを意味します。「伝統医療」についても同じことが言えるでしょう。

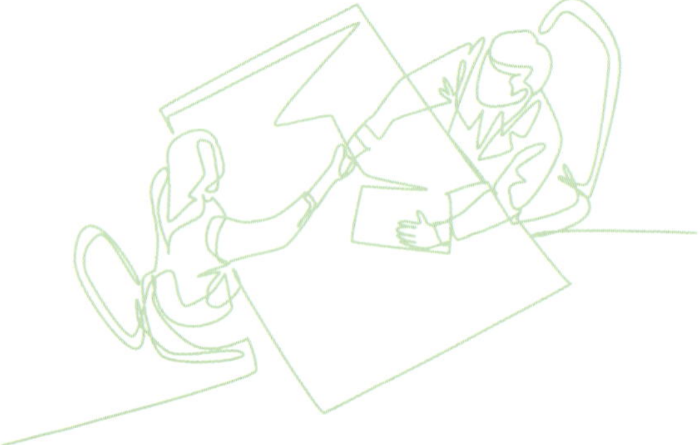

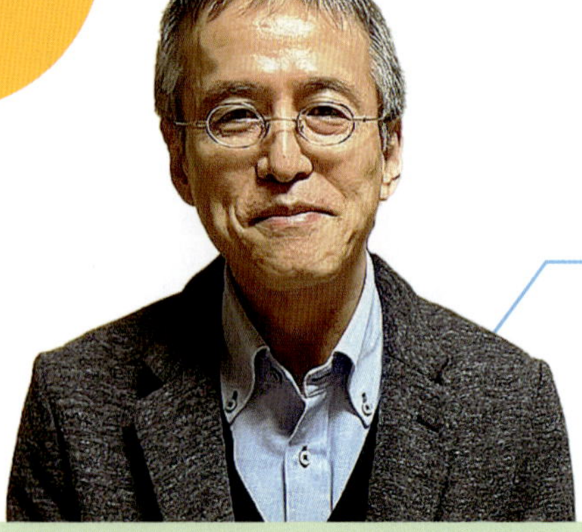

小野 直哉

ヨーロッパ医療の近代化

小野：そもそも近代国家発祥の地であるヨーロッパ医学／医療の近代化はどこから始まっているのですか。

森口：ヨーロッパでも19世紀ころまでガレノスの理論体系が信じられており、瀉血やハーブを使用した、いま風にいうと非科学的治療が行われていました。ヨーロッパ地域に近代医学が出現するより前からある体系とか、それをもとにした実践という意味では、これらが本来的なヨーロッパの伝統医学や伝統医療に該当するわけです。ただし、そうした体系や実践が存在し続けた時期には、顕微鏡などの技術開発や実験による検証で得られた結果をもとに新たな理論化もなされ、人間の身体やその病気と治療に関する解明が同時進行しました。急速に発展を遂げたヨーロッパ近代科学の影響が医学や医療の領域へ一気に及んだ結果、いわば「伝統」を意識する前に上書きされるような形となってしまい、関係性が曖昧になってしまったといえます。

小野：１８００年代に、ベルナールの医学における実験研究の重視、ウィルヒョウの体液病理学説や固体病理学説を否定した細胞病理学説、コッホやパスツールの近代細菌学による特定病因論、ナイチンゲールの看護への統計学の導入などが出てきた頃から近代医学／医療の思想的根底が定まっていったのですね。

<参考文献>

- 小野直哉．伝統医学と生物遺伝資源，伝統的知識，文化資源，知的財産の問題―黒船来航！第３の危機⁉日本の伝統医学を取り巻く現実―．社会鍼灸学研究．Vol. 5．13-30，2011
- 形井秀一，後藤修司，東郷俊宏，高澤直美，小野直哉．特別座談会「鍼灸の国際標準化と日本の鍼灸」前編．東洋医学鍼灸ジャーナル．Vol 18．51-63，2011.
- 形井秀一，後藤修司，東郷俊宏，高澤直美，小野直哉．特別座談会「鍼灸の国際標準化と日本の鍼灸」後編．東洋医学鍼灸ジャーナル．Vol.19．51-65，2011
- 小野直哉．世界の統合医療の現状①－アジア諸国とキューバ．鍼灸OSAKA．27（4）Vol. 104．49-66，2012.
- 小野直哉，田上麻衣子，高澤直美，東郷俊宏．日本の鍼灸を取り巻く国際情勢．全日本鍼灸学会雑誌．63（1）17-32，2013
- 石川友章，東郷俊宏，小野直哉．漢方鼎談 日本の伝統医学を取り巻く最新の国際状況：日本の伝統医学の危機を語る‼．漢方療法 18（12），890-900，たにぐち書店．2015.
- 石川友章，東郷俊宏，小野直哉．漢方鼎談 日本の伝統医学を取り巻く最新の国際状況（２）日本の伝統医学の危機を語る‼．漢方療法 19（1）．10-19，たにぐち書店．2015.
- 田上麻衣子，森岡一，東郷俊宏，小野直哉．巻頭座談会「世界情勢における鍼灸の国際標準化」利権競争の現状を知ろう―無関心から脱却するためのプロローグ．医道の日本．Vol.885，2017
- 高倉成男，小野直哉．インタビュー「伝統医療振興基本法」提案の理由．鍼灸OSAKA. 33（2）Vol.126．27-35，2017
- 小野直哉，加島雅之，牧野利明，南　治成，横山浩之．座談会　伝統医療振興基本法（仮称）を考える．鍼灸OSAKA．33（2）Vol.126．8-26，2017
- 小野直哉．特集「漢方の国際化の問題と課題」序論．漢方と最新治療．26（3）Vol.102，2017
- 森口眞衣．「伝統医学」の受容基盤をめぐって．北大宗教学年報．Vol.1．26-35，2018
- 森口眞衣．日本における「伝統医学」概念の齟齬をめぐる一考察．人間と医療．Vol. 8．3-13，2018
- 森口眞衣．日本における「東洋医学」の概念枠について．日本医療大学紀要．Vol.4．45-57，2018
- 小野直哉．「日本伝統医療」の特徴と存在意義―国内外における日本伝統医療の戦略的共通課題―．社会鍼灸学研究. Vol.12. 12-17, 2018
- 小野直哉．「日本鍼灸のガバナンス」を考えるために―日本鍼灸にはガバナンスが必要なのか？―．社会鍼灸学研究．Vol.13．8-19，2019
- 森口眞衣．「東洋医学」をめぐる文脈の問題－概念と名辞の関係整理について―．北海道生命倫理研究．Vol.9．10-25, 2021
- 小野直哉．日本の伝統医療を取り巻く国際環境の現状―「日本伝統医療の国際化」における『国外対応』のための『国内対応』―．日本の伝統医療を医療・文化・知的資源として捉えるために―2020年度の日本の伝統医療を取り巻く国際情勢を踏まえて―，令和２年度分担開発研究班会議録別冊．令和２年度日本医療研究開発機構（AMED）委託研究「ISO/TC249における国際規格策定に資する科学的研究と調査および統合医療の一翼としての漢方・鍼灸の基盤研究」分担開発研究「国際条約・機関における伝統医療の遺伝資源及び伝統的知識の研究」．1-16，2021
- 小野直哉．ブックガイド「創られた伝統」．あとはとき９号．2021
- 小野直哉．持続可能な社会と医療―近代（科学・国家・医学）を概観して―．社会鍼灸学研究．Vol.16．11-22，2022
- 森口眞衣．成就と治癒のはざま―宗教的瞑想の「医療化」をめぐって―．精神医学史研究．vol.26-1．6-12，2022
- 森口眞衣．境界のスピリチュアリティ―宗教と医療の狭間で．小林聡幸編．精神・医学・宗教性．書肆心水．53-86，2025

社会が近代化したから医学も近代化した

森口：もちろん当時は医学だけが近代化したわけではなく、社会全体が近代社会になっています。たとえば社会に必要なものを新たに作る工業では、家内制手工業から工場制手工業、工場制機械工業への発展過程に近代科学が不可欠でした。近代科学の理論と技術を取り入れたことで生産効率が格段に上がり、人々の生活や社会の状況も大きく変わりました。それに対応できる制度や環境が整うと、そこからまた必要なものが生み出されます。医学の近代化は社会の近代化過程のひとつであって、医学に特化して起こったわけではありません。社会全体の近代化において医学も近代科学を取り入れて発展し、その成果として近代医学になったというのが実態といえます。

小野：ヨーロッパでは、コペルニクスやガリレオ、ケプラー、ライプニッツ、ニュートンらによる天文学や物理学、数学の発展や、ボイルやラヴォアジエらによる化学の発展は、科学技術の発展の基盤となる、17世紀の「近代科学の誕生（科学革命）」をもたらしました。また、ホッブズやロックらによる経験論的認識論や理性・自然法・社会契約的な政治思想、ベーコンの帰納法による経験論的合理主義、デカルトの演繹法による合理的思考法、スピノザらの合理主義哲学を基盤とする啓蒙思想が現れ、17世紀半ばから18世紀は啓蒙時代と呼ばれました。これらを背景に、18世紀半ばにイギリスで産業革命が起こり、産業が工業化することによって近代国家が成立していくのですが、そのような科学技術や思想などの社会的背景があって、はじめて医学も近代化されたということですね。

森口：そうですね。医学が「さあ、近代化するぞ！」と宣言して動き出したというよりも、誰かが新しいことを見つけ、それを使うとできることが増えたから活用するということを様々な分野でやっていて、医学でもそうだった、ということに過ぎないのではないでしょうか。分野ごとの文脈で切り取ると「○○の近代化」という話で関係を整理できるので、後からその歴史的意味を問う研究がなされるようになりました。もちろん近代化して必ず優れたものになるかといえばそうではなく、近代化しなかったものは劣っているかというとそうでもない。近代化というのはあくまでも現象であって、それが良いか悪いかという価値づけはまた別の話です。

小野：では、その一方で、伝統医学／医療はどうなってきたのでしょう？

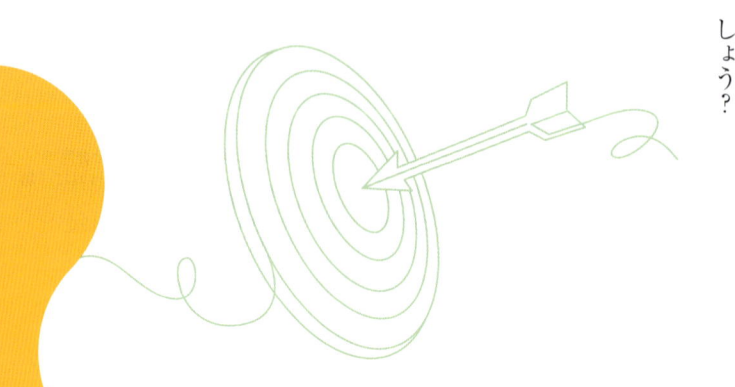

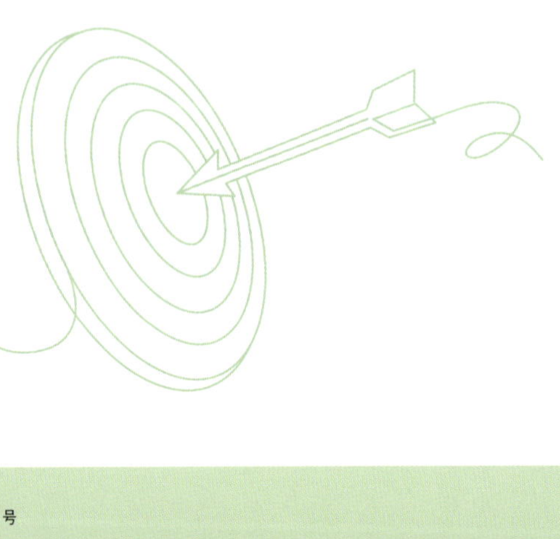

中国	韓国	日本
		1680頃▶鍼治導引稽古所設立
		1754▶山脇東洋　最初の腑分け 1774▶前野良沢・杉田玄白『解体新書』 1786▶大槻玄沢の蘭学塾「芝蘭堂」開塾 1793▶和学講談所設立・塙保己一『群書類従』
A 中国で「伝統医学」復興 840▶アヘン戦争 860▶イギリス・フランス・ロシア・ドイツ・アメリカ合衆国・日本による半植民地化 894▶日清戦争 898▶香港をイギリスが99年租借	**C** 韓国で「伝統医学」復興 1897▶大韓帝国	1804▶華岡青洲が全身麻酔で乳がん手術を行う 1815▶杉田玄白『蘭学事始』 1817▶イギリス船によりジェンナーの種痘法伝来 1823▶オランダ医師　シーボルト来日 1838▶緒方洪庵が「適々斎塾」を開設 1849▶長崎で牛痘（種痘）に成功 1857▶オランダ軍医ポンペ来日 1861▶遣欧使節団出発 1868▶明治維新 1869▶ドイツ医学の採用決定 1871▶本格的な医学教育開始　国内各地に病院兼医学校ができる・当道座制度廃止 1872▶学制制定 1874▶医制発布 1875▶医術開業試験開始 1885▶鍼治灸治営業差許方 1886▶日本薬局方成立 1887▶鍼治採用意見書 1889▶大日本帝国憲法発布 1895▶国会で漢医継続願が否決
912▶中華民国建国 937▶日中戦争 949▶中華人民共和国成立 950▶毛沢東が「中西医結合」呼びかけ 955▶中医研究院創立 966▶文化大革命始まる 971▶鍼麻酔報道 972▶WHOに加盟 977▶文化大革命終了宣言 982▶この頃、老中医の復権 986▶中国国家中医薬管理局設立 997▶香港、中国に返還	1900▶医師規則　西洋医学の医師と伝統医学の医生の制度 1910▶日本による韓国併合 1914▶日本による医師規則・医生規則 1919▶三・一独立運動 1946▶米陸軍司令部軍政庁保健厚生部訓令 1948▶大韓民国成立 1948▶4年制の医科大学開講 1950▶朝鮮戦争勃発 1951▶国民医療法　漢医師制度制定 1953▶ソウル漢医科大学設立 1953▶朝鮮戦争休戦協定 1962▶医療法改訂　鍼灸師制度廃止 1962▶漢医科大学6年制に 1986▶医療法改正「漢→韓医学」に 1986▶韓方医療保険適用 1988▶ソウルオリンピック 1993▶韓薬師制度新設 1994▶韓国韓医学研究院（KIOM）設立 1996▶韓薬規格化制度導入 1997▶韓国政府保健福祉部（省）韓医学政策局設置 1998▶公衆保健韓医師　保健所に配置	1904▶日露戦争 1910▶和田啓十郎『医界之鉄椎』 1915▶看護婦規則公布 1923▶関東大震災 1927▶湯本求真『皇漢医学』 1933▶国際連盟脱退 1946▶日本国憲法公布 1947▶医師国家試験実施・GHQ勧告、あはき法成立 1948▶医師法制定・保健婦看護婦助産婦法を制定 1950▶日本東洋医学会設立 1951▶WHOに加盟 1955▶国際連合加入 1961▶国民皆保険制度開始 1964▶東京オリンピック 1967▶漢方エキス製剤4処方　初めて保険適用 1972▶日中国交回復 1980▶全日本鍼灸学会が文部省から法人認可 1985▶つくば科学博 1988▶あはき法改正 1991▶日本東洋医学会が日本医学会第87分科会に 1993▶第1回あはき国家試験 1995▶阪神淡路大震災
002▶中国伝統医学特許データベース（CTCMPD）開設 003▶中国で新型肺炎SARS大流行 010▶「中医鍼灸」無形文化遺産登録 011▶『本草綱目』『黄帝内経』世界の記憶登録 016▶中医学振興推進基本法（中医薬法）・中国専利法改正（中医学の知的財産強化） 018▶「蔵医学ルム薬湯」無形文化遺産登録 022▶中医薬知的財産権の司法保護の強化に関する意見（最高人民法院法発34号） 023▶『蔵医学四部医典』世界の記憶登録	2001▶韓方専門医制度 2003▶韓医薬育成法 2005▶韓国韓医学教育評価院設立 2007▶韓国伝統知識ポータル（KTKP）開設 2009▶「東医宝鑑」世界の記憶登録 2016▶韓国韓医薬振興院設立 2018▶韓医薬育成法改正 2025▶韓医薬知識情報ポータル（韓医iN）開設	2000▶鍼灸マッサージを考える国会議員の会発足 2001▶医学教育モデル・コア・カリキュラムに「和漢薬を概説できる」が採録 2005▶日本東洋医学サミット会議（JLOM）設立 2011▶東日本大震災 2014▶厚労省、統合医療情報発信サイトe-JIM開設 2016▶WFAS東京/つくば開催・熊本地震 2024▶能登半島地震

	近代史	近代医学史	インド
1500年代	1543▶地動説公表される	1590▶顕微鏡の発明	
1600年代	1600▶イギリス東インド会社設立 1602▶オランダ東インド会社設立	1612▶体温計の発明 1660▶毛細血管の発見 1676▶細菌を発見	
1700年代	1760▶この頃からイギリス産業革命 1776▶アメリカ独立宣言 1781▶アメリカ合衆国発足 1789▶フランス革命・人権宣言	1796▶牛痘種痘実験に成功・ホメオパシー提唱	
1800年代	1813▶米英戦争 1851▶ロンドン万博 1855▶パリ万博 1861▶アメリカ南北戦争 1865▶アメリカ奴隷解放 1879▶アメリカで電話事業始まる	1800▶英国王立外科学校創立 1842▶エーテルによる無痛手術 1844▶笑気麻酔を発見 1848▶コレラ患者調査から疫学の始まり・英国公衆衛生法 1853▶注射器の発明 1856▶ナイチンゲール 統計でクリミア戦争の死因報告 1859▶ダーウィン『種の起源』 1860▶ナイチンゲール看護学校開校 1865▶メンデル 遺伝の法則を発見 1880▶ワクチン免疫に成功・マラリア原虫発見 1882▶結核菌の発見 1884▶コレラ菌を発見 1894▶ペスト菌を発見 1895▶パストゥール 細菌学・X線の発見 1898▶ラジウムを発見	1858▶イギリス領インド帝国 1890年代▶ヨーガが欧米で紹介された 1893▶シカゴ万博／世界宗教会議
1900年代	1903▶ライト兄弟飛行機を飛ばす 1914▶第一次世界大戦 1920▶国際連盟発足 1929▶世界恐慌 1941▶第二次世界大戦始まる 1945▶国際連合設立 1948▶世界人権宣言 1955▶バンドン会議 1965▶ベトナム戦争 1990▶東西ドイツ統一 1993▶EU発足	1900▶血液型を発見 1928▶ペニシリン発見 1945▶国際鍼灸学会発足・初の人工透析 1946▶WHO憲章採択 1947▶ニュールンベルク綱領 1948▶世界医師会ジュネーブ宣言 1953▶初の人口心肺手術 1958▶WHO 世界天然痘根絶計画 1964▶世界医師会ヘルシンキ宣言 1965▶第１回国際鍼灸学会・国際経絡経穴委員会 1976▶第１回国際東洋医学会学術大会 1978▶アルマ・アタ宣言 1980▶WHO 世界天然痘根絶宣言 1981▶世界医師会リスボン宣言 1982▶第1回鍼用語に関するWHO/WPROワーキンググループ会議 1984▶WHO『標準鍼用語集』刊行 1895▶WHO西太平洋地域初の伝統医学決議採択 1987▶第１回世界鍼灸学会連合会（WFAS）学術大会 1992▶コクラン共同計画開始 1994▶WHO 患者の権利に関するリスボン宣言改訂 1995▶WHO 鍼の臨床研究のためのガイドラインと勧告 1996▶WHO 鍼の基礎教育と安全性に関するガイドライン 1997▶米国国立衛生研究所（NIH）鍼の合意形成声明	1919▶ガンディーらの不服従運動 1940年代後半▶アーユルヴェーダ教育機関が増加 1947▶インド・パキスタン分離独立 1950▶インド共和国独立 1960～70年代▶世界的ヨーガブーム 1971▶中央インド医学評議会設立 1973▶中央ホメオパシー評議会設立 1983▶国民健康保険法 1995▶インド医学・ホメオパシーシステム局設立 1990～2000年代▶世界的ヨーガブーム
2000年代	2001▶9.11テロ 2003▶イラク戦争	2003▶伝統医療の世界情報地図に関する国際会議 2003▶ヒトゲノム解読完了 2007▶WHO『伝統医学に関する標準用語集』刊行・IPS細胞作成に成功 2008▶WHO『経穴部位の国際標準』刊行 2010▶ISO/TC249 第１回全体会議・国連総会ハンセン病差別撤廃決議 2018▶アルマ・アタ宣言40周年アスタナ宣言 2019▶WHO総会で伝統医学章を含むICD-11承認 2020▶COVID-19 パンデミック・ICD-11発効	2001▶伝統的知識デジタルライブラリー（TKDL）開設 2014▶AYUSH省設立 2016▶「ヨーガ」無形文化遺産登録 2017▶AROGYA国際展示会／会議開催開始 2021▶インド医療システム国家委員会設立 2023▶WHOと伝統医学グローバルセンター設立

B インドで「伝統医学」復興

伝統医学／医療の価値が下がる

―新しいものは良いものか？

森口：先ほどの近代医学と伝統医学の関係性には、むしろ価値づけの話が大きく関わります。近代化した社会で出現した近代的なものは近代化する前にあったものより良いものだと評価されやすいからです。穴をシャベルやスコップで掘るよりもショベルカーで掘ったほうが効率もいいし作業者も疲れにくいですよね。ただし、この場合の「良い」という価値基準は本来さまざまです。生産性や利便性が上がったという根拠で定義される場合もあれば、「新しい」こと自体で「良い」とする定義もあります。

小野：「新しい」ことを「良い」とする定義について、詳しく教えて下さい。

森口：良さの絶対的な基準があるわけではありませんが、近代化がもたらした利益が大きい場合、以前からあったものの価値が結果的に下がったということはあるでしょう。たとえばナイチンゲールが理論化した近代看護の体系には衛生という近代科学の概念が活用されています。それを実践すると患者が悪化して死亡する割合が明らかに低下したので、それ以前よりも良いと位置づけられて普遍化した結果、患者利益が少ないとみなされた古い看護技術をあえて使うことの価値が下がったといえます。

小野：つまり、新しいものの価値は高く、古いものの価値は低いということですか。

森口：新しいものの価値が高ければ古いものの価値は必ず低くなるかというとそうではありません。たとえば近代的な縫製技術を取り入れたミシンを使うと、手縫いよりも丈夫で糸目を揃えた布製品がたくさんできます。しかし手縫いでしか出せない味わいを出すためにあえて手で縫い上げる製品もあります。海外工場のミシン縫いの着物にも、国内で和裁士が手縫いで仕立てた着物にも需要があり、どちらを買うかは客の自由です。近代医学と伝統医学における新しさと古さの概念には、ミシンと手縫いのようなところがあり、単にその知識や技術が「新しい」か「古い」かということだけで価値が決まるわけではない、ということですね。

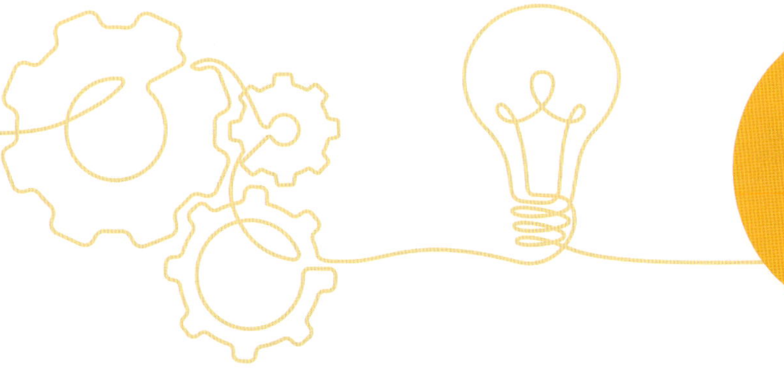

一度下がった価値が復活する

森口：第二次世界大戦後には近代科学の成果が医学体系全体に行き渡るようになり、それ以前と比べ発展スピードが一定の落ち着きを見せるようになりました。すると「いずれ近代医学で何もかも解決できる」と高まっていた期待は揺らぎはじめ「そのうち行き詰まるのではないか」という不安が漂いはじめます。またいわゆる非人道的人体実験への反省から、医学が近代科学だけに頼ると人間性を失うという文脈も出現し、自己決定の尊重など人権擁護の視点に立脚した新しい考え方として生命倫理学が成立していきます。

小野：つまり、医学でも近代科学の進歩に伴い人間の歴史は進歩するといった、「進歩史観」による未来への楽観的立場が揺らいだということですね。

森口：たしかに近代医学は科学的な知識や技術により非常に多くのことを解明しましたが、同時に多くの潜在的な問題も可視化され、近代医学だけに頼ってもすべての問題を解決することはできないという可能性が示唆されたといえます。病気の原因がすべてわかったわけでもなく、すべての病気を科学だけで治せることが約束されたわけでもなかった。グローバル化によるニーズ増大や価値観に基づく治療拒否、医療資源に対する経済格差などが顕在化し、近代医学の実施が物理的に困難な状況も発生しました。これらも近代医学の弊害とみなされるようになったわけです。しかし、こうした限界の実感は、近代医学に依存せず解決できる別のツールの可能性を追求すべきという発想の転換をもたらす側面があったといえるでしょう。

小野：多くの問題が近代医学の弊害とみなされるようになった状況と伝統医学／医療は、どのように関係してくるのですか。

森口：そこに先ほどの多元的医療システムでいう「近代医学のほかにも医学がある」「近代医学ではないものに基づいた医療がある」という発想の転換で「伝統医学」「伝統医療」という古くて新しいカテゴリーが注目されたのです。近代医学という「新しい医学」の成立で過去の「古い医学」の価値は低下していましたが、時間的な古さを歴史的な継続性で評価する「伝統」概念の付与により、いわば復活を遂げたわけですね。こうした「価値の再発見」というべき現象は医学にかぎらず社会のさまざまな分野で発生しています。

小野：社会的背景で言うと、例えば１９７０年代のニューエイジやカウンターカルチャーですね。いわゆる西洋的な価値観が絶対ではないという社会的背景や多元的医療システムの医療社会学的な考え方からも、伝統医療が見直されたわけですね。

森口：当時「補完医学」「代替医学」という位置づけで流行した

様々な実践は、おおむね非近代的あるいは非ヨーロッパ的な特徴をもちます。「近代医学」に対する一種のアンチテーゼ的な役割が期待されたのでしょう。サブカルチャーやニューエイジの文脈は宗教学で「スピリチュアリティ」という総称概念により整理が進められていますが、やはり近代社会的な価値観との対立構造が指摘されています。「伝統医学」「伝統医療」の復活は社会的背景の後押しが大きな影響を及ぼしているのかもしれません。

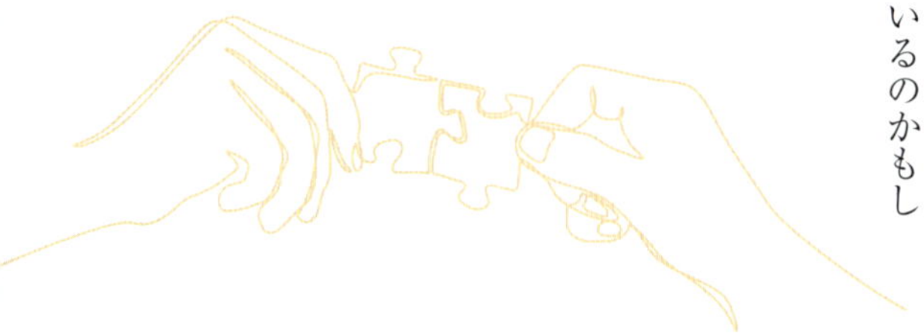

代替医療から補完医療へ

1992年、米国議会は、保健福祉省公衆衛生局の国立衛生研究所（National Institute of Health：NIH）内に、相補・代替医療事務局（Office of Alternative Medicine：OAM）を設立し、1992年と1993年にOAMに合計400万ドルの資金を割り当てました。1998年に入るとOAMは、国立相補・代替医療センター（National Center for Complementary and Alternative Medicine：NCCAM）へと昇格し、予算も2,000万ドルへと増額され、組織としてはNIHの他の研究所やセンターと同じレベルになりました。

当初OAMやNCCAMの立場は、近代医学／医療に取って代わる医療（Alternative Medicine）の色彩が強く、通常医学／医療（近代医学／医療）以外の新たな「疾病の予防と治療」方法の研究開発が期待され、全米の大学や研究所へ相補・代替医療に関する研究項目を振り分け、米国政府からの多額の研究投資（15億9,520万ドル：1992年度～2012年度）が行われ、2009年の研究助成は200件を超えていました。

しかし、相補・代替医療による疾病予防や治療方法の研究開発を目的に行われた臨床試験の多くは期待したほどの成果が得られませんでした。そのため米国国内では当時、NCCAMは国税の投入先としては不適切との厳しい批判を受けました。

NCCAMの立場は、2001年～2005の戦略計画及び2005年～2009年の戦略計画において、近代医学／医療を補う補完の医療（Complementary Medicine）へと変遷しており、近代医学／医療と相補・代替医療を包括した統合医療（Integrative Medicine）の推進を図るようになっていました。2010年頃からNCCAMの研究目的は、近代医学／医療に取って代わる医療から、近代医学／医療を補う補完の医療への変更が明確化し、これまでの相補・代替医療から補完的健康アプローチ（Complementary Health Approaches）へと変遷しました。

NCCAMは、2014年12月に、国立補完統合衛生センター（National Center for Complementary and Integrative Health：NCCIH）に名称が変更され、「取って代わる」を現わす“Alternative”が名称から除かれました。これに伴い、NCCAMの研究目的であった「病気の予防・治療」から、NCCIHの研究目的では「症状の管理」に変更されました。（小野）

「伝統」の使い分け
―「時間的な長さ」と「非近代的なもの」―

小野：伝統医療の臨床家の中には「私は伝統的な鍼灸の診断方法を用いて伝統的な鍼灸技術を用いる伝統医療をやっています」という方がいらっしゃる一方で、「私は近代医学の整形外科的な観点から筋肉にアプローチする鍼灸技術を用いる伝統医療をやっています」という方もおられます。このように伝統医療の捉え方が異なるのに、表面上はなんとなく同じような感じでスルーされて、よくわからない状況にあります。

森口：前者は「歴史的な継続性には高い価値がある」という前提で、鍼灸技術が時間的に長く実践されてきたことを伝統とみなすニュアンスがありますね。いっぽう後者には整形外科を含む近代医学の価値を認めつつ、鍼灸が「非近代医学的なアプローチである」ことを伝統とみなし、近代医学に対する優位性をもたせるニュアンスが含まれます。

小野：近代医療以外の伝統という新しいツールあるいは引き出しにより、鍼灸は守備範囲が広いという武器を持っていて、それを使えるのですよという話ですね。

森口：そしてその「守備範囲が広い」という価値づけの由来を考えてみますと、ＷＨＯが１９８３年に出した Traditional Medicine and Health Care Coverage にある Traditional Medicine の枠組みが気になってきます。あの中にはたしかに歴史的な意味での伝統性をもつ医学や医療が並びますが、歴史的な継続性としては首をひねるような「新しいもの」も含まれますよね。するとこの traditional は「時間的な長さ」以外に「近代医学ではない」というニュアンスも含みます。医学に関する「伝統」定義を再考する必要性は意外と早くからあったのかもしれません。

WHO Traditional Medicine and Health Care Coverage

Part1：Systems and Practices of Traditional Medicine

1 民族医学　2 アフリカの伝統医学と精神医学　3 ラテンアメリカの伝統医学
4 アーユルヴェーダ　5 ユナニ・システム　6 中国伝統医学　7 鍼灸

8 西洋医学と6の結合による骨折と軟部組織損傷治療
9 現代のアロパシー医学と公衆衛生　10 ホメオパシー　11 ナチュロパシー
12 占いと悪魔祓い　13 催眠術
14 精神衛生のためのヨーガと瞑想（メディテーション）
15 伝統的助産術と産児制限　16 その他の医学

・人智学的医学　・自発的トレーニング　・ベイツ式視覚訓練法　・呼吸法
・バイオフィードバック　・色彩療法　・花療法　・ゲルソン療法
・宗教的治療　・水療法　・陰イオン療法　・ラジオニクス
・リフレクソロジーまたはゾーン療法　・指圧と導引　・太極

WHO「世界伝統医学大全」第１章「伝統医学のシステムと実践」より　森口作成

アルマ・アタ宣言と世界天然痘根絶計画

小野：伝統医学／医療の再評価に大きく寄与したのはWHOによる1978年のアルマ・アタ宣言です。プライマリ・ヘルスケアによって「2000年までにすべての人に健康を」と謳いました。プライマリ・ヘルスケアとは、「地域社会の個人や家族が全面的に参加し、自立と自己決定の精神のもと、地域社会や国が発展のあらゆる段階で維持できる費用で普遍的に利用できる、実用的、科学的に健全で社会的に受け入れられる方法と技術に基づく基本的なヘルスケア」だと言います。

―プライマリとはアクセスしやすさという意味ですか。

森口：基本的にはそう解釈できますね。グローバル化した世界でも、あらゆる地域の住民が近代医学やそれに基づいて実施される医療へ常にアクセスできるわけではありません。物理的に遠いという距離問題、治療費を払えるかという経済問題、宗教や思想の面で受容可能かという文化問題など、社会的ハードルはいくつもあります。アクセスしにくい状況が成立しがちな発展途上国では人々が身近でアクセスしやすいものをヘルスケアとして認めることで、もし近代医学に役立つものが埋もれていたら近代医学にとってもアクセスしやすい状況が成立することになったわけです。

小野：そもそもWHOがプライマリ・ヘルスケアを扱うようになった背景には、なにがありますか。

森口：ひとつは1958年にWHOが可決し1980年の根絶宣言まで進められた世界天然痘根絶計画です。この手の対策は全世界で一斉に進めなければいけませんが、ワクチンをはじめ近代医学に馴染みのなかった地域では文字通り伝統的な医療実践との文化的ジレンマが大きく、対策の遅れが生じました。たとえ公衆衛生上の利点を説いても社会の価値観が急に変わるわけではありませんし、近代医学的な医療実践を全世界で普遍化することは現実的に無理だったはずです。「近代医学」と「伝統医学」の二本立てでいこうという考え方が必要になってきた可能性はありますね。

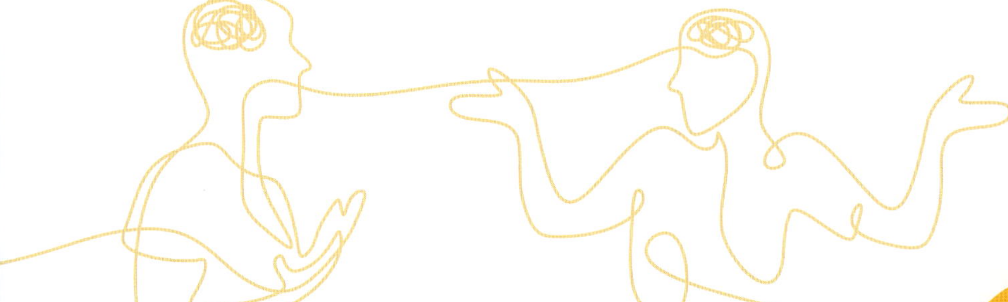

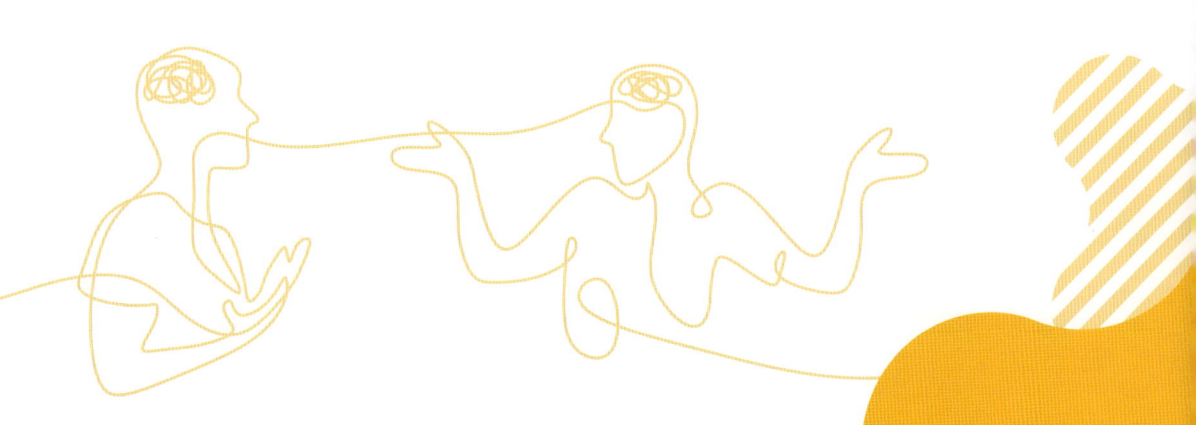

「近代医学／医療」にはない価値

森口：アルマ・アタ宣言は結果的に、伝統医学を「時間的な継続性」だけでなく「近代医学やそれに基づいて実践される医療にはないもの」も持つという医療社会学的な考え方で再評価することになったともいえるわけです。ただしそれにより「伝統」概念のもつ時間的継続性の基準が曖昧になった可能性はあります。社会で長く継続していなくても、近代医学やそれによる医療として実施されていなければ、とりあえず「伝統医学」「伝統医療」と名乗っても良いですよといったようなお墨付きを与えてしまった面もあったのではないでしょうか。

小野：産業が工業化することで成立した近代国家は、大量生産・大量消費・大量廃棄の消費社会でもあります。この消費社会を基盤に近代医学／医療は成立しています。近代医学／医療を供給するには医療者・設備・薬剤・資材やその他の基本インフラ（電気・ガス・水道・道路など）が整っていなければなりません。アルマ・アタ宣言で無理なスローガンを掲げてしまったので、とにかく各地で用いられているものを全部取り入れてしまったのですね。

森口：世界各地域に長く受け継がれた医学的理論体系とそれによる実践を「伝統医学」「伝統医療」と呼びプライマリ・ヘルスケアとして認めても大丈夫だろうという判断が当時は成立していたのかもしれません。しかし、そこから「プライマリ・ヘルスケアとして用いられているが近代医学的だと認めがたいものは『伝統医学』『伝統医療』と呼んでもよい」といった解釈の拡大が生まれてしまったのではないでしょうか。当時そこまで予測したうえでプライマリ・ヘルスケアが提示されたとは言えない気がします。

伝統医学／医療の再構築

小野：ちょうど1970年代には中国、韓国、インドなどアジア諸国で伝統医学／医療の制度が整備されてきました。それらにお墨付きを与えたということはありませんか？

森口：可能性はありますね。そのほうが都合のいい構図です。ヨーロッパで産業革命を機に科学化した近代医学は、植民地主義でヨーロッパ以外の地域に拡大します。植民地とされた国や地域の社会では、呪術や薬草などを用いた病気への対処が多い状況でした。これらの国や地域へ派遣され植民地を管轄したヨーロッパ人は健康管理を目的に近代医学を持ち込み、また現地の医学や医療に関する調査研究がおこなわれるようになります。

第二次世界大戦後に多くの国や地域が植民地支配から独立したとき、現地の人々の医療全体が近代医学でカバーされていた状況ではありませんでしたが、近代医学やそれによる医療の実施が刺激となり、自国の歴史的な医学や医療を見直したり再構築したりする動きもおきていました。その状況で世界天然痘根絶計画が展開したわけです。

小野：第二次世界大戦後のアジア諸国の独立運動の過程において、民族主義と相俟った国威の発揚として、もとの宗主国から持ち込ま

れた近代医学／医療に対抗するものとして、自国の伝統医療が整理されていったのですね。

中国の場合

小野：それでは、自国の伝統医療を制度化している中国とインド、韓国についてお尋ねします。まず中国ではどのような経緯で自国の伝統医療が整理されてきたのでしょうか。

森口：中国には『黄帝内経』などの古典医学文献がありますね。宋代・元代には出版医書がたくさん流通して日本も大いに恩恵を受けましたが、明代や清代には停滞期もあって、中国の逸伝書が日本に残っていたり、日本の考証医学を輸入したりしています。帝国主義の台頭で中国はアヘン戦争敗退によるイギリスへの香港割譲や日清戦争の敗退など、列強国による半植民地化が進みますが、この過程で近代医学が持ち込まれています。第二次世界大戦後に中華人民共和国が成立すると、ヨーロッパから持ち込まれた近代医学とは別に、植民地化以前からあったものを中医研究院などが「中医学」という位置づけで体系化し、ナショナリズム的な自国文化の復興という特徴で成立しました（8頁年表A）。毛沢東が提唱した「中西医結合」の流れはこの中医学を近代医学化する動きといえ、いまでは「古為今用」「洋為中用」をスローガンにさまざまな近代医学の理論や医療実践を取り込んで拡大してきています。

インドの場合

小野：次にインドでは、どのような経緯で自国の伝統医療が整理されてきたのでしょうか。

森口：インドにも「アーユルヴェーダ」として知られる古典医学体系があります。イスラーム支配下で「ユナニ」と呼ばれるギリシア医学の発展形ともいえる体系も実施されたと思われますが、これは近代医学化する前のものです。インドに近代医学が持ち込まれたのはイギリス植民地時代の19世紀半ばですが、当時ヨーロッパでドイツ文化圏を中心に成立初期の近代医学へ異を唱える人々が提唱し流行していたナチュロパシーやホメオパシーといった、その時代においては新しい「医学」「医療」といったものも流入しています。植物や自然物の使用、食餌療法の重視といった考え方はアーユルヴェーダとの親和性が高いので、インドの人々にとって違和感が少なかったのかもしれません。その後に独立運動が展開し、ナショナリズム的なかたちでヨーガやアーユルヴェーダが復興してインド文化の代表的な存在になっていきます。

　ただしこうして復興した「伝統医学」「伝統医療」は持ち込まれた近代医学に刺激を受けて新たに整備されたという意味で近代化の一種であり、復興よりむしろ再構築のほうが正しいかもしれません（9頁年表B）。１９５０年代ころから近代医学の製薬産業が発展し、アーユルヴェーダも美容産業としてヘルスケアツーリズムに結びつきましたが、古典理論と実践のみの復活形態であればこうした発展は難しかったでしょう。

　なお現在のアーユルヴェーダやヨーガは「伝統医学」「伝統医療」として２０１４年に設立されたＡＹＵＳＨ省で管轄されますが、南インドのタミル文化圏ではシッダの名称で知られるアーユルヴェーダ的な別体系はともかく、インド発祥ではないことが明らかであるはずのユナニやナチュロパシーやホメオパシーまでもインドの「伝統医学」「伝統医療」の扱いになっています。するとこれはインドにとって、自国で近代医学と別に実践されているものはプライマリ・ケアとし

て価値があるとWHOがお墨付きをくれたのですから、もちろんすべて自国の「伝統医学」「伝統医療」であると位置づけアピールしても問題ない、とみなしていると思わざるを得ないような状況なのですが、これはアルマ・アタ宣言などの拡大解釈があると考えれば納得できるように思います。

韓国の場合

小野：最後に韓国では、どのような経緯で自国の伝統医療が整理されてきたのでしょうか。

森口：朝鮮半島の医学は古くから中国の影響を受けていますが、高麗や李朝の時代に医学文献が編纂され、日本と同様に自国での体系化もなされました。その後に植民地化で近代医学が持ち込まれたという歴史的な経緯は中国やインドと同様ですが、具体的な契機がいわゆる日韓併合のため時期的には少し遅いです。しかもヨーロッパでなく日本からの扶植ということになります。すると持ち込まれたのはヨーロッパ産でなく日本産の「近代医学」という点で状況も少し異なります。ただし第二次世界大戦後に独立国家となった大韓民国では、持ち込まれた近代医学やそれによる医療を展開しつつ、植民地化以前の体系が「韓医学」の名称で「伝統医学」「伝統医療」と位置づけられています（8頁年表C）。中国やインドと同じく自国体系の復興がおこったという点では似ているといえるでしょう。

国家による定義

森口：いま見てきた3つの国で復興した伝統医学や伝統医療はいずれも、植民地から独立国家となる過程でナショナリズム的に価値を高め、国家政策に取り入れられています。これはそのどこかの段階で、国が「伝統」として医学や医療を整理し、その価値を認めたことにもなります。

小野：近代医学／医療に対して、自国の伝統医学／医療はこのようなものですと提示できる形に整理された、いわば「創られた伝統」というわけですね。しかし、植民地化された経験がない日本では、自国の伝統医療をどのように整理しているのでしょうか。

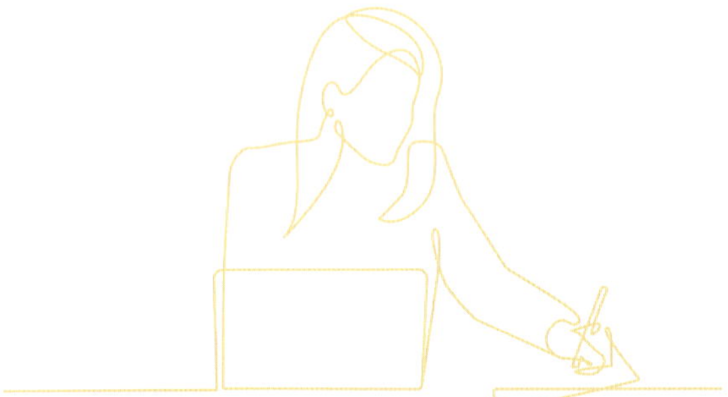

「伝統」と「創られた伝統」

伝統：ある民族や社会などの集団に一定の古さをもって存在する文化や技術の様式が、それを規範的なものとみなすことで支持され、受け継がれるもの。

創られた伝統（インベンテッド・トラディション※）：ある民族や社会などの集団やその階層に正統性を与えたいという何らかの社会的あるいは政治的要請から「伝統的事象」として創出されるもの。

（森口）

※ホブズボウムらによる概念

エリック・ホブズボウム、テレンス・レンジャー編. 前川啓治他訳. 創られた伝統. 紀伊国屋書店, 1992

日本の場合

森口： 日本では6世紀ころから仏教とともに漢方と鍼灸の知識や技術が持ち込まれており、大陸と交流しつつ国内でも体系化されてきました。16世紀ころからはキリスト教とともにオランダから「南蛮医学」「紅毛流外科」「蘭方」と時期により名称を変えた体系が段階的に持ち込まれます。本格的な近代医学としては19世紀ですが、イギリスなど複数のヨーロッパ国家との外交関係に関連していたので国家ごとに区別され、最終的に明治政府が制度的医学として導入を決めたのはドイツ経由の体系でした。漢方と鍼灸はこの過程のなかで制度的医学から排除されたものの、当時の臨床家たちが抵抗したことで存続を認められ、消滅を免れたのです。

日本の場合は先に述べた中国やインド、韓国の経緯とはまったく異なり、近代国家化するために必要だとして自ら近代医学を導入したことになります。つまりヨーロッパから「持ち込まれた」というより「持ち込んだ」わけで植民地支配からの独立という過程がなく、日本では「伝統医学」「伝統医療」を整理して高い価値を与えたいというナショナリズム的な動機が生じなかったことになります。これが現在の漢方や鍼灸の位置づけにつながったといえるでしょう。

小野： 日本では自国の伝統医学／医療を近代医学／医療と対比して整理する機会がなかったので、自国の伝統医学／医療の整理が未だ終わっていない、未完の状態が日本の現状ということですね。

「東洋医学」

ヨーロッパをさす「西洋」と、主にアジアを意味する「東洋」はしばしば対概念として扱われますが、日本では明治維新前後の開国という文脈で「西洋」が先に使用され、あとから「東洋」の表現が出てきたとされています。ヨーロッパ諸国から持ち込まれた近代医学が制度化される過程で医学の区分名が「西洋医学」となりましたが、漢方や鍼灸を対比的に「東洋医学」と位置づけたわけではなく、当初は「和漢医学」「皇漢医学」といった複数の名称が用いられていたようです。

（森口）

森口： 当時の状況を考えれば整理しなかったというより、その必要性を感じることがなかったというのが実態かもしれませんね。この時期に価値が高まったのはむしろ日本がみずから持ち込んだ近代医学のほうでしょう。外国から押しつけられたものだけに価値があるのではなく、自国にもともとあったものにこそ高い価値が与えられるべきだ、というのが先ほどのナショナリズム的な価値づけの構図ですが、日本の場合はもともと自国で価値が認められていたものより価値の高いものが外国にあると考えて持ち込みを決めたのですから。自国の医学制度としてどれを採用するかという選択の問題で、選ばれるかどうかが価値づけされたのです。

「非近代的なもの」としての「伝統」

森口： 近代国家の成立に関わった人々は、科学によりあらゆることが解明される問題解決型の明るい未来社会が実現すると期待したからこそ、近代化に向かって邁進したのでしょう。しかし、明るい社会にも影がないわけではありません。いま私たちがいるのは彼らの期待した未来社会のはずですが、科学は当時期待されたほどの解決を提示できていませんし、しかも環境破壊や戦術兵器など望ましくないものも作り出してしまっています。このまま近代化を進めた場合、もっとひどくなるか、大して素晴らしくないかのどちらかの未来がやってくると考え「近代化の延長ではない未来」へ方向転換する可能性を模索した人々が、近代化以前の社会につながる「伝統」に価値を見出したのかもしれません。今の社会が近代化したものを使った結果であるなら、近代化していない別の何かを使うことにすれば、少なくとも今の延長とは別の未来が実現するかもしれない、という発想が出てきたのではないでしょうか。ただしこの場合「近代化していない別の何か」とは「歴史的な過去の何か」である必要はなく、少なくとも今の近代化につながるものでさえなければいいことになります。つまり、この発想だと「伝統」の定義は「非近代であること」になります。

—非近代ですか。

森口： 近代化は科学の貢献が大きく「非近代的」にはしばしば「非科学的」というニュアンスも入ります。近代的かどうかの基準は時代ですが、非科学的かどうかの基準は必ずしも時代というわけではありません。しかし、いまの「伝統」という言葉にはなんとなくその両方の意味が含まれている気がします。

—すると、今や「伝統」という言葉は、それぞれが自分勝手に、各々の戦略のもとに使っているのだと思ってよいのでしょうか？

森口： 実態としてはそうでしょうね。「伝統」とは文化全体を扱う概念なので、もともとそういう性質の言葉として医学や医療に限らず様々な文脈で使われています。「伝統医学」「伝統医療」の文脈でもどこかで誰かが「好きに使ってよい」と宣言したわけではなく、さきほど触れたWHOのTraditional Medicineでさえ範囲が曖昧です。社会的な意味の延長で「あちらで自由に使っているからこちらでも自由に使ってよいのだ」といったような連鎖が起き、結果的に暗黙の了解であるようになったのでしょう。ただし少なくともWHOのような国際組織が使っていること自体が一種のエビデンスとなっている状況はあるのではないでしょうか。この場合のエビデンスとは科学的な根拠というより、たとえばある治療器具が「○○大学で開発された」という理由で推奨されるという「お墨付き」に近いニュアンスです。

—ISO／TC249に、2025年からアーユルヴェーダとヨーガに関する新しい分科会が加わることになりました（28頁）。それに先立ちインドは2023年、グジャラート州にWHO伝統医学グローバルセンターも設立しています。こうした動きを見ると日本の伝統医学／医療関係者も、もっと意識的に伝統という言葉を使っていくべきかと思うのですが。

「伝統」が曖昧なままで良いのか

森口：意識的に使っていくべきというよりは、「伝統」という言葉が曖昧な状態で使われ続けていることに危機感を持つべきではないかと考えます。社会や文化の文脈で伝統を明確に定義してしまうと境界問題がおきますから、そちらはむしろ曖昧にしておく必要があります。しかし少なくとも科学技術を用いる医学や医療の文脈において、いわば「ふわっとした」文化的な意味と使い方のままで本当に大丈夫なのでしょうか。先ほどのとおりインドはAYUSH省の名称のとおり「伝統」を独自解釈している可能性が想定されますが、その曖昧さに気づかず話を合わせていけば、インドは日本も曖昧な定義を使っていると判断することになるでしょう。

ただし現状では他国が使う「伝統」概念の曖昧さに危機感を感じる以前に、そもそも国内における概念や用語の使用実態それ自体が曖昧という状況が懸念されます。「漢方」と「鍼灸」にはそれぞれ業界がありますが、両者間で同じ用語が使われていても何かしら噛み合わないところがしばしばありますよね。もちろん資格領域が異なれば定義の差異は当然ですが、「伝統」についてはそれぞれの立場における伝統の捉え方が異なるという前提にとどまっており、それを共有し齟齬を何とかする段階には至っていないのではないでしょうか。もしそうだとしたら、まずは立場により概念の捉え方が異なるという状況そのものに危機感を持つことから始めるべきです。他国と伝統医学の話をする際に漢方の関係者と鍼灸の関係者とで定義が異なっていたら混乱は必至です。

小野：日本の伝統医学／医療の業界全体で情報が広く共有されなければ、何が問題になるのかすら、わかりません。問題の在処がわかってこそ、自分たちがどうしたいのかという意思に繋がるわけですね。

森口：そもそも日本で何のために医学や医療の「伝統」が必要とされるのか。現実的にはそこを確認したうえで「伝統」の関係者間で合意を成立させ、その次にそれぞれ必要なことを整理するという手順でしょうね。

無関心から危機感の共有へ

森口：真の敵はむしろ「無関心」かもしれません。無関心というのは対象に興味をもたないとか気にかけることがないといった、ものごとに対する姿勢のことです。自分に関係がないと思うから関心もないのであって、関係がある部分には関心も生まれるはずです。

鍼灸師は漢方薬を処方しないので、鍼灸師が漢方医の危機感を実感するのは難しいかもしれません。鍼灸は医師も行いますが、医師が鍼灸に抱く危機感は鍼灸師ほど強くないかもしれません。つまり、関心の設定が噛み合っていないから、危機感を共有するところまで

行かないといった部分はあるような気がします。

—今の日本の伝統医学／医療の業界全体が伝統でありたいと思っているわけではありません。業界全体としては、現代社会において活用され、支持される医療でありたいのであって、むしろ、伝統という言葉が必要になるのは、業界外の方々に対するプレゼンテーションが必要な時だけではないでしょうか。

森口：業界外へのプレゼンテーションというのであれば、たとえば鍼灸の生き残りのため「伝統医学」「伝統医療」であることをアピールするのなら、そもそも鍼灸にはどのような伝統があり、それは現在も将来も守られるべき価値があることを示す必要があるので、その具体的な伝え方を考えてからですね。もし鍼灸業界が提示する伝統がどこかの借り物や真似であったりすれば齟齬が出たり価値が揺らいだりするでしょうから。すると業界内でのプレゼンテーションも必要になってくるはずです。鍼灸にとって、あるいは鍼灸の未来にとって必要な伝統とは何かを考えることが必要だという問題意識から始めるほうが業界内で共有しやすくなるのではないですか。

—その時の伝統概念は一種類ではないかもしれないということですね。

森口：この場合の一種類とは説明表現の文言を統一するとかいった表面的な形態のことではなく、文言を変えても核であり続ける本質があるかという話です。最初から一種類にするのは難しいからこそ曖昧な使われかたがされている概念ですし、アピール戦略の中で色調やコントラストを変えることはあるでしょう。鍼灸が生き残っていきたいというところだけは共有されているのですよね？鍼灸が生き残っていくために「伝統」という概念は必要で、それを整理するという戦略が有効な武器になる可能性がありますよと言えば、共感してもらえるでしょうか。

他の分野・文脈における「伝統」を知る

—さきほど伝統概念が一種類ではないかもと申し上げたのは、日本の鍼灸にはさまざまな流派や学会、研究会があって、その歴史も言語化のされ方も多様だからです。

森口：鍼灸の文脈に必要な伝統概念を考えるためには、他の文脈で使われている伝統概念を知らなければ整理できません。ですから、そもそも様々な伝統概念があることを知る必要があります。

多様性は強み

森口：日本に多様な鍼灸が存在することはむしろ強みではないでしょうか。鍼灸に多様な流派があることをネガティブにとらえる必要はありません。流派の統一化というのは形態の話ですから、流派が多いことを曖昧にしてひとつにみせようとか序列化して優劣をつけようとかすると、齟齬が深まり本質も損なわれます。むしろ鍼灸という概念には長い歴史の中で生まれた多様な流派を包み込む柔軟性があるのだ、といったように「伝統」だけでなく「日本の鍼灸」という概念の位置づけそのものも見直して落ち着きどころを探すほうがいいかもしれませんね。

　鍼灸以外の文脈においても様々な伝統の概念が存在することは、むしろ日本の鍼灸にとってはありがたいことでしょう。いろんな伝統概念を、鍼灸内部の伝統概念を整理するのに役立てることができれば、鍼灸らしい「伝統」の定義を示しやすくなるかもしれないのですから。

小野：森口先生にも外部識者としてご協力頂きました、国立研究開発法人日本医療研究開発機構（AMED）委託研究事業で私が担当した分担研究班（通称「小野班」）では、国際標準化機構（ISO）での伝統医療の標準化の議論など、日本の伝統医療を取り巻く国際情勢に対応するには、日本の伝統医療の未来戦略として、少なくとも日本の伝統医療の「国外対応」のための「国内対応」（五項目）が必要であることを提示しています（23頁）。この五項目の一つは、日本の伝統医療の概念の整理です。「伝統」だけでなく日本の強みでもある「多様な鍼灸」の概念も含め、未だ終わっていない、未完の日本の伝統医学／医療の概念を整理していくことで、未だ私たちが出会ったことのない日本独自の伝統医学／医療や鍼灸の創出に遭遇できるのだと思います。それが未来の日本の伝統医学／医療や鍼灸なのかも知れません。

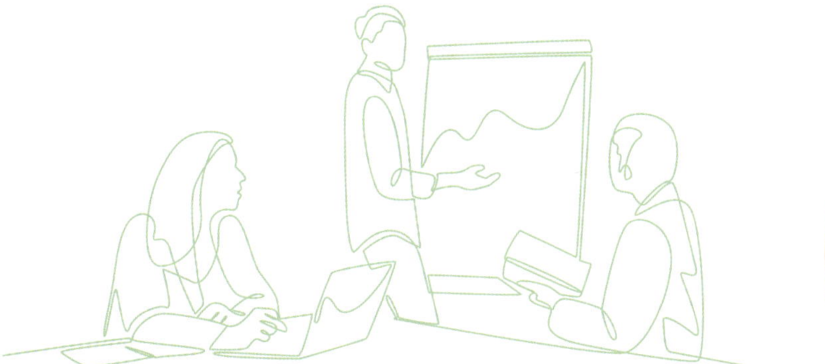

国際条約と伝統医療

―通称「小野班」について―

２０１０年から「国際条約・機関における伝統医療の遺伝資源及び伝統的知識」の研究チームとして活動されてきた「小野班」について紹介していただきました。

小野 直哉
（公財）未来工学研究所 特別研究員
明治国際医療大学 客員教授

WHO国際伝統医学シンポジウム

２０００年9月に淡路島で開催された世界保健機関（ＷＨＯ）健康開発総合研究センター国際伝統医学シンポジウム「健康開発のためのより良い科学、政策、サービス」に参加した際、各国の専門家が伝統医療や相補・代替医療の科学・政策・サービスの在り方に関して活発な議論を展開していました。しかし、先進工業国からの参加者は主に科学的根拠を主張し、開発途上国からの参加者は主に帰属性の問題を主張し、双方の議論が噛み合わず、違和感がありました。それ以来、伝統医療や相補・代替医療に関する先進工業国と開発途上国の議論に齟齬が生じることに興味を持つようになりました。

COP10

その後、２０１０年10月に、生物多様性条約（ＣＢＤ）第10回締約国会議（ＣＯＰ10）が名古屋で開催されることになりました。当時、（公財）未来工学研究所の仕事でＣＢＤに関する調査をする中で、ＣＢＤでも伝統医療や相補・代替医療に関する先進工業国と開発途上国の議論に齟齬が生じており、ＣＯＰ10で採択される名古屋議定書での遺伝資源と伝統的知識のアクセスと利益配分（ＡＢＳ）の議論が、日本の伝統医療（漢方や鍼灸）にも深く関わっていることに気付きました。当時の日本の伝統医療界は、ＣＢＤにおけるＡＢＳが日本の伝統医療にも深く関わっていることを認識していませんでした。

ISO／TC249

また当時は、国際標準化機構（ＩＳＯ）での伝統医療の標準化の議論が動き出し、ＩＳＯでの日本の伝統医療の標準化対策のための公的資金による調査研究が始まる時期でした。私も分担研究者として、厚生労働科学研究費補助金・研究委託事業（２０１０年４月～２０１２年３月・２０１３年４月～２０１５年３月）、国立研究開発法人日本医療研究開発機構

（AMED）委託研究事業（2015年4月～2024年3月）に参加し、分担研究「国際条約・機関における伝統医療の遺伝資源及び伝統的知識の研究」を担当しました。この分担研究班は「小野班」と呼ばれるようになりました。

様々な分野の専門家と協働

「小野班」では、日本の伝統医療に関わる遺伝資源や伝統的知識に関する国際条約や機関における議論の現状や取り決めなど最新の動向を調査・分析し、それら最新の動向による日本の伝統医療への影響と課題を明確にし、ISOにおける日本の対応に資するとともに、日本の伝統医療関係団体及び関係省庁に対し、情報共有と提言を行い、支援することが目的でした。多岐に亘る国際条約や機関での日本の伝統医療に関する議論の現状や取り決めなどの最新の動向を調査・分析するには、日本の伝統医療の専門家だけでは対応できず、人文科学・社会科学・自然科学の外部識者（国際法や国内法、知的財産法、遺伝資源と伝統的知識のデータベース、伝統的知識の法制度、伝統医療概念などの専門家）の協力が必要不可欠でした。2023年度でAMED委託研究事業が終了したことから、2024年度から小野班は、日本東洋医学サミット会議（JLOM）戦略検討委員会に移行し、外部識者の方々も、JLOM戦略検討委員会の委員として、ご協力頂くことになりました。

日本の伝統医療の未来戦略が必要

図1に示す通り、これまでの小野班の成果から、WHOやISOの動向は、日本の伝統医療を取り巻く国際情勢の氷山の一角に過ぎず、日本の伝統医療に関わる遺伝資源や伝統的知識に関する事柄は、産業・医療・文化・環境・知的財産・貿易・農業などの多岐に亘る国際条約や機関で、同時多発的に、個別かつ専門的に議論され、資源提供国（主に開発途上国）と資源利用国（主に先進工業国）、各国の駆け引きや攻防が随所で展開されていることが明らかとなりました。また、日本の伝統医療を取り巻く国際情勢は、多岐に亘る国際条約や機関での議論と複雑に絡み合い、単独の国際条約や機関で解決できる事柄ではないことが明らかとなっています。今後、これらの国際情勢に有機的かつ俯瞰的な観点で、系統的かつ持続的に対応するには、日本の伝統医療の未来戦略の策定と実行が望まれます。

国内対応五項目

表1に示す通り、日本の伝統医療の未来戦略として具体的に必要なのは、少なくとも日本の伝統医療の「国外対応」のための「国内対応」（五項目）です。これらは、日本の伝統医療界から発信されなければならない活動であり、より多くの日本の伝統医療関係者が、これら五項目に関心を持つことが必要です。ただし、中国やインド、韓国など、自国の伝統医療は自国の資源（医療資源・文化資源・知的資源）と明確に捉え、自国の伝統医療を国益として保護・保存・利活用している国々と日本では、自国の伝統医療に対する国民の認識や政府の取り扱いなど、国内事情が異なります。日本の伝統医療を日本の資源と捉えるには、日本独自の対応を検討しなければなりません。いずれにせよ、本稿をお読みになる一人一人が関心を持ち、日本の伝統医療を日本の資源と捉えることが、日本の伝統医療の未来戦略の策定と実行につながり、日本の伝統医療を取り巻く国際情勢を好転させる気運の根本的原動力となるのです。

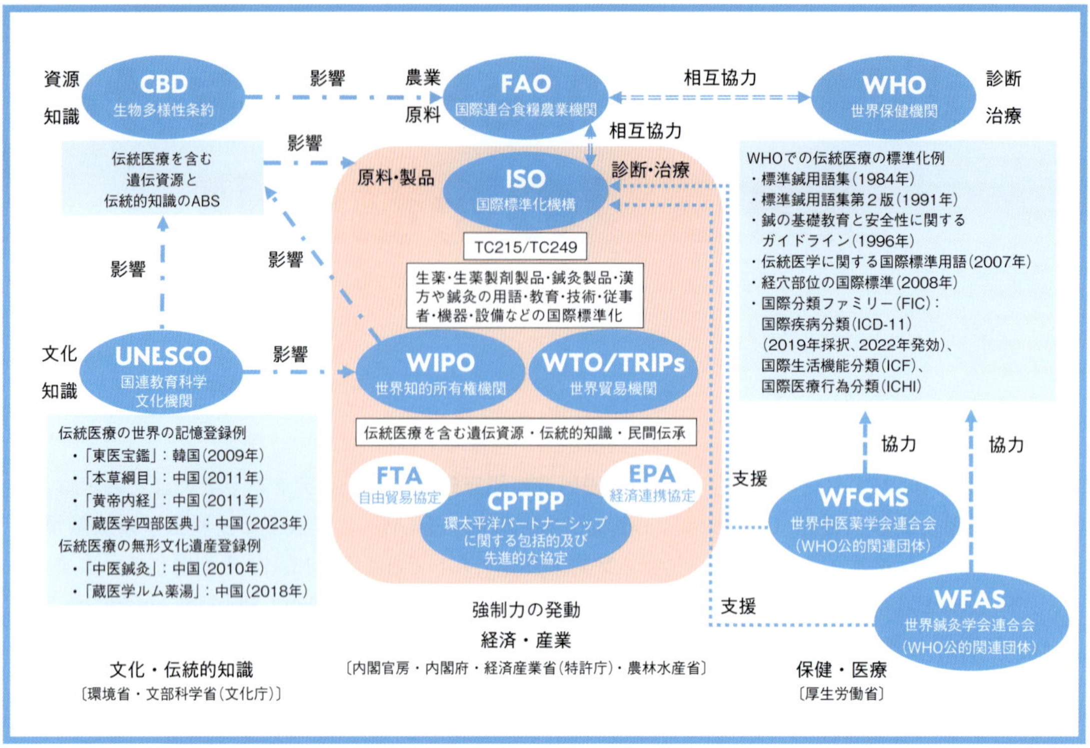

図 1. 日本の伝統医療を取り巻く国際情勢　　© 小野直哉（2025 年 2 月作成）

項目	目的
意識	日本の漢方や鍼灸などの「日本の伝統医療は日本の資源（医療資源、文化資源、知的資源）」であると捉える意識を日本の国民や政府、伝統医療界に啓発し、一人でも多くの日本の国民に日本の伝統医療の支援者になってもらうこと（但し、日本独自の検討が必要）。
法律	日本の漢方や鍼灸などの日本の伝統医療へ政府が積極的に関われる環境を作り、日本の伝統医療に対する公的支援を強化するために、日本の伝統医療を推進するための基本となる法律の制定を議員立法などで検討すること。
データベース	日本の漢方や鍼灸などの日本の伝統医療の特徴と独自性を明確にし、日本の伝統医療が日本固有のものであり、日本に帰属することを立証するための、日本の伝統医療に係る人文科学・社会科学・自然科学分野の知見を有機的に統合したデータベースを構築すること。
名称（呼称）	日本の漢方や鍼灸などの日本の伝統医療の出所と帰属性を自ずと明示する “Medicine, Japanese Traditional”（日本伝統医療）を日本の伝統医療の正式な名称とし、明確に呼称すること。
概念（定義）	日本の漢方や鍼灸などの日本の伝統医療である「日本伝統医療」とは何か？、その特徴と独自性を示す「日本伝統医療」の概念を整理し、明確に定義すること。

表 1. 日本の伝統医療の「国外対応」のための「国内対応」（五項目）　　© 小野直哉（2025 年 2 月作成）

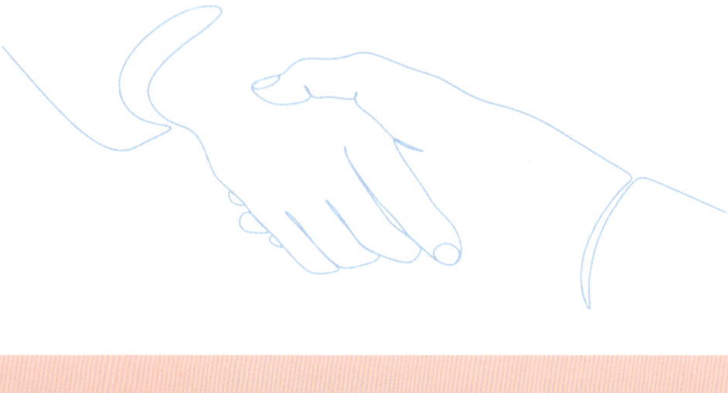

PubMedのMeSHにおける漢方医療の記載問題

小野 直哉
（公財）未来工学研究所 特別研究員
明治国際医療大学 客員教授

●MeSHとは

国内外問わず、医学や医療に係る基礎研究や臨床研究、調査研究を行う者のほとんどは、米国国立医学図書館（National Library of Medicine：NLM）が提供する生物医学系文献情報データベース（MEDLINE）のオンライン検索サイトであるPubMed[1)]を利用しています。PubMedにはNLMが作成する統制語彙用語辞典であるMedical Subject Headings：MeSH[2)]があります。MeSHでは各国の伝統医療の学術用語も系統的かつ構造的にまとめています。

1）https://pubmed.ncbi.nlm.nih.gov/　2）https://www.ncbi.nlm.nih.gov/mesh/

●PubMedのMeSHにおける漢方医療の記載問題

表1に示す通り、MeSHに記載されている"Medicine, Kampo"（漢方医療）以外の東アジアの伝統医療に関する学術用語では「各国の文化、信仰、伝統に基づき、体系化された医療の実践や行為」などが記載されています。一方、漢方医療では「中国発祥で、"Chinese herbal medicine（MEDICINE, CHINESE TRADITIONAL）"：中国の薬草医療（中国伝統医療）がベースになっている」と記載されています。漢方医療が日本独自に発展したことが示されておらず、日本の漢方医療のみが中国伝統医療から影響を受けたとの印象が強くなり、漢方医療は中国伝統医療の亜流の位置付けと受け取られかねないことが危惧されます。

仮に、国内外の人々から漢方医療は中国伝統医療の亜流の位置付けであると受け取られたとしたら、漢方医療と中国伝統医療の対等性はもちろん、中国以外の国々の伝統医療と漢方医療の対等性にも影響が生じ、伝統医療に関わる国際条約や機関での議論にも影響する可能性が懸念されます。また、漢字文化圏の人々にとっては、漢方医療の「漢」は、中国の古の国の名称である「漢」であり、中国の主要民族である「漢民族」の「漢」です。従って、漢方医療の帰属性の議論の際に問題となる可能性は否めません。これらの危惧や懸念は、日本の伝統医療（漢方や鍼灸）を日本国民の福祉と経済産業活動に利活用し、日本の国益に貢献することを妨げることに繋がる可能性があります。

また、PubMedでの「漢方医療」の記載を「日本伝統医療（Medicine, Japanese Traditional）」へ変更するための対応は、伝統医療に係る伝統的知識の利益配分や知的財産の国際的な動向から、日本が被る可能性がある将来的な不利益を未然に防ぐものと考えられます。これらは、日本の伝統医療の「国外対応」のための「国内対応」（五項目）における重要な課題の一つです。

Medicine, East Asian Traditional（東アジア伝統医療）	原文（英語）	訳文（日本語）
Medicine, Chinese Traditional（中国伝統医療）	A system of traditional medicine which is based on the beliefs and practices of the Chinese culture. Year introduced: 1988（1984）	中国文化の信仰と習慣に基づく伝統医療の体系。 導入年：1988（1984）
Medicine, Kampo（漢方医療）	System of herbal medicine practiced in Japan by both herbalists and practitioners of modern medicine. Kampo originated in China and is based on Chinese herbal medicine（MEDICINE, CHINESE TRADITIONAL）. Year introduced: 2000	日本で薬草医（漢方医）と近代医学の実践者の両方によって実践されている薬草医療の体系。漢方は中国発祥で、中国の薬草医療（中国伝統医療）がベースになっている。 導入年：2000年
Medicine, Korean Traditional（韓国伝統医療）	Medical practice or discipline that is based on the knowledge, cultures, and beliefs of the people of KOREA. Year introduced: 2009	韓国の人々の知識や文化、信仰に基づく医療行為または学問分野。 導入年：2009年
Medicine, Mongolian Traditional（モンゴル伝統医療）	Medical practice indigenous to the peoples of Mongolia, developed over many years according to their culture, beliefs, and traditions. Year introduced: 2010	モンゴルの人々の文化や信仰、伝統に基づき、長い年月をかけて発展してきたモンゴル固有の医療行為。 導入年：2010年
Medicine, Tibetan Traditional（チベット伝統医療）	A system of traditional medicine which is based on the beliefs and practices of the Tibetan culture. Year introduced: 2003	チベット文化の信仰と慣習に基づく伝統医療の体系。 導入年：2003年

表 1. PubMed における Medicine, East Asian Traditional（東アジア伝統医学）　© 小野直哉（2025 年 2 月作成）

Book guide ブックガイド

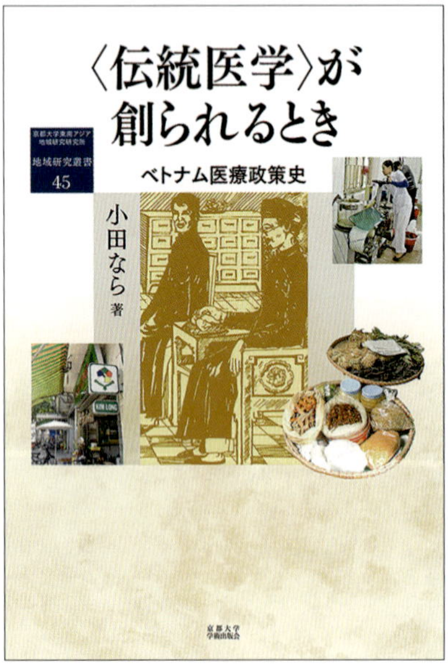

〈伝統医学〉が創られるとき ベトナム医療政策史

小田 なら 著

2022 年 4 月発行　4,180 円（税込）
菊上製 316 頁　ISBN：978-4814004041
京都大学学術出版会

王朝時代からフランス領インドシナ、第二次世界大戦中の日本軍の進駐、南北ベトナム時代、そしてベトナム戦争を経てベトナム社会主義共和国が成立するという複雑な歴史を経験したベトナム。植民地、独立、分断、統治の中で、それぞれの時代の政権が地場の医療を活用しようとしたのは、独自の医学・医療体制を築いていく必要性があったからだということが、文献調査とフィールドワークによってまとめられています。仏領時代の西洋医学導入に伴う専門職養成や、伝統薬への政府の規制、それへの反発など、政治が医療制度に影響を及ぼす過程を見る一方で、人々の具体的な医療実践も描かれており、中国由来の薬（北薬）とベトナムの薬（南薬）の関係や、正統性の担保のために科学および科学化という語彙がどのように立ち現れるのかについても言及されています。

ISO／TC249にアーユルヴェーダとヨガ

ISO／TC249に、2025年から新たにアーユルヴェーダとヨガが加わることになりました。2024年9月、ISOの技術管理評議会（Technical Management Board：TMB）がアーユルヴェーダとヨガ（Ayurveda and Yoga）に関する専門委員会の新設提案（TS／P提案）を可決し、2025年1月1日にすべてのISO会員（各国における代表的な標準化団体—日本代表は日本工業標準調査会：JISC）によって承認され、ISO／TC249に割り当てられることが決定しました。

TC249は、運営組織と事務局は現在のまま、現行の伝統中医学（Traditional Chinese medicine）から伝統医学（Traditional Medicine）へ名称変更され、「伝統中医学」と「アーユルヴェーダとヨガ」の2つの分科委員会（Sub-Committee：SC）を持つ構造となる予定です。

これに伴い、TC249の国内審議団体であるJLOMにおいても、アーユルヴェーダとヨガの国際標準検討に対応するための準備を進めているところです。

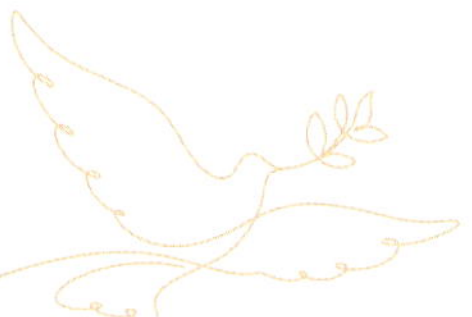

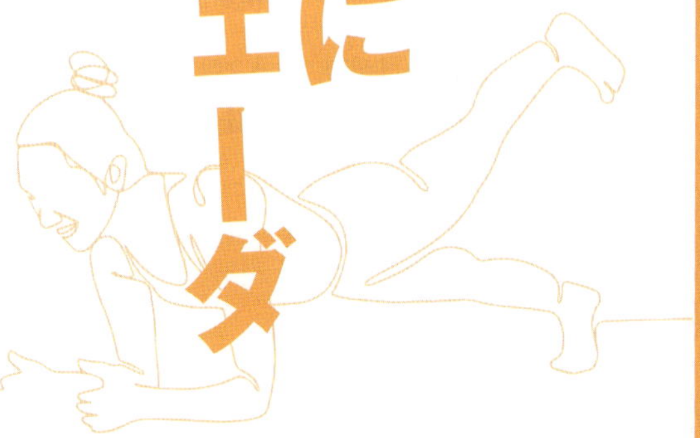

Facebookグループ「日本伝統医学の未来を創る会」開設とオンラインシンポジウム開始

JLOMでは、日本の伝統医学の国際標準化に関する情報発信と意見交換のため、2024年7月にFacebookグループ「日本伝統医学の未来を創る会」を開設いたしました。医師・薬剤師・あはき師のみならず、日本の伝統医学にご関心のあるすべての方々と、ほぼリアルタイムで交流できる場となっております。

まずはJLOMの活動を広く知っていただき、応援していただくため、これまで3回のオンラインシンポジウムを開催してまいりました。今後も継続していく予定ですので、奮ってFacebookグループへご参加下さい。

さて、今年度の第15回ISO／TC249総会は、6月1日から6日まで、オランダのアムステルダムで開催されます。2020年からのCOVID-19パンデミック下ではすべての総会・分科会がオンラインで開催され、その後は徐々にオンラインとリアルのハイブリッドに移行してきましたが、次回の総会はいよいよ完全にリアル開催となります。

この会議に必要なメンバーを現地に送るため、JLOMでは募金活動を行っております。こちら（←）の寄付サイトをご一読いただけますようお願いします。

https://congrant.com/project/jlom/12923

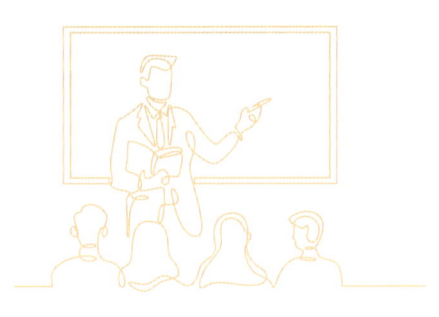

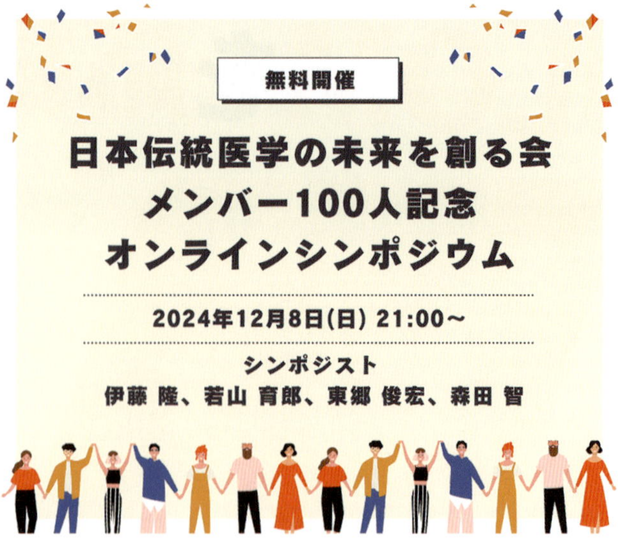
無料開催
日本伝統医学の未来を創る会
メンバー100人記念
オンラインシンポジウム
2024年12月8日(日) 21:00～
シンポジスト
伊藤 隆、若山 育郎、東郷 俊宏、森田 智

1. 「日本東洋医学サミット会議とその活動」
   伊藤隆（JLOM 議長）
2. 「ISO/TC249 WG4釜山会議から国際標準審議の現場レポ」森田智（JLOM ISO/TC249エキスパート）
3. 「日本鍼灸の国際化を妨げるものはなにか？」
   東郷俊宏（JLOM 顧問）
4. 「日本の電子カルテ 標準参照仕様からその先へ」
   若山育郎（JLOM 副議長）

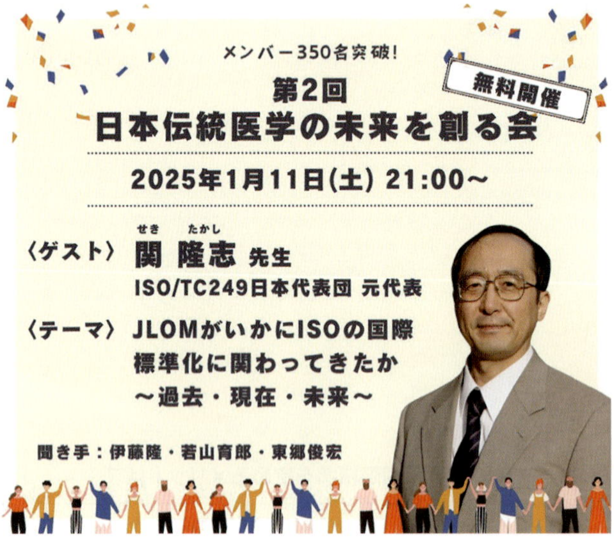
メンバー350名突破！
第2回
日本伝統医学の未来を創る会
無料開催
2025年1月11日(土) 21:00～
〈ゲスト〉 関 隆志 先生
ISO/TC249日本代表団 元代表
〈テーマ〉 JLOMがいかにISOの国際標準化に関わってきたか
～過去・現在・未来～
聞き手：伊藤隆・若山育郎・東郷俊宏

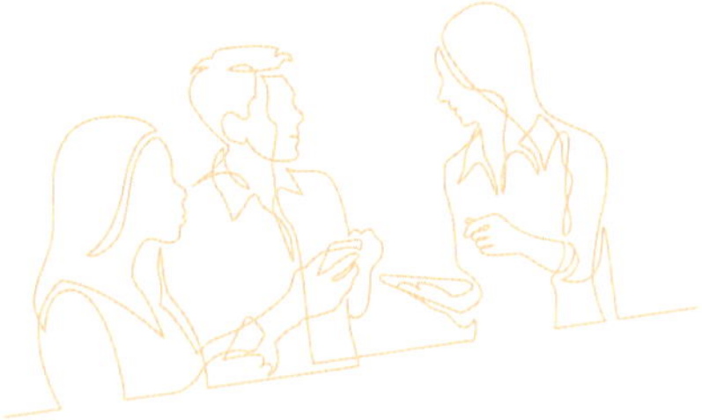

第２回
「JLOM はいかに ISO での国際標準化に関わったか～過去・現在・未来」
ゲスト：関 隆志先生（ISO/TC249日本代表団元代表）
聞き手：伊藤隆、若山育郎、東郷俊宏

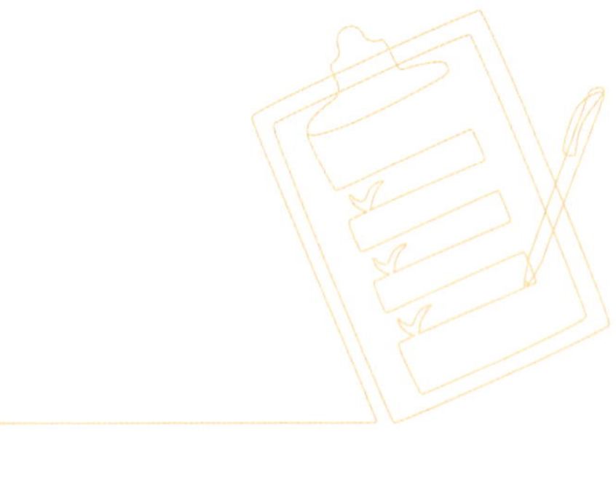

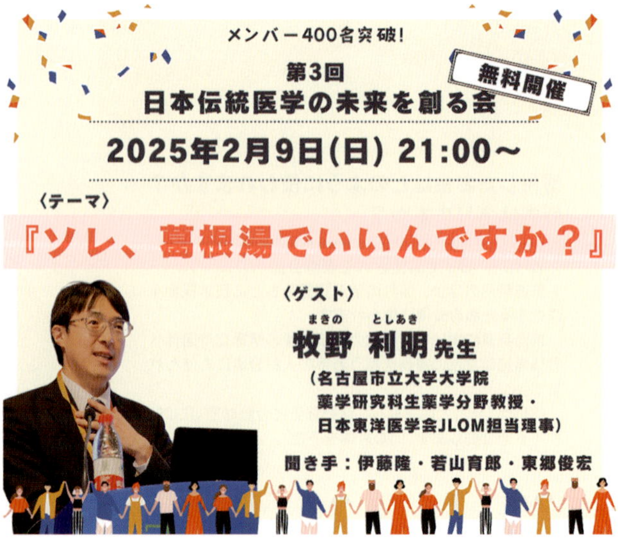

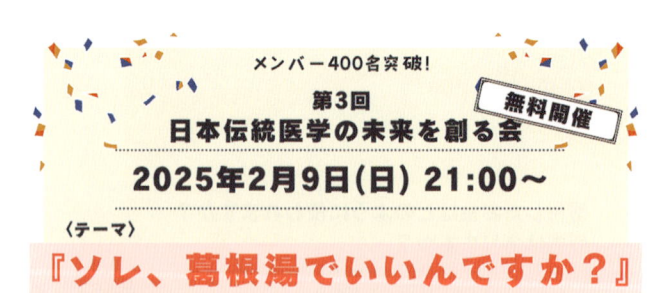

第３回
「ソレ、葛根湯でいいんですか？」
ゲスト：牧野利明先生（名古屋市立大学大学院薬学研究科生薬学教授、日本東洋医学会 JLOM 委員会担当理事）
聞き手：伊藤隆、若山育郎、東郷俊宏

JLOMを応援して下さい！

伝統医学の国際標準って何ですか？そのなかで、JLOMの役割は？

鍼灸は東アジアだけでなく、ヨーロッパ・南北アメリカ・アフリカ・中東等でも現代医学と並ぶ重要な治療法として注目されています。また、最近ではアフリカのウガンダでお灸が薬剤耐性結核の患者さんの治療法として脚光を浴びる※など、世界では「東洋医学のグローバル化」が進んでいます。

こうした状況を背景に、WHOやISOといった国際機関で「東洋医学（鍼灸・漢方）の国際規格を作ろう」という動きがこの15年ほど急速に高まっています。

具体的には、国際疾病分類に伝統医学の分類を入れることや、漢方・鍼灸に関連するモノや情報の国際規格を作ることなどです。

JLOMは経済産業省、厚生労働省と連携しながら、こうした国際標準化のプロジェクトにエキスパートを派遣し、国際規格の作成を主導してきました。（詳しくは次頁をごらん下さい）。

※ https://www.moxafrica-japan.com/

これまでにどんな国際標準が作られましたか？

WHOでは経穴位置標準と伝統医学標準用語集を作成しました。経穴位置標準はすでに日本のあはき師養成学校の教科書にも反映されています。また、伝統医学章がはじめて収載されたICD（国際疾病分類）-11が2022年1月に発効いたしました。

ISOでは単回使用毫鍼、円皮鍼の規格が発行され、日本のJIS規格もこれに準じています。鍼通電低周波治療器についても2022年6月に規格が発行されました。また、単回使用皮膚鍼の規格が最終段階となっているほか、単回使用三稜鍼、吸角機器、灸の品質や安全性に関する規格などについても検討が進んでいます。

私とどんな関係がありますか？

鍼や通電機器の規格の場合、安価な素材の使用を認めるなど規格を緩くすると、品質や安全性に問題のある製品が流通します。一方、安全性を重視するあまり、試験方法等を厳しくしすぎるとコスト高となり、機器の価値や施術料金に影響を及ぼします。

国際規格作成には利害関係を持つ多様な人が関わるので、科学的な根拠に基づきつつ、臨床家にも患者さんにも不利益のない標準を作ることが大切なのです。

寄付以外に協力できる方法はありますか？今後の情報はどこでチェックできますか？

JLOMは、学会・業界団体からの拠出金を主な財源としていますが、国内外の調整を十分に行うにはほど遠い状況です。まずは寄付していただくのが一番の協力です。

また、JLOMが鍼灸団体を通じて臨床家の先生方にお願いする国際標準に関する調査などにご参加いただく、伝統医学の最新情報を患者さんや一般の方々に話題提供して応援者を増やす、所属団体や学会等で積極的に発言していただくなど、様々な方法があります。

最新の情報は、JLOMのサイトでご覧いただけます。

国際標準を定めるメリットは？

医療機器などのハードの標準化のメリットは、安全で高品質な機器が世界で流通することで臨床の安全性が高まることです。

一方、ツボの位置や用語、ICD-11のような情報（ソフト）の標準化のメリットは、世界各地で行われている臨床研究などの情報共有が容易になることです。

寄付したお金はどのように使われますか？報告はありますか？

WHOやISOで開催される国際会議へのエキスパート派遣費用のほか、国内の現況調査をもとに日本提案を作成するための費用に使われます。

また将来に向けて、日本の伝統医学の標準化や国外への情報発信などの業務を担う若手の人材育成にも使われます。

寄付は1年ごとに決算し、活動報告と合わせてJLOMサイトで公開します（10月頃を予定）。

では、国際標準のデメリットは？

国際標準を制するものは世界を制すると言われています。特にISOは、ビジネスの観点から規格開発を行うため、利権競争の場となりがちです。

たとえば鍼灸では、中国が教育・トレーニングの国際規格を提案し、多くの国が反対しました。国内の教育システムの変更を迫ることになるからです。

このように、伝統医学が他国主導の国際標準ビジネスに巻き込まれてしまう危険があります。

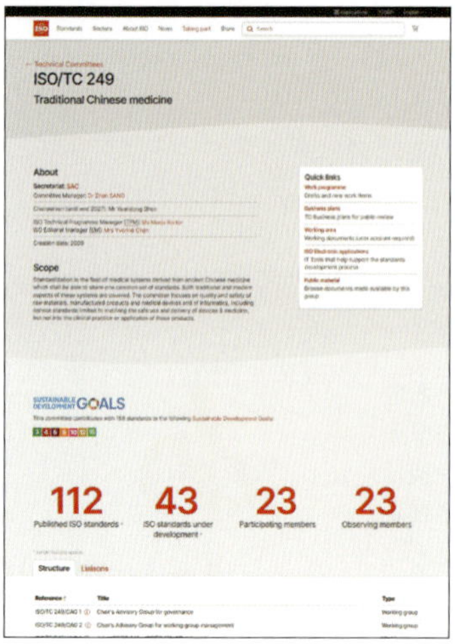

ISO/TC249 のサイト：https://www.iso.org/committee/598435.html

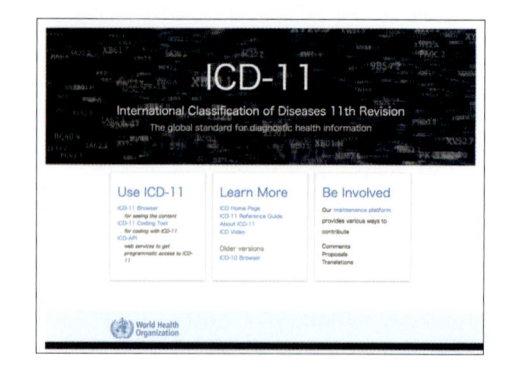

ICD-11 のサイト：https://icd.who.int/

日本東洋医学サミット会議（JLOM）

フルメンバー（議長：伊藤 隆）

- 日本東洋医学会
- 全日本鍼灸学会
- 和漢医薬学会
- 日本生薬学会
- 北里大学東洋医学総合研究所
- 富山大学 大学院医学薬学研究部 和漢診療学講座
- 日本歯科東洋医学会
- 日本伝統鍼灸学会
- 日本鍼灸師会
- 東洋療法学校協会
- 全日本鍼灸マッサージ師会
- 鍼灸学系大学協議会

サポーター　日本漢方生薬製剤協会

主要プロジェクト

- ICD-11[*1)] — 日本東洋医学会 用語及び病名分類委員会
- ISO/TC249[*2)] — WG1（生薬）、WG2（製品）、WG3（鍼）、WG4（灸及び医療機器）、WG5（用語）、JWG1（TC215 との Joint Working Group）

*1) WHO-FIC 協力センターメンバー
*2) ISO/TC249 国内審議団体

JLOM サイト：http://jlom.umin.jp

寄付について

寄付の名称： JLOM 活動支援基金
基金の目的： ISO における国際標準化及び WHO 事業を支援し、日本における伝統医学の発展に寄与する。
募集期間： 2024年9月1日より
寄付金の使途： ISO における国際標準化及び WHO 支援の活動費用とする。
寄付金および寄付の方法： http://jlom.umin.jp/ をご参照下さい。

電話： 03-5733-5060　**FAX：** 03-5733-5078
e-mail： jlomtrad@gmail.com
事務局： 〒105-0022
東京都港区海岸1-9-18-6F　日本東洋医学会内

JLOM が運営する Facebook グループ「日本伝統医学の未来を創る会」がオープンしました。

日本の伝統医学（漢方・鍼灸分野の国際標準化）に関する情報発信と意見交換を行ってまいります。どうぞご参加下さい！

あとはとき担当者から

○ISO／TC249に、新たに「アーユルヴェーダとヨガ」が加わるとお聞きしたことが、今号作成のきっかけになりました。ISO／TC249のタイトルは「伝統中医学」から「伝統医学」となるそうです（28頁）。今後はさらに他の地域の伝統医学／医療も加わってくる可能性が開かれたと言えるでしょう。日本の伝統医学／医療も、これまでより少し視座を高くして、改めて国際社会の中での在り方を考える時機なのかもしれません。ちなみに、現在中国で行われているのは「現代中医学」であり、国際標準等の場では「伝統中医学」が語られていることにも面白味を感じています。

○あはきと「伝統」について考察するとき、あはき業界の「中の人」だけでは客観的な視点が不足するのではないかと考えてきました。今回、森口先生のお話を伺う機会を得て、本誌も漸くこのテーマに向き合うことができました。森口先生は、今回のインタビューに関連する内容について、2024年の社会鍼灸学研究会をはじめ複数の学会等で講演されており、今後は論文として発表予定であるとお聞きしています。

○通称「小野班」は研究チームであることから、これまで厚労省やAMEDの報告書、日本東洋医学会や全日本鍼灸学会などでの活動報告以外では触れる機会が少なかったのではないかと思われます。伝統医療の国際標準は、その影響範囲が広範であることや、伝統医学／医療の「外の人」である様々な分野の専門家が、10年以上に亘ってこのチームに参加されていることを紹介していただきました。

○伝統医学／医療に関する政府機関を持ち、資源として活用する国々があります。インバウンド・アウトバウンドが増加するこれからの日本においても、医療資源であるあはきを伝統文化としても活用していくことができる…いえ、むしろその必要があるのではないでしょうか？

○今号作成中の2月18日、6年に亘って検討されてきた「あはき広告ガイドライン」が発出されました。

○今号についても、今後のリクエストでも結構です。ぜひ『あとはとき』へのご意見・ご要望をお寄せ下さい。下記のQRコードのアンケートフォームからどうぞ。

○本誌の発行スケジュールでは漏れてしまいがちな情報は、Facebookページ（https://www.facebook.com/atohatokimagazine/）でお知らせしてまいります。こちらも時々チェックしていただけましたら幸いです

（ぴ）

あとはときアンケートフォーム

No.1 関節リウマチ／慢性の痛み対策基本法案
No.2 「痛み」へのアプローチ／国際標準キャッチアップ
No.3 睡眠障害を治療する／あはきと視覚障がい
No.4 帯状疱疹・帯状疱疹後神経痛の治療とQOL／あはき業界マップ
No.5 Long COVIDのケア&キュア／WEBから見たあはき・2022年秋
No.6 訪問治療/往療と東洋医学／あはきの宣伝/広告と広報
No.7 難病への東洋医学的アプローチ／あはきのリアルワールド
No.8 『瘀血』の診かたと治療／あはきとインバウンド
No.9 アスリートのケアと東洋医学／あはきと感染症
No.10 頭痛とめまいへの東洋医学的アプローチ／あはきの研究・時代とトレンド

鍼灸OSAKA（PDF版）

No. 1 鍼灸臨床における鍼通電法
No. 2 灸法再考
No. 3 皮内鍼法の実際
No. 4 小児鍼法の実際
No. 5 特殊鍼法
No. 6 灸頭鍼法の実際
No. 7 脈診に挑戦してみよう
No. 8 腹診・腹は小宇宙
No. 9 切診・診断と治療の接点
No.10 特効穴を臨床に活用しよう
No.11 腰痛症 / No.12 不眠症
No.13 疼痛治療を見なおす
No.14 肩こり症 / No.15 頭痛
No.17 肥満を考える
No.19 鍼灸医療事故を考える
No.21 スポーツ障害・外傷
No.23 めまい / No.25 五十肩
No.27 膝痛 / No.30 刺絡
No.31 耳鼻咽喉科疾患
No.34 腰部脊柱管狭窄症
No.43 灸法再考Ⅱ
No.45 顔面神経麻痺
No.46 アトピー性皮膚炎
No.47 癌患者のケア
No.49 小児鍼再考 / No.56 耳鳴
No.57/58 パーキンソン病·介護保険と鍼灸
No.60 トリガーポイント
No.67 脳血管障害後遺症
No.70 しびれ
No.86 技を磨く 鍼編
No.87 技を磨く 灸編
No.136 耳鼻咽喉科疾患を治療する
No.138 冷えと冷え症
No.139 眼科疾患への治療

鍼灸OSAKA

No.16 鍼灸院経営
No.18 便通異常
No.20 かぜ症候群
No.22 月経異常
No.24 歯科領域と鍼灸
No.26 在宅ケア
No.28 労災と鍼灸
No.29 排尿異常
No.32 レーザー治療
No.33 運動器疾患の東西医学的アプローチ
No.35 眼科疾患
No.37 気管支喘息
No.38 慢性関節リウマチ
No.39 胸痛（心疾患）
No.40 上腹部痛
No.41 アレルギー性鼻炎（花粉症）
No.42 帯状疱疹後神経痛
No.44 伝統鍼灸を考える
No.50 顔面痛 / No.51 中医学再考
No.53 痔疾患
No.54 歯科口腔外科疾患
No.55 産科領域
No.59 精神科領域 / No.61 捻挫
No.62 肩関節痛 / No.63 糖尿病
No.64 ペインクリニックと鍼灸
No.65 高血圧
No.66 消化器症状
No.68 膝痛Ⅱ
No.69 泌尿·生殖器疾患
No.73 治療部位としての頭部
No.74 頭痛Ⅱ
No.75 皮膚疾患
No.77 胆石·尿路結石
No.78 医療面接
No.80 過敏性腸症候群
No.81 下肢慢性動脈閉塞症
No.82 めまい
No.83 不眠症Ⅱ
No.84 古典と臨床
No.85 スポーツトレーナーと鍼灸
No.88 咳嗽
No.89 美容鍼灸
No.90 鍼灸とEBM / No.91 心身症
No.93 エイジマネージメント
No.96 認知症と鍼灸
No.97 ストレスマネジメントと鍼灸
No.98 COPD（慢性閉塞性肺疾患）
No.99 不妊症・不育症
No.100/101 効かせる鍼灸の技
No.102 加齢性眼科疾患
No.104 鍼灸の法制度を考える
No.105 鍼灸でとらえるからだ
No.106 海外で鍼灸師として生きる
No.107 日本鍼灸の多様な術と豊かさ
No.108 漢方医と鍼灸師のコラボレーション
No.109 がんへのアプローチ
No.110 鍼灸とコンセプトデザイン
No.111 お灸の再生
No.112 鍼灸院に求めるスタンダートとは
No.113 原因不明の腰痛を治す
No.114 眼眩、それとも鍼あたり？
No.115 今こそ『補腎』！
No.116 往診・往療・出張施術
No.117 刺絡2－次世代へ向けて－
No.118 社会鍼灸学と鍼灸社会学
No.119 慢性腎臓病への鍼灸治療
No.120 WFASがやってくる
No.121 触診力をつける
No.122 プライマリ・ケアと鍼灸
No.123 産前産後の鍼灸治療
No.124 鍼灸とボランティア・NPO
No.125 依存症への鍼灸治療
No.126 伝統医療振興基本法／灸頭鍼
No.127 パーキンソン病とQOL
No.128 鍼灸研究の最前線／アトピー性皮膚炎
No.129 「五十肩」と「いわゆる五十肩」
No.130 私の得意穴
No.131 終末期・高齢者をみつめる緩和ケア
No.132 難治性腸疾患へのケア
No.133 女性の健康寿命をアップする
No.134 点灸と道具を使ったお灸
No.135 未来へ向けて、小児鍼治療
No.137 膝の痛みと手の痛み

あとはとき

創刊号 伝統医療と国際標準
第２号 あはきと診療ガイドライン
第３号 あはきと「医業類似行為」
第４号 あはきと費用対効果
第５号 「モクサアフリカ」とは何か
第６号 患者さんの権利について
第７号 あはきQ&A
第８号 あはきの近未来
第９号 伝統医療のことばを探す
第10号 あはき現代史と私

※欠番は冊子完売となっています。

いただくか，巻末の書籍注文書をFaxで送信して下さい。また…
オンライン注文していただくこともできます。
ホームページアドレス https://book.morinomiya.ac.jp

書籍代金のお支払いにつきましては，あらかじめホームページでもご覧いただけます。ご確認くださいますよう，よろしくお願いいたします。

● （　　）号より定期購読を希望
● 下記の書籍・バックナンバーを注文

＿＿＿＿＿＿＿＿＿＿＿＿＿＿＿＿ （　　）冊

＿＿＿＿＿＿＿＿＿＿＿＿＿＿＿＿ （　　）冊

● （　　）号へのご意見・編集部へのご要望

郵便はがき

料金受取人払

東成郵便局
承認
2142

差出有効期限
2025年9月
30日まで

（切手をはらずに
お出しください。）

537-8790

大阪市東成区
中本4−1−8

森ノ宮医療学園出版部　行

キリトリ線

ふりがな	
氏　名	
ご住所・ご連絡先	
〒（　　　　）	
☎（　　　）……	
E-mail ……	

いただいた個人情報は，誌面作り，ご注文書籍およびプレゼント発送に利用させていただき，厳重に管理，保管いたします。

取扱書店一覧

ご希望の書籍が店頭にない場合は書店にご注文下さい。

北海道	MARUZEN&ジュンク堂書店　札幌店
	函館　蔦屋書店
	ジュンク堂書店　旭川店
岩手県	MORIOKA　TSUTAYA
宮城県	アイエ医書センター
	丸善　仙台アエル店
群馬県	喜久屋書店　太田店
	蔦屋書店　前橋みなみモール店
茨城県	ACADEMIA　イーアスつくば店
千葉県	三省堂書店　そごう千葉店
	丸善　津田沼店
埼玉県	文光堂　埼玉医大店
	蔦屋書店　フォレオ菖蒲店
東京都	三省堂書店　神保町本店
	東方書店
	亜東書店
	丸善丸の内本店
	紀伊國屋書店　新宿本店
	ジュンク堂書店　池袋本店
	たにぐち書店
	オリオン書房　ノルテ店
	Book1st.　新宿店
	医学堂書店
	文進堂書店
	ジュンク堂書店　吉祥寺店
	丸善　多摩センター店
神奈川県	有隣堂　医学書センター
	ジュンク堂書店　藤沢店
長野県	明倫堂書店　松本店
	丸善　松本店
新潟県	考古堂書店
	ジュンク堂書店　新潟店
富山県	文苑堂書店　福田本店
石川県	前田書店
静岡県	MARUZEN&ジュンク堂書店　新静岡店
	ガリバー　静岡店
愛知県	大竹書店
	丸善　名古屋本店
	三省堂書店　名古屋本店
	医学書ガリバー　豊明店
岐阜県	喜久屋書店　大垣店
三重県	ワニコ書店
大阪府	紀伊國屋書店　梅田本店
	ジュンク堂書店　大阪本店
	ジュンク堂書店　難波店
	関西医書
	MARUZEN&ジュンク堂書店　梅田店
兵庫県	神陵文庫　本店
	ジュンク堂書店　三宮店
	ジュンク堂書店　三宮駅前店
	ジュンク堂書店　姫路店
島根県	井上書店医学書専門店
岡山県	泰山堂書店　川崎医大店
	泰山堂書店　鹿田本店
	丸善　シンフォニービル店
広島県	井上書店
	丸善　広島店
徳島県	久米書店
香川県	宮脇書店　本店
	宮脇書店　カルチャースペース
	宮脇書店　南本店
福岡県	丸善　博多店
	紀伊國屋書店　福岡本店
	ジュンク堂書店　福岡店
長崎県	紀伊國屋書店　長崎店
大分県	九州神陵文庫　大分大学医学部店
宮崎県	田中図書販売
鹿児島県	ジュンク堂書店　鹿児島店
沖縄県	考文堂
	ジュンク堂書店　那覇店
韓国・釜山	栄光図書